疏肝与脾胃证治

——刘增祥辨治脾胃病精要

主编◎刘增祥

U0302564

全国百佳图书出版单位

中国中医药出版社

·北京·

图书在版编目（CIP）数据

疏肝与脾胃证治：刘增祥辨治脾胃病精要/刘增祥

主编 . -- 北京：中国中医药出版社，2024.10.

ISBN 978-7-5132-8983-2

Ⅰ . R256

中国国家版本馆 CIP 数据核字第 2024DK5880 号

中国中医药出版社出版

北京经济技术开发区科创十三街 31 号院二区 8 号楼

邮政编码　100176

传真　010-64405721

河北品睿印刷有限公司印刷

各地新华书店经销

开本 787×1092　1/16　印张 16.5　字数 350 千字

2024 年 10 月第 1 版　2024 年 10 月第 1 次印刷

书号　ISBN 978 - 7 - 5132 - 8983 - 2

定价　89.00 元

网址　www.cptcm.com

服 务 热 线　010-64405510

购 书 热 线　010-89535836

维 权 打 假　010-64405753

微信服务号　zgzyycbs

微商城网址　https://kdt.im/LIdUGr

官 方 微 博　http://e.weibo.com/cptcm

天猫旗舰店网址　https://zgzyycbs.tmall.com

如有印装质量问题请与本社出版部联系（010-64405510）

《疏肝与脾胃证治——刘增祥辨治脾胃病精要》编委会

吴　序

中医学源远流长，博大精深，名家学说层出不穷，而疏肝治脾胃病已成为业界共识。肝主疏泄，和胃受纳，助脾运化；脾胃为后天之本，纳化水谷，滋养全身；肝与脾胃生理相依，病理互及。上自《黄帝内经》《难经》，下及张仲景和历代前贤，他们无不重视疏肝与脾胃之证治。《难经》明确提出了"治肝实脾"的理论。《金匮要略》刊："见肝之病，知肝传脾，当先实脾，四季脾王不受邪，即勿补之。"李东垣脾胃名方补中益气汤在补脾之中亦寓疏肝之义。叶天士《临证指南医案》刊"肝为起病之源，胃为传病之所""醒胃必先制肝""培土必先制木"。迄及当今，岁月赓续，方论纷呈，此论可谓详矣。疏肝与脾胃证治，各家方论繁若星辰，浩如烟海，如何探幽索微，推陈出新，更有待于后世才俊担当重任。

阜平邑刘增祥勤求古训，博采众长，读经典，做临床，拜名师，笃学不辍，躬身实践，大学毕业后，从医四十余载，先后在阜平县医院、河北省第六人民医院、保定市中医院、河北以岭医院工作。刘君在做好医院管理工作的同时，数十年如一日，长年坚持门诊坐诊，态度热情，技艺高超，疗效显著，深受广大患者的赞誉。

刘君精研典籍，勤诊不怠，承先贤之精粹、集临证之心得，崇尚疏肝调治脾胃之法，独创"一疏、二调、三辨"之脾胃病辨治诊疗思维体系，对脾胃消化系常见病，如慢性非萎缩性胃炎、慢性萎缩性胃炎、胃食管反流病、功能性消化不良、消化性溃疡、溃疡性结肠炎、便秘等疾病的因、机、证、治有着独到见解，并聚焦简化证型，遣药组方，颇有心得。他临证治疗首重疏肝，药以轻灵，化裁精准，疗效显著；其学术造诣深厚，见地独特，对于守正创新疏肝与脾胃证治有非常重要之意义。

"医者，仁术也，博爱之心也。"刘增祥以其深厚中医之功底、精湛临床之医术、谦和高尚之医德，于2005年获保定市名中医称号，2008年入选河北省首批中医临床优秀人才，2009年被聘为河北省高级职称评审委员会评委，2011年以来任河北省中医药学会副会长，同年荣膺白求恩式好医生光荣称号，2014年被聘为中华中医药学会科学技术奖励评审专家，2023年被河北省中医药管理局评为省级名中医。刘增祥为中医药事业的发展做出了突出贡献。

详观本书，既扼要整理了历代医家疏肝治脾胃医论之精髓，又对独到的疏肝与脾胃证治思维体系进行了系统介绍。该书集前贤古训与独特见解、因机证治与组方用药、诊疗要素与临床验案于一体，其内容丰富，交相辉映，阅后让人受益颇多。望能启示后学，疗疾愈病，造福广大患者。

有鉴于此，是为之序。

中国工程院院士　吴以岭

2024 年 6 月 18 日

李 序

博大精深的中医学是中华民族几千年智慧的结晶，为中华民族的繁衍生息做出了巨大贡献。自《黄帝内经》以来，针对脾胃系统疾病的辨证论治，历代脾胃名家论著汗牛充栋，若繁星缀空，有效地指导着中医临床治疗。

随着社会的发展，21世纪已是快速多变的时代，充满了压力和挑战，情志致病日渐高发，正如《黄帝内经》所云："精神内伤，身必败亡。"据有关资料统计，在诸多身心疾病中，胃肠疾病位居第一，而身心疾病发病后首先伤肝，又因肝主疏泄易犯脾胃，故疏肝治疗脾胃病尤为重要，疏肝与脾胃证治已成为肝脾同治的主要内容。

刘增祥教授为1977年高考恢复后的第一届大学生，毕业后数十年如一日，长期从事脾胃系统疾病的临床诊治工作。刘君精研古籍，探幽索微，勤求古训，博采众长，细研疏肝与脾胃证治，深得疏肝治疗脾胃病之精要；对常见脾胃系统疾病，如慢性萎缩/非萎缩性胃炎、消化性溃疡、肠易激综合征、溃疡性结肠炎等病证的治疗深有见地；临证尊古博今，执简驭繁，独创"一疏、二调、三辨"综合诊疗思维新模式；治重疏肝，药以轻灵，疏调结合，辨析精准，屡获良效，赢得临床同道及广大患者的一致好评。刘增祥不愧为河北省名中医。

本书较为全面地梳理了疏肝与脾胃证治的发展脉络，总结了其多年以来疏肝与脾胃证治的诊疗思维和临证经验。该书在承前贤古训、参传统分型、析有关方药的基础上，对多种脾胃系统疾病的因、机、证、治进行了系统归纳，内容丰富。其诸多新的学术观点：如慢性非萎缩性胃炎郁而多实，慢性萎缩性胃炎郁而多虚实夹杂，消化性溃疡郁而多虚寒夹瘀等病机观点；提出了脾胃疾病的治疗应遵"木郁达之""脾以升为用""胃以降为和"之要旨；创新了"一疏、二调、三辨"诊疗脾胃病思维之模式，其中一疏即"疏肝理气以畅气机"，二调即"调脾胃以安中州，调他脏以安脾胃"，三辨即"辨病种、辨病证、辨病势"。刘君通过多年经验总结自创了疏肝调脾和胃方、胃病1号方、胃病2号方、胃病3号方等有效处方，为脾胃病的治疗提供了新的辨治思路。凡此种种，不予列举。

此书付梓，我相信在全面介绍应用刘增祥教授疏肝治疗脾胃病学术思想与临床经验的同时，必将为中医学辨治脾胃系统疾病注入新的学术活力，也必将为开卷者提供治疗脾胃病证有益之借鉴。望本书能启发同道，造福患者。

有鉴于此，爰为之序！

国医大师

河北省首届十二大名中医　李佃贵

2024 年 7 月 28 日

前　言

　　人类诸多疾病均与精神情绪变化相关，特别是脾胃与情志变化关系更为密切。肝主疏泄，助脾胃受纳与运化；脾胃为后天之本，受纳与运化水谷精微，关乎人体生命健康。疏肝与脾胃证治，为历代医家关注与推崇，上自《黄帝内经》《难经》，下及仲景和历代前贤，他们无不重视疏肝与脾胃证治。以张仲景、叶天士、王旭高等为代表的古代名医为疏肝调脾胃做出了卓越贡献。近现代众多名医大家在疏肝治疗脾胃病方面也有着新的建树与发展，其临床诊疗意义非常重大。

　　笔者从医四十余载，坚持临床，躬身实践，有着丰富的临床诊疗经验，特别是运用中西医结合的诊疗思维，对脾胃病中常见的慢性非萎缩性胃炎、慢性萎缩性胃炎、消化性溃疡、胃食管反流病、功能性消化不良、溃疡性结肠炎、肠易激综合征、便秘等，潜心研究，悉心诊治。笔者承前贤古训，参传统分型，析有关方药，将其因、机、证、治系统归纳创新，提出了"一疏、二调、三辨"的三位一体诊疗思维模式。笔者明确提出了病位主要在胃的几种脾胃病，其因、机、证、治类同但也有差异。如慢性非萎缩性胃炎病程短，郁而多实；慢性萎缩性胃炎病程久，郁而多虚实夹杂；消化性溃疡病程久，郁而多虚寒夹瘀。笔者治遵"木郁达之""脾以升为用""胃以降为和"之要义，疏肝注重条达，实脾注重升清，和胃注重通降，祛邪注重甄别。笔者在对其发病机制、临床表现、证候特点、用药规律进行分析归纳的基础上，引用疏肝调脾经典古方，即柴胡疏肝散化裁，创新了疏肝调脾和胃方和针对慢性非萎缩性胃炎、慢性萎缩性胃炎、消化性溃疡的胃病1号方、胃病2号方、胃病3号方。对于其他几个病种的辨治，笔者也有独到见解，并简化证型，自创有效组方。该类组方为笔者应用多年的有效方药，并且有着丰富的治疗应用案例，尤其是对慢性非萎缩性胃炎、慢性萎缩性胃炎、消化性溃疡、胃食管反流病、功能性消化不良等，证属肝胃不和、肝脾不调、邪气内蕴者疗效甚佳，为中医学疏肝治疗脾胃病增添了别具新意的学术内容。本书较为全面地梳理了疏肝与脾胃证治的发展脉络，总结了笔者疏肝与脾胃证治的诊疗思维和临证经验，愿抛砖引玉，以飨同道。

　　本书付梓，承蒙中国工程院吴以岭院士、国医大师李佃贵教授为本书作序，《中国疑难病》杂志社马智社长对本书的撰写给予指导与修改，在此谨致诚挚谢意！

希望本书能对同道及脾胃病患者有所裨益。囿于水平之限，书中内容不足之处，诚望同道读者朋友不吝赐教，在此并致感谢！

刘增祥

2024 年 7 月 28 日

目 录

绪　论 / 001

第一章　疏肝与脾胃证治理论探析 / 010

　　第一节　肝与脾胃的生理功能 / 010

　　第二节　肝与脾胃病的病因 / 022

　　第三节　肝与脾胃病的病机 / 028

第二章　辨治脾胃病思路——"一疏、二调、三辨" / 036

　　第一节　一疏 / 036

　　第二节　二调 / 041

　　第三节　三辨 / 045

第三章　脾胃病常见证候辨析 / 050

　　第一节　胃痛 / 051

　　第二节　痞满 / 054

　　第三节　嘈杂 / 056

　　第四节　吐酸、吞酸（烧心）/ 057

　　第五节　呃逆 / 059

　　第六节　呕吐 / 060

　　第七节　泄泻 / 063

　　第八节　便秘 / 065

第四章　常见脾胃病中医诊疗共识及研究进展 / 069

　　第一节　慢性胃炎中医诊疗专家共识 / 069

　　第二节　消化性溃疡中医诊疗专家共识 / 070

　　第三节　胃食管反流病中医诊疗专家共识 / 071

　　第四节　功能性消化不良指南意见 / 072

　　第五节　溃疡性结肠炎指南意见 / 073

　　第六节　肠易激综合征中医诊疗专家共识 / 073

第七节　便秘专家共识意见 / 074

第八节　幽门螺杆菌感染研究进展 / 075

第五章　其他疗法 / 081

第一节　针灸 / 081

第二节　推拿 / 088

第三节　穴位贴敷疗法 / 095

第四节　消化系统常用西药分类简介 / 099

第六章　生活调护 / 109

第一节　情志调护 / 109

第二节　饮食调护 / 111

第三节　起居调护 / 112

第四节　运动调护 / 114

第七章　疏肝与脾胃证治常用中药 / 117

第一节　理气调中药 / 117

第二节　补虚调中药 / 125

第三节　祛实调中药 / 134

第四节　化湿调中药 / 141

第五节　散寒调中药 / 144

第六节　清热调中药 / 150

第七节　制酸调中药 / 156

第八节　逆转调中药 / 159

第九节　固涩调中药 / 162

第十节　通络调中药 / 165

第八章　临床验案集锦 / 171

第一节　慢性非萎缩性胃炎诊治病案 / 171

第二节　慢性萎缩性胃炎诊治病案 / 185

第三节　消化性溃疡诊治病案 / 197

第四节　胃食管反流病诊治病案 / 202

第五节　慢性腹泻诊治病案 / 207

第六节　便秘诊治病案 / 213

第七节　溃疡性结肠炎诊治病案 / 218

附一　古代调和肝脾四大名方 / 227

四逆散 / 227

逍遥散 / 228

　　另附一：加味逍遥散（又名丹栀逍遥散、八味逍
　　　　　　遥散）/ 229

　　另附二：古方逍遥散 / 230

　　另附三：黑逍遥散 / 230

　　柴胡疏肝散 / 230

　　痛泻要方 / 232

附二　常见脾胃病西医诊疗专家共识摘录 / 234

第一节　慢性胃炎（2017）/ 234

第二节　消化性溃疡（2017）/ 237

第三节　功能性消化不良（2017）/ 239

第四节　慢性便秘（2019）/ 242

第五节　胃食管反流病（2020）/ 244

第六节　肠易激综合征（2020）/ 245

第七节　溃疡性结肠炎（2023）/ 247

绪　论

随着当今社会的不断发展，职场竞争日趋激烈，在这日新月异的时代，大家在经受着种种严峻挑战和考验的同时，也承受着空前巨大的身心压力，或忿恚怨怒、性情烦乱，或思虑过度、郁闷忧愁，或应酬频繁、以酒为浆，或贪图享乐、以妄为常……凡此种种，都严重影响着人们的精神情绪与身体健康。中医学认为肝主疏泄，调节情志，助脾运化，促进吸收，而情志不遂则易致肝失疏泄，脾失健运而百病由生。临床上，因肝与脾互为因果而多见肝脾同病，或因肝失疏泄而犯脾，或因脾失健运而侮肝；又因脾胃共为后天之本，同居中州，互为表里，二者可单独发病，而更多的则是同时发病，故此类疾病也常合称为脾胃病。

据世界卫生组织（WHO）统计，人类 90% 以上的疾病都和情绪有关。所有的负面情绪，如紧张、焦虑、烦恼等，都会化作免疫风暴，导致人体发病。现代临床上常见的诸多疾病，如消化系统疾病、精神神经类疾病、心脑血管疾病、代谢性疾病、恶性肿瘤等，均与情绪变化有关。胃肠道是最能“表达情绪”的器官，心理上的微小变化胃肠道都能及时反映出来。在所有的心身疾病中，胃肠疾病排在首位。相关研究证明，不良情绪可通过大脑皮层导致下丘脑功能紊乱，从而影响胃肠道功能，出现胃肠功能紊乱，使得胃肠神经症成为各种器官神经症中发病率最高的。还有和过度紧张、劳累、激动等精神因素密切相关的胃溃疡、十二指肠球部溃疡，全球大约 10% 的人罹患此病。现实生活中，很多人紧张或焦虑时会出现胃痛或腹泻，或在压力大时出现不思饮食等胃肠病变。诸如以上疾病发病率高、危害性大，严重影响着人类的身心健康，究其基本病机多与肝脾（胃）两伤息息相关。因此，深入系统研究中医“肝脾同治”之法，对于防治当今社会高发的多种疾病特别是脾胃病具有重要的现实意义。《素问·举痛论》载：“善言古者，必有合于今。”故此，通过对中医古籍文献中“肝脾同治”的理论挖掘，创新临证辨治思维并结合相关研究成果，探讨总结疏肝与脾胃证治规律具有十分重要的临床价值和现实意义。

对于“肝脾同治”，早在《黄帝内经》（以下简称《内经》）中就运用五行学说，将肝木与脾土的生、克、乘、侮关系进行了论述，指出它们在生理上互相依赖，在病理上相互影响，在治法上强调“肝脾同治”。中医将“调畅情志”功能赋予肝，元·朱丹溪《格致余论》谓“司疏泄者肝也”；明·薛立斋《内科摘要·卷下》曰“肝主疏泄”；清·魏之琇《柳州医话》云"七情之病，必由肝起"。情志调畅，是肝之疏泄功能正常的一种表现形式。若肝主疏泄功能失常，可引起情志活动的异常；而强烈或持久的情志刺激，亦可影响肝之疏泄，进而导致肝气郁结或肝气上逆的病理变化。故"肝主疏泄，调畅气机，肝脏是人体应激机制的调节中心"。历代医家对肝脾同治有着丰富而深刻的论述。这一学说有效地指导着临床实践，其中疏肝与脾胃证治则是肝脾同治的核心内容。

一、《内经》奠基了"肝脾同治"的理论基础

（一）肝脾相依

1. 肝木疏脾土

《素问·宝命全形论》刊："土得木而达。"唐·王冰指出"达"就是"通"，也就是疏通的意思。清·姚止庵《素问经注节解》曰："土浓而顽，苟无物焉以通之，则且为石田，而何以生长夫万物。是故乘其弱而克之者木也，疏其理而通之者亦木也。土得木而达，其义精哉！"这就阐明了在生理上，肝木起到疏达脾土的作用，脾胃受纳水谷和运化水谷精微赖以肝木疏泄条达。

2. 脾土滋肝木

《素问·经脉别论》刊："食气入胃，散精于肝，淫气于筋。食气入胃，浊气归心，淫精于脉。"胃主受纳，脾主运化，同为气血生化之源。五谷入胃，其化生的部分精微之气，由脾输散到肝脏以滋养肝血，因肝主筋，故由肝再将此精微之气滋养于筋。晚清名医柳宝诒在其医案中阐明脾土滋肝木曰："血藏于肝，而生于脾……固当滋养肝阴，尤宜兼培脾土，以补营血之源。"这就阐明了在生理上，肝木的疏泄条达有赖脾胃所运化水谷精微的滋养。

（二）肝脾相传

1. 肝病及脾

《素问·气交变大论》曰："岁木太过，风气流行，脾土受邪。民病飧泄，食减，体重，烦冤，肠鸣，腹支满，上应岁星。甚则忽忽善怒，眩冒巅疾，化气不政，生气独治，云物飞动，草木不宁，甚而摇落，反胁痛而吐甚，冲阳绝者，死不治，上应太白星。"又曰："岁木不及，燥乃大行，生气失应，草木晚荣，肃杀而甚，则刚木辟著，柔萎苍干，上应太白星。民病中清，胠胁痛，少腹痛，肠鸣溏泄。凉雨时至，上应太白星，其谷苍。上临阳明，生气失政……"文中所谓的岁木太过及岁木不及，实乃指肝木实和肝木虚而言，可见上述病证均是由肝病及脾所导致的。

2. 脾病及肝

土不及可致肝病。《素问·气交变大论》刊："岁土不及，风乃大行，化气不令，草木茂荣，飘扬而甚，秀而不实，上应岁星。民病飧泄霍乱，体重腹痛，筋骨繇复，肌肉瞤酸，善怒。""岁土不及"即是脾胃不足，脾胃虚弱，运化失和则见"飧泄霍乱，体重腹痛"；脾胃虚弱，气血匮源，肝木失润，则见"筋骨繇复，肌肉瞤酸，善怒"。《灵枢·论勇》刊"黄色薄皮弱肉者，不胜春之虚风"，可见脾土不及除见有脾胃病证外，还可致肝木而发病，亦即脾病及肝。

土之太过可致肝病。《素问·阳明脉解》刊："足阳明之脉病，恶人与火，闻木音则惕然而惊，钟鼓不为动。闻木音而惊，何也？愿闻其故。岐伯对曰：阳明者胃脉也。胃者，土也，故闻木音而惊者，土恶木也。"又如《素问·刺热》曰："肝热病者，小便先黄，腹痛，多卧，身热。热争则狂言及惊，胁满痛，手足躁，不得安卧。"由此可见，"惕然而惊"属于肝热之表现。这说明胃经实热可引发肝热而惊，亦即胃病及肝或胃肝同病，可见脾（胃）土太过同样可致肝木之病。

（三）肝脾同病

1. 肝脾互戕

肝与脾（胃）生理相依，病理互及。《素问·玉机真脏论》刊："春脉者肝也，东方木也，万物之所以始生也，故其气来软弱，轻虚而滑，端直以长，故曰弦，反此者病。帝曰：何如而反？岐伯曰：其气来实而强，此谓太过，病在外；其气来不实而微，此谓不及，病在中。"《素问·五运行大论》中岐伯曰："气有余，则制己所胜而侮所不胜；其不及，则己所不胜侮而乘之，己所胜轻而侮之。侮反受邪，侮而受邪，寡于畏也。"以上经文以五行乘侮理论阐明了肝脾相传和肝脾同病。

《内经》中还有酒风、膹胀、风厥、风消、消瘅、食亦、脾风七种肝脾同病的疾患记载。临证时，特别是在脾胃病诊疗中，我们常常见到肝脾不调、肝胃不和、脾虚肝乘等肝脾（胃）同病的临床病证。

2. 现代研究

西医学研究表明：肝脏与脾脏在腹腔内通过门静脉相连接，脾脏静脉血由门静脉进入肝脏；肝脏患病时影响脾脏功能的发挥和其疾病状态；同样脾脏疾病时也对肝脏某些疾病的发生及预后有着不利影响。虽然中医学的肝脾与西医学的肝脾概念不是一一对应的，但从病理生理的宏观角度说明了二者的相互关联与影响。

（四）肝脾同治

对于肝脾同治，《内经》已有针、药并举的经典论述，至今还有效地指导着临床治疗。

1. 用针方面

《素问·刺热》刊："热病先胸胁痛，手足躁，刺足少阳，补足太阴，病甚者为五十九刺。"此经文旨意阐明，在泻木郁热的同时要补土。这与后世医家"见肝之病，知肝传脾，当先实脾"以及当今的"治未病"理论，可谓与之一脉相承。《灵枢·五邪》刊："邪在肝，则两胁中痛，寒中，恶血在内行善掣节，时脚肿。取之行间，以引胁下，补三里以温胃中，取血脉以散恶血。"此经文阐明，胁痛病位在于肝经，寒中病位在于脾土，此"寒中"责之于肝病传脾，中焦脾胃受邪，治疗时既要疏肝也要温中，即所谓肝脾同治或肝胃同治。

2. 用药方面

《内经》针对臌胀、风厥、风消、消瘅、脾风、酒风、食亦等肝脾同病类疾病，本着"肝脾同治"的原则，基本形成了理、法、方、药较为完整的药物治疗体系。

通过对《内经》以上条文内涵的探析，可以看出《内经》对于肝脾（胃）同病的因、机、证、治奠定了理论基础，并有效指导着后世中医药学的发展。

二、《难经》明确了治肝实脾论

《内经》已明确了"未病先防"和"既病防传"的"治未病"思想。《素问·四气调神大论》刊："是故圣人不治已病治未病，不治已乱治未乱，此之谓也。夫病已成而后药之，乱已成而后治之，譬犹渴而穿井，斗而铸锥，不亦晚乎！"《素问·刺热》刊："肝热病者，左颊先赤；心热病者，颜先赤；脾热病者，鼻先赤；肺热病者，右颊先赤；肾热病者，颐先赤，病虽未发，见赤色者刺之，名曰治未病。"

《难经》对《内经》"治未病"思想做了进一步发挥，在第七十七难曰："经言，上工治未病，中工治已病者，何谓也？然：所谓治未病者，见肝之病，则知肝当传之于脾，故先实其脾气，无令得受肝之邪，故曰治未病焉。中工者，见肝之病，不晓相传，但一心治肝，故曰治已病也。"这里明确提出了"治肝实脾"理论，认为肝病会传脾脏，强调在治肝的同时要补脾，并且指明只有肝脾同治才是高明的医生，从而对后世医家"治肝实脾"有着重要的启迪和指导意义。现今社会生活节奏快，竞争激烈，各方面的压力不断增加，再加上起居不规律等因素，极易引起人们的心理负荷加重，从而导致情志抑郁、肝气不舒，使得肝郁脾虚证成为临床上的常见证候。

三、张仲景丰富了肝脾同治理论及方证

东汉·张仲景在《内经》《难经》肝脾同治理论的基础上，为肝脾同治理论注入了新的内容，同时从方证并论的角度，创制了多首肝脾同治的著名方剂，为丰富发展肝脾同治理论及其临证治疗，做出了承前启后里程碑式的贡献。

《金匮要略·脏腑经络先后病脉证》篇："问曰，上工治未病，何也？师曰：夫治未病者，见肝之病，知肝传脾，当先实脾。四季脾王不受邪，即勿补之。中工不晓相传，见肝之病，不解实脾，惟治肝也。夫肝之病，补用酸，助用焦苦，益用甘味之药调之。酸入肝，焦苦入心，甘入脾。"通过此段经文，张仲景强调了肝病传脾，明确了调治肝脾不同用药的性味选择。在《金匮要略·腹满寒疝宿食病脉证》和《金匮要略·五脏风寒积聚病脉证并治》中，张仲景辨证论治肝与脾胃不和的病变，均注重调理脾胃，以脾达肝获其良效。

《伤寒论》虽然是阐述外感热病证治规律的专著，但不少方药体现了疏肝和胃的治疗法则，如小柴胡汤、半夏泻心汤、四逆散等。有着"疏肝祖方"之谓的四逆散，出自《伤寒论》第318条："少阴病，四逆，其人或咳、或悸、或小便不利、或腹中痛、或泄利下重者，四逆散主之。"对于此方，清·唐宗海在《血证论》中亦有阐述"若是腠理不和，遏其阳气，则但用四逆散。枳实、甘草解中土之郁，而白芍以调其内，柴胡以达于外。斯气畅而四肢通，自不冷厥矣"，并指出"四逆散……又疏平肝气、和降胃气之通剂，借用处尤多"。可见，四逆散证，其病机为肝胃气郁，阴阳不续。方用柴胡疏肝理气以解肝气之郁；用枳实和胃降逆以解胃腑之郁；用芍药、甘草柔肝补脾以缓急止痛。诸药合用，疏肝理脾，升清降浊，解郁透热，使肝木调达，脾土得疏，阳郁厥逆自除。后世医家尊四逆散之基本理论，化裁推出的疏肝气、调胃肠系列方剂，如柴胡疏肝散、逍遥散、丹栀逍遥散、痛泻要方等都是由四逆散衍化而来。

四、宋金元及明清时期，疏肝调脾治法方药各有发展

自《难经》《内经》之后，疏肝调脾理论及方证得到了诸多医家的认可和重视。他们不断推出疏肝调脾名方及理论。

宋代官修方书《太平惠民和剂局方》中的名方——逍遥散，疏肝健脾养血，主治肝郁脾虚血亏证。宋·钱乙《小儿药证直诀》强调五脏论治，五脏可相兼为病，"肝病秋见，肝强胜肺，肺怯不能胜肝，当补脾肺治肝。益脾者，母令子实故也。补脾，益黄散。治肝，泻青丸主之"。宋·陈无择《三因极一病证方论》认为，病邪在肝引发自身疾病往

往传至脾胃而现诸多病证，"肝气不平，胜克于脾，脾郁不行，结聚涎沫，闭于脏气，腑气不舒，胃则胀满，其脉弦迟，故知中虚胃冷胀满，可服此下气进食"。元·朱丹溪在《丹溪心法·六郁》刊："气血冲和，万病不生，一有怫郁，则诸病生焉。故人身诸病多生于郁。""凡郁皆在中焦，以苍术、抚芎开提其气以升之。"朱氏还制定了调和肝脾的治痛泻方，即后世的痛泻要方（白术芍药散）。明·薛己《薛氏医案》中有"洁古云：凡脾之得疾，必先察其肝……盖肝者脾之贼"；并且《薛氏医案》中收录的南宋陈自明编、薛己校注的《校注妇人良方》中载有加味逍遥散，即在逍遥散基础上加牡丹皮、栀子而成的丹栀逍遥散。明·胡天锡认为"肝之治有数种……土衰而木无以植，则参、苓、术、草以培之，故补益脾气，亦能升发肝气"。明·叶文龄在《医学统旨》中，遵《内经》"木郁达之"之意，在"四逆散"组方的基础上，创制了疏肝理气的柴胡疏肝散。对于该方药，明·王肯堂在《证治准绳》、明·张景岳在《景岳全书》中均有引用与发挥。张景岳还提出治五脏以调脾胃的观点及平肝治脾胃的方法，如"善治脾者，能调五脏，即所以治脾胃也……如肝邪之犯脾者，肝脾皆实，单平肝气可也，肝强脾弱，舍肝而救脾可也"等。清·唐宗海强调肝之疏泄具有促进脾胃消化功能的作用，指出"木之性主于疏泄。食气入胃，全赖肝木之气以疏泄之，而水谷乃化"以及"肝属木能疏泄水谷，脾土得肝木之疏泄则饮食化……故肝为脾之所主"。清·何梦瑶《医碥》刊"木疏土而脾滞以行"。清·叶天士在《临证指南医案》中指出"肝为起病之源，胃为传病之所""醒胃必先制肝""培土必先制木"。被称作"治肝大家"的王旭高在《西溪书屋夜话录》中概括肝病大致为肝气、肝风、肝火三大类，对于脾胃病的"从肝论治"可以说具有很好的适用性。清·张山雷非常重视肝气疏畅关乎脾胃的重要性，认为："肝之所以有余者，实皆气之有余耳。故泄肝不知理气，苦寒逆折，反有郁遏闭塞之苦……俾气机条畅，而肝病自驯。"张山雷从肝辨治脾胃病重在疏肝、柔肝、补肝，且不忘运脾，在治疗肝脾气滞之证时，以疏肝行气为主，俟肝之疏泄正常，阴阳平衡，而脾胃之病自愈。

五、李东垣《脾胃论》补中与疏肝

金元时期脾胃大家李东垣，系统创建了脾胃内伤学说，无论在中医理论还是临床使用价值上都具有划时代的意义。《脾胃论》作为体现其学术思想的代表作，也是我国古典医籍中第一部系统论述脾胃内伤学说的专著。李东垣在这部专著中，虽然对于肝与脾胃的内在关系未做专门系统阐述，但在不少章节中对于肝脾关系有直接或间接的论述。

对于肝脾病理互及的病机，李东垣指出："肝木妄行，胸胁痛，口苦舌干，往来寒热而呕，多怒，四肢满闭，淋溲，便难，转筋，腹中急痛，此所不胜乘之也。"《脾胃论·脾胃胜衰论》曰："所胜妄行者，言心火旺能令母实，母者，肝木也，肝木旺则挟火势，无所畏惧而妄行也，故脾胃先受之。"因肝木为脾土的"所不胜"，七情郁结伤肝木累少阳，肝木妄行，枢机不利，首先累及脾胃出现上述诸症；反之，中焦受病也会导致木郁土壅而出现肝气失调之征。如《脾胃论·脾胃虚不可妄用吐药论》曰："肝木受邪，食塞胸咽，故曰在上者因而越之。"此即指出肝木受邪，逆犯脾胃，脾胃失司，升降逆乱，表现为食管堵塞，难以下咽，甚则嗳气吞酸。西医学胃食管反流病表现的胁肋胀满、嗳气反酸，甚至恶心呕吐等，就是典型的肝木克脾土之证候。

对于脾胃病的治疗，李东垣确立的升发脾阳、补中益气、甘温除热等治疗大法，可谓脍炙人口。他创制调补脾胃的千古名方——补中益气汤，是补中焦、益脾气方剂，但有不少医家明确指出此方补中寓疏。如明·赵献可《医贯》刊："……木气也，春升之气也，阳气也，元气也，胃气也，同出而异名也……此东垣脾胃论中用升、柴以疏木气，谆谆言之详也。"可见，赵献可认为李东垣补中益气汤中用升麻、柴胡是为了疏达肝气。清·经方派余听鸿曰："此方之升麻、柴胡，即是疏肝之品，当归是养肝之品，东垣先生曰：治脾不若治肝。木气调达，土气自舒。参草甘温助脾，白术陈皮调胃祛湿……所以补中益气汤，人皆云升清，不知东垣先生方中有舒肝扶土之妙。"余氏从肝脾生理关系的角度切入，认为"木气调达，土气自舒"。方中当归养肝，柴胡、升麻疏肝，其他诸药补脾胃，全方是疏肝扶土之剂，在补中之中寓疏肝之法。清·王旭高《王旭高临证医案·黄疸门》曰："……又有虚黄一证，并非黄疸，乃中虚木胜，土色发见于外，其黄色淡白，小便不变，脉弱口淡，能食而无力，俗名懒黄，乃劳倦内伤之症，宜崇土疏木，调补中气，如补中益气之类。"由此可以看出补中益气汤实乃是疏肝升阳与补中益气并举的名方。基于上述可以说古代医家对于"疏肝治疗脾胃病"这一观念都十分推崇与重视。

六、近现代已广泛应用疏肝调脾治法

对于肝与脾胃生理、病理关系，近代中西医汇通派张锡纯在《医学衷中参西录》刊："肝脾者，相助为理之脏也。人多谓肝木过盛可以克伤脾土，即不能消食。不知肝木过弱不能疏通脾土，亦不能消食。"他还指出："然非脾气之上行，则肝气不升。非胃气之下行，则胆火不降。"同时，他又强调："欲治肝者，原当升脾降胃，培养中宫。俾中宫气化敦厚，以听肝木之自理。"对于脾胃病的治疗，张氏认为疏肝可以调脾，调脾可以疏肝，二者互相影响，宜二者兼治，而非单治一脏，不治他脏。

现代治疗脾胃病的大师及学者对疏肝调理脾胃也都非常重视。脾胃病大师董建华注重肝郁伤及脾胃，擅从调肝入手调整脾胃气机升降，有疏肝解郁和胃、平肝降逆止呕、滋阴疏肝和胃、益气疏肝健脾、抑肝扶脾止痛、培土抑木止泻、疏肝理气化痰、清肝散郁和胃、疏肝除湿散满、化瘀疏肝和络治疗胃痛十法，统筹兼治，运用自如。

　　国医大师路志正提出"持中央、运四旁、怡情志、调升降、顾润燥、纳化常"的系统调理脾胃病的学术思想，临证疏肝助脾运，常用疏肝、柔肝、护肝以先安未受邪之地，对"见肝实脾论"的运用独具匠心。

　　国医大师李乾构对胃食管反流病见解独到。他将该病冠名为"胸痞"；认为该病病机为脾升胃降、肝升肺降的功能失调，胃气上逆，酸水泛溢而发病；治宜健脾疏肝，和顺胃气，降逆制酸；强调临证辨虚实寒热、随症用药，但疏肝健脾、降逆制酸要贯穿治疗的始终。

　　国医大师徐景藩在治疗脾胃病时，主张抓肝气郁滞这个重要环节，将慢性胃病分为肝胃不和、中虚气滞、胃阴不足三个类型，在治疗用药时常选用疏肝行气之品。

　　国医大师李佃贵结合西医学，认为慢性胃炎多因饮食内伤、情志不舒，导致肝胃不和，通降失职，清阳不升，浊邪内停，日久则脾失健运，水湿不化，湿浊中阻，郁而不解，蕴积成热，热壅血瘀而成毒，形成浊毒内蕴之势，创立"浊毒理论"，常用化浊解毒和胃、养肝健脾和胃、疏肝理气和胃、降逆止呕和胃、活血化瘀和胃、清热养心和胃、通腑下气和胃七法治疗慢性胃病，疗效显著。其中，化浊解毒、疏肝和胃是其辨治的重点。

　　第一批全国老中医药专家学术经验继承工作指导老师盛循卿，对脾胃病研究颇深，认为治疗脾胃病必先调养肝气，强调疏肝理气即是调理脾胃气机。他在治疗此病时，常以四逆散贯穿始终，可谓疏肝为主，法宗四逆，药以轻灵。

　　著名老中医王季儒认为，肝气横逆犯胃和肝郁化火犯胃是胃脘痛最常见的机理，强调治胃勿忘疏肝平肝。

　　著名老中医孟景春指出，多数胃痛是由情志不遂、肝郁失疏引起的，其病在胃，其本在肝，治胃首先应着眼于肝。

　　著名老中医何任认为，消化性溃疡在许多情况下，可归属于中医肝气犯胃范畴，治疗溃疡病必先调肝胃。

　　全国名中医刘启泉擅治脾胃，医术精妙。他提出治疗脾胃病要通调五脏，着重从肝论治，疏肝养肝以调气机，用之临床疗效甚佳。

　　名中医刘军认为萎缩性胃炎系本虚标实证，本虚为脾胃虚弱，标实为肝气郁结，肝郁脾虚之病机贯穿疾病发生发展的各个阶段，疏肝健脾当是治疗此病的主要法则。

　　西医学提出"肠神经系统"的概念。肠神经系统与中枢神经系统及消化系统一起，形成了神经内分泌网络，此系统又被称为"脑肠轴"。如果人的心情不好，就会通过"脑肠轴"引起脑肠肽等胃肠激素分泌异常，导致消化功能障碍。反之，人们如果消化道出现问题，也会通过"脑肠轴"影响到中枢神经系统，导致人的情感障碍。所以，不良的社会心理因素，可以通过人的神经内分泌网络系统导致胃肠疾病，引起功能性消化不良、肠易激综合征、胃炎、消化性溃疡、胃食管反流病等疾病，临床可见胃胀或胃痛、恶心或呕吐、反酸或烧心、便秘或腹泻等各种不适症状。如果这些疾病得不到合理治疗，就会导致或加重人的精神心理负担，出现情志不舒、抑郁或焦虑等精神心理疾病。从这些角度来讲，"脑肠轴"的调节与中医学肝脾生理相依、病理互及是非常契合的。从西医学的角度看，许多疾病都有不同程度脾胃不和的表现，其诱发因素多为情志不遂或饮食不周，可以说情志不遂或饮食不周会导致多种疾病。因此，对许多疾病以疏肝调理治疗具有十分重要的意义。

七、刘增祥"一疏、二调、三辨"的系统辨治方案

刘增祥秉承古训，博采众长，犹重疏肝，多年临证，验案层出。他在治疗脾胃病时结合现代诊疗手段，创新性提出"一疏、二调、三辨"的辨治思维体系和系统诊疗方案。一疏即"疏肝理气以畅气机"，为治脾胃病的一条主线，贯穿脾胃病治疗的全过程。二调即"调脾胃以安中州，调他脏以安脾胃"，为治脾胃病的两个重心。在调脾胃时，因"虚则太阴"，故调脾以补脾虚为主；因"实则阳明"，故调胃以降胃实为主。他用药时把握住"脾以升为用"和"胃以降为和"，使脾升胃降，受纳与运化转为正常。在调理其他脏腑时，他注重宁心以利生化、宣肺以助肠运、补肾以温脾阳。三辨即"辨病种、辨病证、辨病势"，临证时要结合现代诊疗手段，区辨不同病种以明确诊断，区辨不同病证以辨证施治，区辨不同病势以判断预后，此三辨为诊治脾胃病的三个重要环节。

以"一疏、二调、三辨"为辨治核心，刘增祥对脾胃病的因、机、证、治归纳总结，简化证型，遣药组方，精准施治，多年临床实践证明："一疏、二调、三辨"的辨治思维体系和系统诊疗方案，对于脾胃病诊治思路的守正创新意义重大。

第一章　疏肝与脾胃证治理论探析

肝与脾胃作为人体的重要脏腑，在脾胃发病过程中占据主导地位。古代医家对于肝与脾胃的生理功能多有论述，我们基于传统与现代相结合的角度，从中医学认识和西医学研究两个方面予以论述，连同肝与脾胃病发病病因与机制的理论探讨，为"一疏、二调、三辨"脾胃病辨治思维体系提供理论依据。

第一节　肝与脾胃的生理功能

一、肝的生理功能

（一）中医学认识

肝为魂之处，血之藏，筋之宗，其五行属木，主升，主动。肝脏的主要生理功能可概括为肝主疏泄和肝主藏血两方面。

1. 肝主疏泄

疏，即疏通；泄，即发泄、升发。肝具有疏通、条达全身气机，使气血疏通畅达，通而不滞，散而不郁的作用。人体之脏腑安宁、津液运行、脾胃运化、情志变动，甚至男女生殖功能等诸多方面均以气机条畅为重要条件。肝主疏泄功能主要表现在以下几个方面。

（1）调畅气机　气机，即气的升降出入运动。人体五脏六腑、四肢百骸的正常活动全赖气的升降出入。肝的疏泄功能正常，对维持气机疏通、畅达、升发尤为重要。肝主司人体一身之气的出入升降。肝主疏泄功能正常，则气机条畅、气血调和、经络通利，脏腑器官功能活动正常和调。正如清代医家周学海所言："凡脏腑十二经之气化，皆必藉肝胆之气化以鼓舞之，始能调畅而不病。"（《读医随笔·卷四》）反之，肝气不利则出现两方面的病理现象：一是疏泄功能减退，气的升发相对不足，而形成气机不畅、气机郁结的病理变化，出现诸如胸胁、两乳及少腹胀痛不适等症状；二是肝的升发太过、下降不及，而形成肝气上逆的病理变化，出现诸如头目胀痛、面红目赤、烦躁易怒等表现，若血随气出、血溢脉外则出现吐血、咯血、鼻衄等病理表现，严重者可导致气厥。

（2）调畅情志　情志活动与肝主疏泄密切相关。这是因为情志活动主要依赖气血的正常运行。气血逆乱，情志失畅，则生百病，正如《素问·举痛论》所说"百病生于气也"。肝之疏泄功能正常，则气机条畅，气血和调；肝之疏泄功能减退，则肝气郁结，心情抑郁。肝升发太过，阳气升腾，则心情急躁，易于发怒。在反复长期的情志异常情况下，也可影响肝的疏泄功能，而导致肝气郁结或升发太过的病理现象。

（3）促进脾胃运化　脾胃运化功能正常的主要表现是脾主升清与胃主降浊的协调平衡，而肝的疏泄与脾胃升降密切相关。肝的疏泄功能异常，不仅影响脾之升清，还可影响胃之降浊。脾之升清失常，在上则为眩晕，在中则为脘腹胀满，在下则为飧泄；胃之降浊功能失常，在上则为呕逆嗳气，在中则为纳呆食少，在下则为便秘溲赤。另外，肝之疏泄促进脾胃运化还有赖于胆汁的正常分泌与排泄。肝胆互为表里，胆汁为肝之余气聚集而成，胆汁的分泌与排泄有助于脾胃运化。肝气郁结影响胆汁的分泌与排泄，从而出现胁肋胀满、口苦、食饮不化等不适，正如《素问·宝命全形论》所言"土得木而达"。

（4）影响气血运行和津液输布代谢　人体气之升降出入无不赖肝主疏泄功能。肝疏泄适度，则气血通调，畅达而不滞，故而《读医随笔·卷四》说"凡脏腑十二经之气化，皆必藉肝胆之气化以鼓舞之，始能调畅而不病"。反之，气机郁结则导致血行障碍，形成血瘀，或为癥积、肿块，妇女可出现经行不畅，甚至痛经、闭经，男子则可出现排精障碍、阳痿、早泄等。气机郁结还可导致津液输布与代谢障碍，产生水湿、痰饮等病理产物，或为痰阻经络而成痰核，或为水停而成臌胀。

（5）女子排卵、月经来潮与男子排精均与肝主疏泄关系密切　肝之经脉绕前阴，抵少腹，夹胃贯膈布胁肋，经乳头上颠顶。故肝与前阴、少腹、乳房、男子排精及女子月经来潮关系密切。在生理上，肝主疏泄有助于月经来潮、分泌乳汁、排出卵子、通畅脉络、促进受孕。诚如《素问·上古天真论》说："女子七岁，肾气盛，齿更发长；二七而天癸至，任脉通，太冲脉盛，月事以时下，故有子；三七，肾气平均，故真牙生而长极……七七，任脉虚，太冲脉衰少，天癸竭，地道不通，故形坏而无子也。"在生理上，心主血，肝藏血，脾为气血生化之源而统血，三者对全身血液的化生和运行均有调节作用。月经的来潮及孕育胎儿均离不开气血的充盈和正常调节，肝主疏泄在其中起着至关重要的作用。肝主疏泄正常，则气血充盈，胞脉通畅，月经正常来潮；相反，如肝主疏泄功能失常，则气血不利，经络阻滞，出现月经不调、痛经、闭经等，严重者可出现不孕。

"主闭藏者肾也，司疏泄者肝也。"男子精液的贮藏与溢泻，是肝肾二脏之气的疏泄与闭藏作用相互协调的结果。精虽藏于肾，然精液能按时溢泻，则有赖于肝气疏泄条达。肝肾疏泄封藏协调，则能保持男子精关启闭合时，藏泻有度。若肝的疏泄失常，既可因气机郁结，经脉不舒，精关失启，精不溢泻而发为强中，表现为精液不射；又可因相火妄动，扰动精室，或肝之疏泄太过，精窍开泄失控，而表现为遗精、早泄。肝气疏泄功能正常发挥，则精液排泄通畅有度；肝失疏泄则排精不畅而致精瘀。正如《医贯》所说："肾之阴虚则精不藏，肝之阳强则火不秘……以不秘之火，加临不藏之精，有不梦，梦即泄矣。"同样，《素问·上古天真论》说："丈夫八岁，肾气实，发长齿更；二八，肾气盛，天癸至，精气溢泻，阴阳和，故能有子……七八，肝气衰，筋不能动；八八，天癸竭，精少，肾脏衰，形体皆极，则齿发去。"可见，肾气之盛衰与男子精气之充盈与否关系密切。肝肾同源，肝藏血，肾藏精，精能生血，血能化精，故而说"精血同源"。肝主疏泄功能正常则肾精充盈，肾气封藏与排泄正常，故而有子；相反，肝气不利，影响肾主封藏，可出现滑精、梦遗或阳强不泄等表现，甚至出现不育。

2. 肝主藏血

肝主藏血指肝具有贮藏血液和调节血量两个方面，另有肝藏魂之说。

（1）贮藏血液　肝脏贮藏血液首先是肝内必须贮存一定的血量，以维持肝的疏泄功能，使之冲和条达，并制约肝的阳气升腾，防止过亢。其次，肝藏血亦有防止出血的作用。因此，肝不藏血，不仅可以导致肝血不足、阳气升泄太过等病变，还可导致便血、吐血、衄血等病理改变。在生理情况下，人体各部分的血量是相对恒定的。当机体活动剧烈或情绪激动时，肝脏就把贮存的血液向外周输布，以供机体的需要。当机体安静休息或情绪稳定时，由于全身活动量少，机体外周的血液需要量相对减少，部分血液便藏于肝。所以，《素问·五脏生成》说："故人卧血归于肝。"

如果肝脏有病，藏血功能失常，不仅会导致血虚或出血，还能导致机体许多部位出现血液濡养不足的病变。如肝血不足，不能濡养于目，则两目干涩昏花，或为夜盲；若不能濡养于筋，则出现筋脉拘急、肢体麻木、屈伸不利等。所以《素问·五脏生成》说："肝受血而能视，足受血而能步，掌受血而能握，指受血而能摄。"

（2）调节血量　肝的调节血量功能是以贮藏血液为前提的，只有充足的血量贮备，才能有效进行调节。肝调节血量的功能，有赖于藏血与疏泄功能的协调平衡。如果升泄太过或藏血功能减退，则可导致各种出血；疏泄不及，肝气郁结则又可导致血瘀。

肝的贮藏血液与调节血量的功能，还体现于女子的月经来潮。肝血不足或肝不藏血，即可引起月经量少，甚至闭经，或月经量多，甚则崩漏等。

（3）肝藏魂　藏象学说中有"肝藏魂"之说。魂和神一样，都是以血为物质基础的。心主血，故藏神；肝藏血，故藏魂。所以《灵枢·本神》又说："肝藏血，血舍魂。"若肝血不足，心血亏损，则魂不守舍，可见惊骇多梦、卧寐不安、梦游、梦呓，甚至出现幻觉等症。人体之血液，生化于脾，贮藏于肝，通过心以运行全身。心之行血功能正常，则血运正常，肝有所藏，魂有所舍；相反，若肝不藏血，则心无所主，血液循行必失常。

中医学认为：心藏神，肝藏魂；两精相搏谓之神，随神往来者谓之魂。心神与肝魂密切相关，共同执掌人体之情志活动，两者功能协调才能主司神志活动。中医学将神分为元神和识神，提出"脑为元神之府"和"心主神明"的学术论点。精化气，气化神，元精化元气，元气化元神。王冰注解《素问·刺禁论》时云"脑为髓之海，真气之所聚"，提出了脑为神的物质基础，神为真气的功能体现。中医学又将脑神功能之识神归为心之所主，正如《素问·灵兰秘典论》载"心者，君主之官也，神明出焉"。吴以岭认为："心主识神，脑主元神，形神一体，形与神俱。形乃神之宅，为神的物质基础；神乃形之主，为生命活动的统帅。两者相辅相成，不可分离。"故应重视形体和精神的整体调摄与固护，提倡形神共养，既要遵循"法于阴阳，和于术数，食饮有节，起居有常，不妄作劳"的形体养生方法，又要追求"恬惔虚无，真气从之，精神内守，病安从来"的精神境界，从而达到"形与神俱，而尽终其天年，度百岁乃去"的理想健康状态。元神由先天之精化生而来，伴随生命而产生，为生命初始之神。元神一经产生便主宰着伴有遗传生物信息的生命内在节律运动，并在后天条件作用下逐渐化生识神，主持人体思维、意识、情感、运动等活动。脑之元神调控着不以人的意志为转移的呼吸运动、心跳节律、血液运行、胃肠蠕动等生命活动，与西医学的内脏神经功能相吻合。识神任物应答，主持意识、情感、思维、运动等日常生命活动，与西医学的躯体神经功能相吻合。

（二）西医学研究

肝脏是人体最大的消化腺，也是体内新陈代谢的中心站。肝脏的主要生理功能包括：参与营养物质的合成、分解与代谢，解毒功能，分泌胆汁，吞噬与防御功能，制造凝血因子，调节血容量及水电解质平衡。

1. 参与营养物质的合成、分解与代谢

（1）蛋白质代谢 肝脏是人体白蛋白唯一的生成器官，球蛋白、白蛋白、纤维蛋白原和凝血酶原的合成、维持和调节都需要肝脏参与，氨基酸代谢、尿素的合成及氨的处理均要在肝脏内进行。

（2）糖代谢 饮食中的淀粉和糖类消化变成葡萄糖经肠道吸收后，通过肝脏的作用将它合成肝糖原储存于肝脏。当机体需要时，肝糖原可分解为葡萄糖供给机体利用。肝脏还能够调节体内血糖浓度，使血糖保持动态平衡。

（3）脂肪代谢 甘油三酯的合成和释放、脂肪酸分解、酮体生成与氧化、胆固醇的合成、脂蛋白的合成和运输均在肝内进行。

（4）维生素代谢 多种维生素，如维生素 A、B 族维生素、维生素 C、维生素 D 和维生素 K 的合成与储存均与肝脏密切相关。肝脏明显受损时，可继发维生素 A 缺乏而出现夜盲或皮肤干燥综合征等。

（5）**激素代谢** 肝脏参与激素的灭活。肝功能长期受损时可出现性激素失调，可有性欲减退、腋毛稀少或脱落、阳痿、睾丸萎缩、男性乳房发育、月经不调等。肝掌和蜘蛛痣的出现也是肝脏影响激素代谢的结果。

2. 解毒功能

肝脏是人体主要的解毒器官。门静脉收集来自腹腔的血液，血中的有害物质及微生物抗原在肝内被解毒和清除，从而可保护机体免受损害，使毒物成为无毒、少毒或溶解度大的物质，从而随胆汁或尿液排出体外。

3. 分泌胆汁

肝细胞能不断地生成胆汁酸和分泌胆汁，胆汁后被输送到胆囊，在胆囊的作用下输送至肠道，从而促进脂肪在小肠内的消化和吸收。

4. 吞噬与防御功能

肝脏是人体最大的网状内皮细胞吞噬系统。肝静脉窦内皮层含有大量的库普弗细胞，有很强的吞噬能力，能够吞噬和清除肝血窦中的抗原抗体复合物和其他有害物质，吞噬来自肠道的抗原微粒细菌以及异物和衰老的红细胞，并把血红蛋白分解成胆红素，以消除这些物质对机体的损害。

5. 制造凝血因子

肝脏是产生人体内多种凝血因子的主要场所。几乎所有的凝血因子均由肝脏合成。肝脏在人体凝血与抗凝两个系统的动态平衡中起着重要的调节作用。肝功能破坏的严重程度常与凝血障碍程度相关联。肝病时可因凝血因子缺乏造成凝血时间延长及发生出血倾向。

6. 调节血容量及水电解质平衡

正常时肝内静脉窦可以贮存一定量的血液，在机体失血时，从肝内静脉窦排出较多的血液，以补偿周围循环血量的不足。肝损害时，肝对钠、钾、铁等电解质调节失衡，常导致水钠潴留而见水肿、腹水。肝脏还有调节酸碱平衡及矿物质代谢的作用，又是重要的热能供给器官。

二、脾的生理功能

（一）中医学认识

脾位于中焦，在膈之下，其生理功能可概括为主运化、主升清与主统血三个方面。脾和胃相表里，饮食物的受纳及运化主要依赖于脾和胃的生理功能。机体生命活动的持续和气血津液的生化有赖于脾胃化生的水谷精微，故称脾胃为后天之本、气血生化之源，正如《素问·灵兰秘典论》所说"脾胃者，仓廪之官，五味出焉"。

1. 主运化

运，即转运输送；化，即消化吸收。脾主运化，是指脾具有把水谷（饮食物）化为精微，并将精微物质转输至全身的生理功能。脾的运化功能，可分为运化水谷和运化水液两个方面。

（1）运化水谷　即是对饮食物的消化吸收。饮食入胃后，必须依赖脾的运化功能，才能将水谷化为精微；同样，也有赖于脾的转输和散精功能，才能把水谷精微"灌溉四旁"和布散至全身。《素问·经脉别论》说的"食气入胃，散精于肝……浊气归心，淫精于脉"和"饮入于胃，游溢精气，上输于脾，脾气散精，上归于肺"等，都说明了营养物质的吸收，全赖脾的转输和散精功能。脾为五脏之一，藏精气而不泻，但满而不能实。脾的运化水谷精微功能旺盛，才能为化生精、气、血、津液提供足够的物质基础，才能使脏腑得以濡养。反之，若脾的运化水谷精微功能减退，则出现腹胀、便溏、食欲不振，以致倦怠、消瘦和气血生化不足等病变。

（2）运化水液　运化水液，也有人将其称为运化水湿，是指对水液的吸收、转输、布散作用。所谓运化水液功能即是将吸收的水谷精微中多余的水分，及时地转输至肺和肾，通过肺、肾的气化功能，化为汗和尿排出体外。脾的运化水液功能健旺，就能防止水液停滞，也就能防止湿、痰、饮等病理产物的生成。反之，脾的运化水液功能减退，则导致水液停滞，产生湿、痰、饮等病理产物，甚至导致水肿。故而《素问·至真要大论》说："诸湿肿满，皆属于脾。"

运化水谷与运化水液是脾主运化功能的两个方面，两者可分而不可离。脾的运化功能是脾的主要生理功能，对于整个人体的生命活动至关重要，故称脾胃为"后天之本""气血生化之源"。这是脾对饮食营养和消化吸收功能的生理意义在理论上的高度概括。所以，李中梓在《医宗必读》中说："一有此身，必资谷气，谷入于胃，洒陈于六腑而气至，和调于五脏而血生，而人资之以为生者也，故曰后天之本在脾。"

2. 主升清

脾的运化功能，是以升清为主。升，是指脾气的运动特点以上升为主，故又说"脾气主升"。清，是指水谷精微等营养物质。升清，即是指水谷精微等营养物质的吸收，通过心肺的作用化生气血，以营养全身。脾的升清，是和胃的降浊相对而言。脾胃脏腑之间的升降相因、燥湿相济、纳化相依是维持人体内脏相对稳定于一定位置的重要因素。正如李东垣所强调的脾气生发，则元气充沛，人体始有生生之机；同时，也由于脾气的升发，才能使机体内脏不致下垂。若脾气不能升清，则水谷不能运化，气血生化无源，可出现神疲乏力、头目眩晕、腹胀、泄泻等症；脾气（中气）下陷，则可见久泻脱肛，甚或内脏下垂等病症。

3. 主统血

统，是统摄、控制的意思。脾主统血即是脾有统摄血液在经脉中流行，防止溢出脉外的功能。脾统血的主要机理，实际上是气的固摄作用。脾之所以能统血，与脾胃气血生化之源密切相关。脾的运化功能健旺，则气血充盈，而气的固摄作用也较健全，血液则不会溢出脉外而致出血。便血、尿血、崩漏等均为脾不统血的主要临床表现。

（二）西医学研究

脾脏是人体重要的淋巴器官，具有造血、滤血以及免疫调节功能。因其含血量丰富，能够及时为身体其他器官补充血液，所以有"人体血库"之称。需要指出的是，西医学上的脾和中医学之脾是两个截然不同的概念。

中医学认为脾为五脏之一，与胃同为"后天之本，气血生化之源"，主运化及统血。《素问·经脉别论》说："饮入于胃，游溢精气，上输于脾，脾气散精，上归于肺，通调水道，下输膀胱，水精四布，五经并行。"即脾有推动食物向下到达小肠和将吸收的精微物质向上输送到肺，再散布于全身的作用。在一定程度上讲，中医的脾胃泛指整个消化系统。同时，中医认为脾胃居人体中焦，为气机升降之枢，与其他脏腑关系密切，人体气机之升降出入均赖脾胃之转输方得运行如常。脾在志为思，在液为涎，在体合肌肉，主四肢，其华在唇。故脾脏与全身气血运行、水谷输布及四肢百骸关系密切，为人体不可或缺的重要脏器。而西医学认为脾脏是人体最大的淋巴器官，也是人体的"血库"，主要起维持免疫和储藏血液的作用，与消化功能无关。西医学认为许多疾病可导致脾功能亢进，从而引起血细胞减少等病症，严重者需要行脾动脉栓塞术或脾切除术。

总之，中医学认为脾脏是机体消化功能的整体表现，西医学则认为脾脏仅是一个独立的器官。西医学中脾脏的主要生理功能如下。

1. 造血功能

胚胎早期的脾有造血功能，但自骨髓开始造血后，脾脏渐变为一种淋巴器官，在抗原刺激下能产生大量淋巴细胞和浆细胞。同时，脾内仍含有少量造血干细胞，当机体严重缺血或在某些病理状态下，脾脏又可以重新启动造血功能。

2. 滤血功能

脾脏滤血的主要部位是脾索和边缘区，此处含大量巨噬细胞，可吞噬和清除血液中的病原体和衰老细胞。当病原体侵犯人体时，巨噬细胞会在脾脏内产生免疫反应。当脾肿大或功能亢进时，红细胞破坏过多，可引起贫血。脾切除后，血内的异形衰老红细胞明显增多。

3. 调节免疫

侵入血内的病原体，如细菌、疟原虫和血吸虫等，可引起免疫应答，使脾的体积和内部结构发生变化。体液免疫应答时，淋巴小结增多增大，脾索内浆细胞增多；细胞免疫应答时则周围淋巴鞘显著增厚。脾内淋巴细胞中，T 细胞占 40%，B 细胞占 55%，还有 K 细胞和 NK 细胞等。

4. 储血功能

人体脾的储血能力较小，仅可储血约 40mL，主要储于血窦内。脾肿大时其储血量增大。当机体需血时，脾内平滑肌收缩可将所储的血排入血液循环，脾脏随即缩小。

三、胃的生理功能

（一）中医学认识

胃又称胃脘，分上、中、下三部。胃的上部称上脘，包括贲门；胃的中部称中脘，即胃体的部位；胃的下部称下脘，包括幽门。胃的主要生理功能是受纳与腐熟水谷，胃以降为和。

1. 主受纳、腐熟水谷

受纳，是接受和容纳的意思。饮食物从口而入，经过食管，容纳并暂存于胃腑，这一过程称为受纳，故称胃为"太仓""水谷之海"。"人之所受气者，谷也。谷之所注者，胃也。胃者，水谷气血之海也。"诚如《灵枢·玉版》所言，机体的生理活动和气血津液的化生，都要依靠饮食物的营养，所以又称胃为"水谷气血之海"。胃主受纳是胃主腐熟功能的基础，也是整个消化功能的基础。胃主受纳功能的强弱，取决于胃气的盛衰，反映于能食与不能食。能食，则胃的受纳功能强；不能食，则胃的受纳功能弱。

腐熟，是饮食物经过胃的初步消化，形成食糜的意思。"中焦者，在胃中脘，不上不下，主腐熟水谷。"《难经·三十一难》指出，胃接受饮食物并使其在胃中短暂停留，进行初步消化，依靠胃的腐熟作用，水谷变成食糜。饮食物经过初步消化，其精微物质由脾之运化而营养周身，未被消化的食糜则下行于小肠。正如《素问·经脉别论》曰："饮入于胃，游溢精气，上输于脾，脾气散精，上归于肺，通调水道，下输膀胱，水精四布，五经并行。"所以，胃虽有受纳和腐熟水谷的功能，但必须和脾的运化功能相配合，才能使水谷化为精微，以化生气血津液，供养全身。所以说："脾，坤土也，坤助胃气磨消水谷，脾气不转，则胃中水谷不得磨消。"脾胃密切合作，"胃司受纳，脾司运化，一纳一运"，才能使水谷化为精微，以化生气血津液，供养全身，故脾胃合称"后天之本""气血生化之源"。饮食营养和脾胃的消化功能，对人体生命和健康至关重要。所以说："人以水谷为本，故人绝水谷则死。"

脾胃的运化功能，对于维持机体的生命活动至关重要。所以《素问·玉机真脏论》说："五脏者，皆禀气于胃；胃者，五脏之本也。"李东垣在《脾胃论·脾胃虚实传变论》中说："胃气之本弱，饮食自倍，则脾胃之气既伤，而元气亦不能充，而诸病之所由生也。"

中医学非常重视"胃气"，认为"人以胃气为本"。胃气强则五脏俱盛，胃气弱则五脏俱衰。有胃气则生，无胃气则死。所谓胃气，其义有三。其一，胃气指胃的生理功能和生理特性。胃为水谷之海，有受纳腐熟水谷的功能，又有以降为顺、以通为用的特性。这些功能和特性统称为胃气。胃气影响整个消化系统的功能，直接关系到整个机体的营养来源，因此，胃气的盛衰有无，关系到人体的生命活动和存亡，在临床治病时，要时刻注意保护胃气。其二，胃气指脾胃功能在脉象上的反映，即脉有从容和缓之象。脾胃有消化饮食、摄取水谷精微以荣养全身之功用，而水谷精微又是通过经脉输送的，故胃气的盛衰有无，可以从脉象表现出来。临床上有胃气之脉以和缓有力、不快不慢为其特点。其三，胃气还泛指人体的精气。"胃气者，谷气也，荣气也，运气也，生气也，清气也，卫气也，阳气也。"（《脾胃论·脾胃虚则九窍不通论》）

保护胃气，实际上就是保护脾胃的功能，临证用药应切记"勿伤胃气"，否则胃气一败，百药难施，如《内经》所说"有胃气则生，无胃气则死"。后世《景岳全书·杂症谟·脾胃》又说："凡欲察病者，必须先察胃气。凡欲治病者，必须常顾胃气。胃气无损，诸可无虑。"

2. 主通降

胃以降为和，为"水谷之海"。饮食物入胃，经胃的腐熟后，下行入小肠，进一步消化吸收，所以说胃主通降，以降为和。胃的通降作用，还包括小肠将食物残渣下输大肠及大肠传化糟粕的功能。

胃主通降与脾主升清相对。胃主通降是指胃的气机宜通畅、下降的特性。《医学入门·脏腑》云："凡胃中腐熟水谷，其滓秽自胃之下口，并入于小肠上口。"饮食物入胃，经过胃的腐熟，初步消化之后，下行入小肠，再经过小肠的分清泌浊，其浊者下移于大肠，然后变为大便排出体外。这就是胃肠虚实更替的状态，是由胃气通畅下行的作用完成的，故《素问·五脏别论》曰"水谷入口，则胃实而肠虚；食下，则肠实而胃虚"。所以，胃贵乎通降，以下行为顺。中医的藏象学说以脾胃升降来概括整个消化系统的生理功能。胃的通降作用，还包括小肠将食物残渣下输大肠和大肠传化糟粕的功能。脾宜升则健，胃宜降则和，脾升胃降，彼此协调，共同完成饮食物的消化吸收。胃为六腑之一，传化物而不藏，但实不能满。

胃之通降是降浊，降浊是受纳的前提条件。所以，胃失通降，可以出现纳呆脘闷、胃脘胀满或疼痛、大便秘结等胃失和降之症，或恶心、呕吐、呃逆、嗳气等胃气上逆之候。脾胃居中，为人体气机升降的枢纽。所以，胃气不降，不仅直接导致中焦不和，影响六腑通降，甚至可以影响全身的气机升降，从而出现各种病理变化。胃失通降，不仅可以影响食欲，还可因浊气在上而发生口臭、大便秘结等症状。如《素问·阴阳应象大论》说："浊气在上，则生膜胀。"若胃气失于通降，进而形成胃气上逆，则可出现嗳气酸腐、恶心、呕吐、呃逆等症。

（二）西医学研究

胃的主要功能是接受、储存摄入的食物，通过胃的运动将食物消化，形成食糜，排送到十二指肠以便进一步消化和吸收。同样，西医学的胃和中医学的胃也属不同的概念范畴。中医学认为，胃为六腑之一，是机体对饮食物进行消化吸收的主要脏器，主受纳和腐熟水谷，有"太仓""水谷之海"之称。西医的胃仅指有形之实物，中医的胃还指无形之功能。西医学认为胃的主要生理功能如下。

1. 储存食物

胃的容量为 1500～2000mL，胃可将食物搅碎，形成食糜，并将食糜排送到十二指肠，以便进一步消化和吸收。

2. 消化和吸收功能

通过胃的蠕动及胃酸、胃蛋白酶的分泌等对食物进行机械和化学消化，使食物中的蛋白质初步分解消化，而且还能杀灭食物中的细菌等微生物。

3. 分泌功能

（1）胃的主要功能之一就是分泌胃液，在正常情况下，人体每天要分泌 1500～3000mL 酸性胃液。如果胃酸分泌过少，就会产生腹胀、腹泻等消化不良的症状；但若胃酸分泌过多，会侵蚀胃和十二指肠黏膜，是溃疡病的发病原因之一。

（2）分泌胃蛋白酶以消化蛋白质。

（3）分泌黏液和内因子。胃黏液具有黏附性、黏稠性和中和胃酸的能力。黏液有润滑作用，使食物易于通过，并保护胃黏膜不受食物中坚硬物质的机械磨损，还可以防止胃酸及胃蛋白酶对胃黏膜的消化作用，防止胃炎及溃疡发生。内因子与维生素 B_{12} 结合，有利于维生素 B_{12} 的吸收，从而防止恶性贫血的发生。

4. 防御功能

胃的黏膜屏障，胃酸，分泌型免疫球蛋白 IgG、IgA 及淋巴组织等，可防止病原微生物及异物的侵入。

四、肝与脾的生理关系

肝藏血而主疏泄；脾统血，主运化而为气血生化之源。肝脾两脏的关系首先在于肝的疏泄功能和脾的运化功能的相互影响。脾的运化，有赖于肝的疏泄。肝的疏泄功能正常，则脾的运化功能健旺。肝主疏泄，分泌胆汁，可助脾胃对饮食物的消化。脾得肝之疏泄，则升降协调，运化功能健旺，故曰"木疏土而脾滞以行"（《医碥·五脏生克说》）。脾主运化，为气血生化之源。脾气健运，水谷精微充足，才能不断滋养肝，肝才能得以发挥正常的作用。总之，肝之疏泄功能正常，则脾胃升降适度，脾之运化健旺。所谓"土得木而达""木赖土以培之"。所以说"肝为木气，全赖土以滋培，水以灌溉"（《医宗金鉴·删补名医方论》），"木虽生于水，然江河湖海无土之处，则无木生。是故树木之枝叶萎悴，必由土气之衰，一培其土，则根本坚固，津汁上升，布达周流，木欣欣以向荣矣"（《程杏轩医案辑录》）。反之，若肝失疏泄，就会影响脾的运化功能，从而引起"肝脾不和"的病理表现，可见精神抑郁、胸胁胀满、腹胀腹痛、泄泻便溏等症。

其次，肝与脾在血的生成、贮藏及运行等方面亦有密切关系。血液的循行，虽由心所主持，但与肝脾有密切的关系。肝主藏血，脾主生血、统血。脾之运化，赖肝之疏泄；而肝藏之血，又赖脾之化生。脾气健运，血液的化源充足，则生血统血功能旺盛。脾能生血统血，则肝有所藏，肝血充足，方能根据人体的生理需要来调节血液。此外，肝血充足，则疏泄正常，气机条畅，气血运行无阻。所以，肝脾相互协作，共同维持血液的生成和循行。

此外，若脾胃湿热郁蒸，胆汁外泄，则可形成黄疸。可见，在病理上，肝病可以传脾，脾病也可及肝，肝脾两脏在病变上往往互相影响。

五、肝与胃的生理关系

肝主疏泄，胃主通降。生理情况下，肝的疏泄助胃通降，胃的通降可防肝疏泄太过。在气机方面，二者一升一降，升降相应，如《素问·经脉别论》云"食气入胃，散精于肝"。肝与胃的生理关系主要体现在饮食物的消化与吸收。胃之受纳腐熟水谷，需赖肝主疏泄功能正常。肝疏泄正常，则气机升降出入正常，则胃气通降而能食。肝疏泄功能失调，周身经脉不利，气的下降不及或上升太过，均可导致胃气和降失常，出现食欲不振、反酸嗳气、周身乏力、胃痛、胃胀、呃逆呕吐、完谷不化等中焦失运的表现；病情日久，则可见肝血虚不荣，进而导致视力下降、月经不调，出现头晕乏力、精力下降、疲倦困乏等。反之，胃气通降失常，则饮食物消化吸收障碍，亦可导致肝气不利，"浊气在上"，进而出现脘腹胀满、嗳腐吞酸等症状，甚至可导致胸胁满闷、口苦咽干等。

六、脾胃的生理关系

脾与胃在五行属土，位居中焦，以膜相连，经络互相联络构成脏腑表里配合关系。脾胃为后天之本，在饮食物的受纳、消化、吸收和输布的生理过程中起主要作用。脾与胃之间的关系，具体表现在纳与运、升与降、燥与湿几个方面。

1. 纳运相依

胃的受纳和腐熟，是为脾之运化奠定基础；脾主运化，消化水谷，转输精微，是为胃继续纳食提供能源。两者密切合作，才能完成消化饮食、输布精微，发挥供养全身之用。所以说："脾者，脏也。胃者，腑也。脾胃二气，相为表里。胃受谷而脾磨之，二气平调，则谷化而能食。"（《诸病源候论·脾胃病诸候》）"胃司受纳，脾主运化，一运一纳，化生精气。"（《景岳全书·脾胃》）

2. 升降相因

脾胃居中焦，为气机上下升降之枢纽。脾的运化功能，不仅包括消化水谷，还包括吸收和输布水谷精微。脾的这种生理作用，主要是向上输送营养到心肺，并借助心肺的作用以供养全身。所以说"脾气主升"。胃主受纳腐熟，以通降为顺。胃将受纳的饮食物初步消化后，向下传送到小肠，并通过大肠使糟粕浊秽排出体外，从而保持肠胃虚实更替的生理状态，所以《临证指南医案》说"胃气主降""纳食主胃，运化主脾，脾宜升则健，胃宜降则和"。故脾胃健旺，升降相因，是胃主受纳、脾主运化的正常生理状态。升为升清，降为降浊，所以《寓意草》说"中脘之气旺，则水谷之清气上升于肺而灌输百脉；水谷之浊气下达于大小肠，从便溺而消"。

3. 燥湿相济

脾为阴脏，以阳气用事，脾阳健则能运化，故性喜温燥而恶阴湿。胃为阳腑，赖阴液滋润，胃阴足则能受纳腐熟，故性柔润而恶燥。故曰："太阴湿土，得阳始运，阳明阳土，得阴自安。以脾喜刚燥，胃喜柔润也。"（《临证指南医案》）燥湿相济，脾胃功能正常，饮食水谷才能消化吸收。胃津充足，才能受纳腐熟水谷，为脾之运化吸收水谷精微提供条件。脾不为湿困，才能健运不息，从而保证胃的受纳和腐熟功能不断进行。由此可见，胃润与脾燥的特性是相互为用相互协调的。故曰："土具冲和之德而为生物之本。冲和者，不燥不湿，不冷不热，乃能化生万物。是以湿土宜燥，燥土宜润，使归于平也。"（《医学读书记·通一子杂论辨》）因此，脾胃在病变过程中，往往相互影响，主要表现在纳运失调、升降反常和燥湿不济三个方面。

第二节　肝与脾胃病的病因

中医学认为，人的有机整体是以五脏为核心构成的一个极为复杂的统一体，其中肝脾两脏在五脏的辨证关系及发病机制中占据着十分重要的地位。在五行学说中，肝属木，脾属土，木与土的关系就是木克土以及木土之间的乘侮关系。在生理功能方面，肝主疏泄，主藏血；脾主运化，主生血、统血。肝脾之间的关系主要体现在疏泄与运化的相互作用，藏血与统血的相互协调。在发病机制方面，肝失疏泄，使气机郁滞，易致脾失健运；脾运异常，使痰湿中阻，可使肝失疏泄。引起肝与脾病变的病因是多方面的，其中精神情志、饮食习惯、气候环境、不良嗜好、劳逸过度是主要因素。

一、精神情志

从中医脏腑理论来看，肝脏调节全身气机，脾胃为气机升降枢纽，肝脾两脏在人体气机调节方面占据十分重要的地位。人体精神情绪的变化会影响脏腑功能正常发挥，其中尤以肝脾为甚。如动则发怒、思虑过度等均可损伤肝脾及其他脏器。

1. 忿怒伤肝

《素问·阴阳应象大论》记载："肝……在志为怒，怒伤肝……"所谓伤肝是指发怒容易伤及肝脏。易怒者经常焦躁，好发脾气，其结果导致肝气郁结，郁而化火，出现胁痛、烦躁、焦虑、头痛、口苦、目赤等。肝郁气滞还可致气滞湿阻、气滞痰郁，常见脘闷恶心、困重乏力、呕吐痰涎、肠鸣呃逆、便下不调、神志改变、癥瘕包块。痰湿日久化火，痰火上扰，则有心烦不眠、疲乏无力、不思饮食、失眠多梦等。湿浊停留在脾胃，还会影响脾的运化功能，引起食滞不消、脘腹胀满、口淡无味、不思饮食。肝郁气滞，气滞血瘀，亦可出现妇女痛经或闭经。怒则气上，若过度忿怒，可使肝气横逆上冲，血随气逆并走于上，可见气逆呕血、面红目赤，甚则昏厥猝倒。

2. 思虑伤脾

《素问·阴阳应象大论》记载："脾……在志为思，思伤脾……"思伤脾是因思虑过度，影响脾的功能而产生相应的病理表现。思为脾之志，思考本身是人的正常生理活动，为正常的情志思维状态。如果过度思虑，或不断妄想，或所想之事不能遂愿时，会导致气机运行不畅，从而出现气机郁结。当郁结损伤脾时，可出现思虑伤脾现象，常见食欲不振、恶心厌食、胸闷不舒、脘腹胀满、大便不调等症状。古人认为思发于脾，而成于心，故思虑过度不但伤脾，还会耗伤心神，导致心脾气血两虚，出现神志异常，如倦怠、心悸、健忘、失眠、多梦等，严重者可影响正常的生活、学习和工作。

不仅中医认为怒伤肝，思伤脾，情志因素与肝脾的关联最为密切，并且关乎心神，西医也认为情绪失常可致肠胃功能紊乱和消化不良，甚则百病丛生。因此，调节好情志、管理好情绪对人体生命健康至关重要。大家在生活中做任何事情都要有一个度，要管好自己的情绪。管好情绪才不会让我们在人生的道路上迷路，才不会让我们在充满诱惑的繁华世界中迷失最初的自己。管好情绪才会让自己成为最有魅力的、充满活力的健康人！

二、饮食习惯

五味与五脏的对应关系，早在《素问·宣明五气》中就已明确"酸入肝，辛入肺，苦入心，咸入肾，甘入脾"。同时《素问·生气通天论》指出："阴之所生，本在五味，阴之五宫，伤在五味。是故味过于酸，肝气以津，脾气乃绝。味过于咸，大骨气劳，短肌，心气抑。味过于甘，心气喘满，色黑，肾气不衡。味过于苦，脾气不濡，胃气乃厚。味过于辛，筋脉沮弛，精神乃央。是故谨和五味，骨正筋柔，气血以流，腠理以密，如是则骨气以精。谨道如法，长有天命。"可见，合理的饮食对人体健康是至关重要的。因人的饮食习惯与肝脾两脏关系密切，故五味所生所化尤以肝脾两脏为核心。肝与胆、脾与胃互为表里。肝主疏泄，胆主决断，肝分泌胆汁储藏于胆腑，输注于肠道，助脾胃对食物的消化；脾主升清，胃主降浊，脾升胃降化生气血，滋养肝胆，有利肝胆对气机的调节。肝胆疏泄助脾胃升降，脾胃化生利肝胆疏泄。肝胆疏泄正常则脾胃得疏，脾胃化生正常则肝胆得养，即所谓"土得木而达""木赖土以培之"。

随着现代社会生活节奏加快，工作压力增大，人们生活中多见饮食不周，或暴饮暴食，或膏粱厚味，或偏食过度，或肆意减肥。这些不良的饮食习惯必然伤肝及脾，导致肝脾功能失常，出现精神抑郁、脘腹胀痛、食少纳呆、消化不良、神疲懒言、体倦乏力、大便溏薄等病症。因此，日常生活中要注重饮食调理，养成健康的饮食习惯。一是食物品种多样化，营养搭配比例合理，保证营养均衡；二是切忌过饱和暴饮暴食，可少食多餐；三是食宜清淡，减少食用油炸腌制食品，多用煮、蒸、炖、烩等少油方式加工食物；四是少吃零食，尤其是少吃食品添加剂较多的食物；五是进食时不要狼吞虎咽，要细嚼慢咽，以利消化，促进健康。

中医学认为，酸、苦、甘、辛、咸五种味道属性不同的食物，与五脏有着特定的"亲和性"。我们在日常生活饮食中浓淡相宜才能调养五脏，切忌偏盛失度顾此失彼。要避免打乱五脏之间的平衡，以合理的健康饮食促进身体健康。

三、气候环境

中医学的基本特点就是整体观念和辨证施治，其中整体观念的内涵之一就是天人合一。人与自然界是一个统一体，气机相互呼应，息息相通。人不能脱离自然界气候环境而生存，自然界的气候、环境变化也无时无刻不影响到人体的气机活动。正如《素问·宝命全形论》曰："人以天地之气生，四时之法成。"中医藏象学说认为，自然界的四时气候与五脏的功能相通，即四时气候对五脏功能的影响十分密切。因此，了解和掌握气候变化对于疏调肝脾及其他脏器是很有必要的。

1. 肝气通于春

就季节来看，春季是万物复苏的季节。《内经》曰："春三月，此谓发陈。"意思是春季为生发、生长的季节，因春天的属性与木的本质有共性，所以把春季归属于"木"。春季为一年之始，阳气始生，自然界生机勃发，一派欣欣向荣的景象。人体之肝主疏泄，恶抑郁而喜条达，为阴中之少阳，故与春气相通应。肝亦具有生长升发，条达舒畅之特性。肝气升发能启迪诸脏，使诸脏之气生升，令气血冲和、五脏安定、生机不息。肝和气生则发育万物，促诸脏之功能，疏一身之气机。但肝气升发，有赖于肝阴与肝阳的动态平衡协调。肝阴主凉润、柔和。肝阳主温暖、升动。只有肝阴与肝阳协调，肝气才能柔和而升发，才能发挥疏泄畅达气机之功能。肝阴不足，阴不敛阳，致肝阳偏盛而升发太过，出现肝火上炎或肝气亢逆的病变。肝阳不足而肝阴偏盛，亦可发生升发不足，出现肝脉寒滞的病变。从天人相应整体观来看，春季正是肝气生发的时节，此时易躁易怒。因此，春季尤其需要控制情绪，调节情志，以防伤肝而影响身体健康。

2. 心气通于夏

《素问·六节藏象论》曰"心者……通于夏气"，明确了心与夏气相通。《素问·四气调神大论》曰："夏三月，此谓蕃秀……此夏气之应，养长之道，逆之则伤心。"此阐明了心与夏气相应的关系。中医理论认为，夏季气候炎热，五行属火，在人体五脏中，心属火且阳气最盛，二者同气相求相互对应，即在夏季之时心阳最为旺盛，最有利于人体心脏的生理活动。《内经诠释》曰："心为一身之主，脏腑百骸皆听命于心，故为君主。神明出焉，心藏神，故为神明之用。"夏为君火当令，内合于心，故多见洪脉。若逆于夏气，则多见心病，正如《素问·四气调神大论》说："逆夏气，则太阳不长，心气内洞。"《医学实在易》称："盖人与天地相合，天有日，人亦有日，君火之阳，日也。"这说明心为阳中之太阳，心的阳气能推动血液循环，维持人的生命活动，使生机不息，故喻之为人身之"日"。心的阳热之气，不但维持了本身的生理功能，而且对全身有温养作用。"心为火脏，烛照事物。"故凡脾胃之腐熟运化，肾阳之温煦蒸腾以及全身的水液代谢、汗液的调节等，都与心阳的作用分不开。心与夏气相通的本质就在于心阳在夏季最为旺盛，功能最强，故人们在此季节要顺应天气变化，重点关注顾护心脏。夏季特别是夏至后的夏季，温度高、湿度大，热扰心神，多烦易怒，出汗较多，血液黏稠，人体代谢加快，血液循环加速，心脏负担较重，很易诱发心脑血管病，故夏季护心调肝对人体身心健康非常重要。

3. 脾气通于长夏

长夏即指夏至到处暑之节令。长夏之季，气候潮热，雨水较多，天气下迫，地气上腾，温为热蒸，酝酿生化，万物华实，合于土生万物之象。而人体的脾主运化，化生精气血津液，以滋全身，同类于"土爱稼穑"，故脾与长夏同气相求而相通应。另外，脾气通于四时，又称脾主四时。《素问·太阴阳明论》说："脾者土也，治中央，常以四时长四脏，各十八日寄治，不得独主于时也。"此论认为脾主四季之末的各十八日，表明四时之中皆有土气，而脾不独主一时。人体生命活动的维持，依赖脾胃所化生的水谷精微的充养；心、肺、肝、肾的生理功能，亦赖脾气及其化生的精微物质滋养。脾气健运，则四脏得养，功能正常发挥，人体康健，正气充足，不易得病，既病也易于康复。脾为太阴湿土之脏，"喜燥而恶湿"。脾气得燥而健运升转自如，故"脾喜燥"。脾运化水液功能正常，则无痰饮水湿的停聚；反之，脾气虚衰，运化水液功能障碍，可致水湿痰饮内生，即所谓"脾生内湿"。湿邪困脾可致脾气不升，影响正常功能的发挥，故"脾恶湿"。湿浊内生可见脘腹胀满、泛恶欲吐、大便不调、肢重头蒙等。若湿邪内蕴，日久或从阳化热，湿热阻滞，肝胆枢机不利，可见脘腹胀痛、腹胀厌食、口苦泛恶、小便短赤、大便不调，或身目发黄等。胃为阳明燥土之腑，"喜润而恶燥"。胃腑赖阴液滋润以维持其正常的受纳与腐熟功能，故"胃喜润"。胃中津液不足，则不能受纳和腐熟水谷，故"胃恶燥"。胃与肝常互相影响，如胃火炽盛，会引起肝胃郁热，或肝火上炎等。另外，湿气过盛，困扰脾土，易患各种湿病，如"诸痉项强，皆属于湿"。因此，在长夏季节尤其要注意调理脾胃与肝脏勿使受邪。

4. 肺气通于秋

秋季气候清肃，空气明润，秋气与肺气相应，故肺气通于秋。肺为清虚之体，性喜清润。肺气在秋季最旺盛，秋季也多见肺的病变。肺与秋季、西方、燥、金、白色、辛味等有内在的联系。如秋金之时，燥气当令，此时燥邪极易侵犯人体而耗伤肺之阴津，出现干咳，皮肤和口鼻干燥等症状；若风寒束表，侵袭肺卫，可出现恶寒发热、头项强痛、脉浮等外感表证。肺与肝的关系主要表现于气机的调节，肺主降而肝主升，二者相互协调，调畅全身气机。若肝升太过，或肺降不及，则多致气火上逆，出现咳逆上气，甚则咯血等病理表现，此称之为"肝火犯肺"或"木火刑金"。肺与脾的关系，主要表现在气的生成和津液的输布代谢两个方面。肺吸入的清气和脾运化而生成的水谷精气组成宗气，故肺呼吸功能和脾运化功能强健，是机体气机强盛的基础。另外，肺宣发肃降和通调水道，有助脾运化水液防止内湿产生；脾转输津液，散精于肺，是肺通调水道的前提，也为肺的生理活动提供必要的营养。肺和肝脾在生理方面及病理方面密切相关。日常多饮水，秋季多食润燥之品，有利于维持肺的正常生理功能，减少疾病发生。

5. 肾气通于冬

冬令之气封藏，肾精固藏，同气相求，故肾与冬气相通应。肾与冬季、北方、寒、水、咸味等有着内在联系。如冬季寒水当令，气候比较寒冷；水在天为寒，在脏为肾。冬季的岁运，正常为"静顺"，万物归藏。在人应肾，阴平阳秘，封藏有节，不及为"涸流"，太过为"流衍"。不及与太过，四时阴阳异常，在人则肾之阴阳失调，封藏失职。冬季是一年中气候最寒冷的季节，一派霜雪严凝、冰凌凛冽之象，自然界的物类则静谧闭藏以度冬时。高士宗在《黄帝素问直解》曰："少阴主冬藏之气，逆冬气则少阴不藏，肾水王于冬，逆则肾气独沉。"四时节令生长收藏，则万物而化生。少阴应冬令收藏之气，逆冬令则少阴失司而肾气不藏。肾水旺于冬，逆之则肾水不能上济心火而独沉。肝为东方甲乙木，肾为北方壬癸水，肝主藏血，肾主藏精，精血互化，肝肾同源。肝与肾的病理影响，主要体现于阴阳失调、精血失调和藏泄失司等方面，常见有肝肾不足，或相火过旺，治以肝肾同治，或用滋水涵木，或补肝养肾，或泻肝肾之火。肝肾同源又与肝肾之虚实补泻有关，故有"东方之木，无虚不可补，补肾即所以补肝；北方之水，无实不可泻，泻肝即所以泻肾"。肾与脾是先天与后天的关系，肾为先天之本，脾为后天之本，气血生化之源，肾与脾的关系一是体现在先天与后天相互资生，二是体现在水液代谢方面。脾主运化，依赖命门火的温煦。肾主藏精，需脾精来补充。脾主运化水湿，上输于肺，灌溉四旁。肾为水之脏，蒸腾气化水液，肾气不足，主水异常则出现水肿。如果脾肾阳气俱虚可致五更泻等脾肾阳虚之外候。

总之，天人合一密不可分，自然界的四时阴阳消长变化，与人体五脏功能活动相互通应，四季气候对人的健康和情绪有着不可忽视的影响。因此，我们要主动掌握自然界四时变化规律，积极顺应四时变化以保持身体健康。

四、不良嗜好

1. 喜熬夜伤肝

中医学认为，人卧则血归于肝，子时至丑时（即 23：00 ～ 03：00）人体精气运行至足少阳胆经与足厥阴肝经。肝主藏血，调节血量；脾主生血，统摄血液。脾气健旺，生血有源，统血有权，使肝有所藏；肝血充足，藏泻有度，血量得以正常调节，气血才能运行无阻。肝脾相互协作，共同维持血液的正常运行。长期熬夜，损伤肝血，致精血不藏，肝不藏血，脾不统血而导致出血。长期熬夜，还会导致肝脏负担加重，致使气血功能紊乱，气血不能回流入肝，出现肝火上炎、肝脾不调、脾气不升等一系列并发症。西医学已证实，肝脏在人体内担负着合成、分泌、解毒、免疫等重要而复杂的生理功能，是人体生命健康的重要内脏器官。睡眠可以保护眼睛和消除疲劳，休息是为了更好地工作。要平衡好工作与休息的关系，就要规划时间及时休息，做到张弛有度，避免熬夜劳累。每个人要根据自己的具体情况，因地制宜，灵活机动，安排好工作与学习以及生活与休息，从而有利于调节人体器官的功能状态，提高机体的免疫能力和健康水平。

2. 喜静卧伤气

《素问·宣明五气》中记载"久卧伤气"。久卧伤气是指长期卧床导致气的耗损，影响气机运行，从而使肌肉筋骨之气不断衰弱，久则伤及五脏六腑之气。长期卧床时，人体新陈代谢的速度降低，营养物质的吸收会受到一定影响，从而导致气血运行受阻，各脏腑经络得不到充分濡养，使人体虚弱无力，最终出现一系列气虚的表现，如精神不振、神疲乏力、声低懒言、头晕眼花、疲倦自汗、面色白、舌质淡、脉虚弱无力等症状。

睡眠非常重要且有益养生，但睡眠时间并非越长越好。古代养生家认为，睡眠应适可而止，则神宁气足。若睡眠过度，易造成精神不振、身倦乏力、虚弱疲惫。中医讲"气为血之帅""气行则血行"。如果每天卧床时间过久，可导致气血运行不畅和津液代谢障碍，从而出现气滞血瘀或内生水湿痰饮等病变。气机失于畅达，还会影响脾胃运化水谷精微，可出现食少、腹胀、便溏、肢困、肌肉软弱或发胖臃肿等。因此，我们一定要养成早睡早起、规律睡眠的习惯，适度坐、卧、行，才有利于身体健康。

五、劳逸过度

劳逸结合，节制有度，是维持健康的必要条件。适度的劳动和体育锻炼，有利于气血的流通，可增强脏腑功能和体质；适当的休息，有利于消除疲劳，恢复体力和脑力，维持人体正常的功能活动。超负荷工作、过度熬夜、晚起贪睡、贪色纵欲、缺乏锻炼、以车代步等过劳或过逸的生活方式，均可导致脾气受损或者壅滞不得疏达，导致多种疾病产生。如《脾胃论·脾胃胜衰论》曰："形体劳役则脾病，脾病则怠惰嗜卧，四肢不收，大便泄泻；脾既病，则其胃不能独行津液，故亦从而病焉。"

1. 过劳

（1）**劳作过度**　劳作过度是指长时间从事某种活动，或保持一种姿势劳作，造成机体损伤而成疾，即久作伤损。《素问·宣明五气》说："久视伤血，久卧伤气，久坐伤肉，久立伤骨，久行伤筋。"肝主藏血，开窍于目，久视可耗伤肝血，目失濡养，出现视力下降、视物昏花等。肝主筋，久行导致肝血亏耗，筋脉失养，出现筋脉、肌肉麻木或疼痛等。脾主四肢、肌肉，久坐或久卧可致脾胃气滞或气虚，出现食少、乏力、腹胀、肢体麻木或肌肉萎缩等。肾主骨，久立导致肾气耗损，骨骼钙质流失，出现骨质疏松、疼痛等。

（2）劳神过度　劳神过度，是指长期用脑过度，思虑劳神而积劳成疾。脾在志为思，思虑太过常损伤脾气，使脾失健运，而见食少纳呆、腹胀、便溏、四肢倦怠等。心主血，藏神，思虑无穷，劳心太过致心血亏虚、神失所养而见心烦、失眠、多梦。此外，劳神过度还可导致心肝血虚或心肾不交，常见心悸健忘、失眠多梦、头晕目眩、爪甲不荣、腰膝酸软、五心烦热、遗精盗汗等。

2. 过逸

过逸，即过度安逸，包括体力过度安逸和脑力过度安逸。过逸可致气机调节不畅，致使脾胃功能呆滞，运化失常，心肺气血壅滞，运行不畅，出现纳呆食少、胸闷腹胀、精神不振、肌肉松软、形体虚胖，日久还可形成气滞血瘀、水湿痰饮内停等病变。其次，过度安逸，阳气失于振奋，会使脏腑组织功能减退，久则体质虚弱，正气不足，抵抗力下降，临床常见动则心悸、气喘汗出、性功能下降，而且易于继发他证。另外，过度安逸还会使人精神懒散，意志消沉，产生失意和寂寞感，易致七情内伤之病。若长时间作息无常、劳逸失衡、张弛无度，可致人体脏腑功能及气血运行规律紊乱，还会引起多种身心失调性疾病。

总之，精神情志、饮食习惯、气候环境、不良嗜好、劳逸过度，均可影响人体健康。生活中要做到适度有节，既不可不及，也不可太过。遵古训："法于阴阳，和于术数，食饮有节，起居有常，不妄作劳，故能形与神俱，而尽终其天年，度百岁乃去。"

第三节　肝与脾胃病的病机

肝与脾胃是人体非常重要的脏腑器官。按五行生克乘侮理论，肝与脾胃属于相克的关系，即肝属木，脾胃属土，肝木克脾土。在疾病传变上，肝木克脾土太过则会使肝脏疾病传及脾胃，即肝病传脾。如《素问·至真要大论》曰："风气大来，木之胜也，土湿受邪，脾病生焉。"《素问·玉机真脏论》曰："肝受气于心，传之于脾。"《灵枢·病传》曰："病先发于肝，三日而之脾，五日而之胃……"《难经·七十七难》曰："经言上工治未病，中工治已病者，何谓也？然：所谓治未病者，见肝之病，则知肝当传之与脾。"东汉·张仲景《金匮要略》说："见肝之病，知肝传脾，当先实脾。"元·朱丹溪《格致余论·阳有余阴不足论》指出："司疏泄者，肝也。"反之，脾胃疾病也会反过来影响肝脏，即脾土侮肝木。如《素问·太阴阳明论》云："阳受之则入六腑，阴受之则入五脏。"《素问·气厥论》又云："脾移寒于肝，痈肿筋挛……脾移热于肝则为惊衄。"脾胃同居中焦，均属于五行之土，言脾必及胃，言胃必及脾，二者功能相依，发病只是各有侧重，故肝木传脾土可称之为肝病传脾胃，脾土侮肝木可称之为脾胃侮肝木。肝与脾胃关联密切，所以三者任何一个脏腑发生病变，都可以相互影响而发病。肝木传脾土常见肝脾不调证和肝胃不和证；脾土侮肝木常见脾胃实侮肝证和脾胃虚侮肝证。

一、肝木传脾土

肝属木，脾属土，就木与土而言，木气过于亢盛对土过度克制，谓之"木旺克土"；若木气过于虚弱，不能疏泄土气，谓之"木不疏土"。可见肝之病变有虚实之分，而肝之虚实均可传于脾土。肝之病变传于脾土，包括传于脾和传于胃两个方面。传于脾者则为"肝脾不调"，传于胃者则为"肝胃不和"。因"虚则太阴，实则阳明"，所以肝脾不调多为虚实夹杂而以虚为主，肝胃不和多为实虚夹杂而以实为主。

（一）肝脾不调

肝脾不调是指肝的疏泄与藏血功能失常，导致脾失健运所表现的一系列临床病证。《灵枢·病传》指出："病先发于肝，三日而之脾。"可见肝病最易传脾，肝病传脾则致肝脾不调。肝脾不调常见木郁土壅、肝郁脾虚、肝脾两虚证。而脾为太阴，太阴病的性质以虚、寒、湿为特点，常有腹满而吐、下利、食不下、腹痛等临床表现。

1. 木郁土壅

人体脏腑的功能活动，依赖气机的升降出入，升降出入是机体代谢的基本形式。机体气机的疏通畅达全赖肝脏所主，正如元·朱丹溪《格致余论·阳有余阴不足论》所说"司疏泄者，肝也"。肝气之疏泄涉及各脏腑的生化代谢活动，只有"肝主疏泄"作用正常发挥才能保障人体气机升降。肝之疏泄推动脾之运化，饮食物经胃纳腐熟后，其精微由脾吸收，肝助脾气升清，将精微上输于肺从而贯注心脉，转输于周身，即《素问·宝命全形论》中的"土得木而达"。肝主疏泄还表现在肝疏泄胆汁以助运化的作用。肝气充盛才能正常生成胆汁，有助于脾土运化，如清·唐容川《医学见能·诊法·六腑》说："胆者……主升清降浊，疏利中土"。可见，肝气疏泄正常才能促进脾之运化及气血生化；同时，脾之运化功能正常，水谷精微充盛，血之化源充足，才能使肝血充盛，肝体得养，二者可谓相辅相成。若肝失疏泄，疏土不及，致脾失健运，肝脾郁结，木不疏土则致木郁土壅，症见情绪抑郁、闷闷不乐、胸胁苦满、神疲食少、脘腹胀满等一系列临床表现。另外，木郁土壅，运化失和，肠腑功能紊乱，可出现腹痛、腹胀、排便习惯改变，或腹痛欲泻、泻后痛减等。有人认为此类病证类似于西医学肠易激综合征，还有人认为食积、肥胖等也与木郁土壅相关，主张治疗此类疾病时要从疏肝扶脾入手。

2. 肝郁脾虚

肝郁脾虚多因情志不遂，郁怒伤肝，肝失条达，横乘脾土；或饮食不节、劳倦太过，损伤脾气，脾失健运而致。患者常因情绪波动而出现胸胁胀痛、情志抑郁、腹胀肠鸣、大便溏薄、食少倦怠，舌质淡红，苔薄白，脉弦细等临床表现。其主要病机为肝气郁结，脾气亏虚。其辨证要点为胸胁胀痛、情志抑郁、腹胀便溏。

肝郁脾虚证是脾胃和肝胆疾病中较为常见的一个证型。肝气郁结，横逆犯脾胃，脾土受侮，致使肝脾同病，日久还可病及肠腑。肝郁脾虚证临床多见于功能性消化不良、溃疡性结肠炎、肠易激综合征、慢性乙肝、脂肪肝、肝纤维化等多种消化系统疾病，其他如亚健康状态及抑郁症等情志类疾病也常见肝郁脾虚证。

肝郁脾虚证的治疗原则以疏肝健脾为主，逍遥散为治疗肝郁脾虚证的代表方药，其中柴胡、白术、茯苓、白芍、甘草更为常用，必要时理气活血、化瘀通络药味也要酌情选用。另外，可酌情选用穴位敷贴或推拿温灸等方法。

3. 肝脾两虚

肝郁脾虚发展到一定程度脾虚化源不足，肝血失养则可见肝脾两虚以及诸多变证，如心肝血虚、心脾两虚、肝肾亏虚等虚实夹杂的临床表现。

肝脾两虚即肝血虚和脾气虚，常见头晕眼花、食欲不振、便溏腹泻、烦躁寐差、口唇无华、面色萎黄等。心肝血虚即心肝两脏血液亏虚，常见心悸健忘、失眠多梦、头晕目眩、面白无华、视物模糊、爪甲不荣，肢体麻木、震颤、拘挛，妇女月经量少、色淡，甚则经闭等。心脾两虚即脾气虚弱和心血不足，常见心悸怔忡、失眠多梦、眩晕健忘、食欲不振、腹胀便溏、神疲乏力、面色萎黄，或皮下紫斑，女子月经量少色淡或淋漓不尽等。肝肾亏虚即肝肾两脏阴液亏虚，常见头晕目眩、耳鸣健忘、失眠多梦、两目干涩、视物模糊、胁肋隐隐灼痛、腰膝酸软、口燥咽干、五心烦热、颧红盗汗、男子遗精、女子月经量少、性欲减退等。

肝脾两虚治宜补肝血、益脾气，而心肝血虚、心脾两虚、肝肾不足则宜补肝、健脾、益心、固肾。需要指出的是，此类证型在辨证施治的同时当酌加调肝理气之品。

（二）肝胃不和

肝木与胃土，一脏一腑，一升一降，肝主疏泄而藏血，胃主纳化而生血。肝以条达为畅，胃以通降为顺。肝气的疏泄升发，有利于胃气和降下行。人身五脏六腑，以五脏为中心，肝胃木土相克，相互促进，相互制约，相互影响。肝主疏泄，胃主受纳，肝气疏泄是胃腑通降的重要条件，肝气疏泄有度，气机条畅，则胃气和降，消化功能正常。

故《血证论》说："木之性主于疏泄，食气入胃，全赖肝木之气以疏泄之，而水谷乃化。"同样胃为水谷之海，气血生化之源，有助于肝气的濡养疏泄和条达。如《素问·经脉别论》云："食气入胃，散精于肝。"可见肝胃之间生理相依，病理相传。肝气条达则胃气和降，而情志不遂，肝失疏泄，横逆犯胃，胃降逆乱则为肝胃不和。对于由肝及胃的病理改变，叶天士谓之"肝为起病之源，胃为传病之所"。《临证指南医案·呕吐》华岫云按："木动则必犯土，胃病治肝。"临床上肝胃不和证可随着病程发展，郁而无热谓之"肝胃郁滞"，郁而有热谓之"肝胃郁热"，郁而热盛谓之"肝胃炽热"。

1. 肝胃郁滞

肝主疏泄，胃主通降。生理情况下，肝的疏泄有助胃的通降，胃的通降可以防止肝疏泄太过，二者一升一降，升降相济，互为协调。胃为"水谷之海"，饮食物经胃的腐熟后必下行入小肠进一步消化吸收，故而说胃主通降。但胃主通降必赖肝之疏泄。肝之疏泄正常，全身气机畅达，则有助于胃之降浊和脾之升清。一旦肝之疏泄失常，则胃气不得通降。"浊气在上，则生䐜胀"，临床可见食少、胃脘胀痛，或者胃脘窜痛，嗳气呃逆、泛恶酸腐、大便不调、精神抑郁，每遇情绪波动而症状加重等胃脘滞满等不适。

胃腑通降失常，必影响肝脏疏泄，可出现两胁胀痛、情志不舒、抑郁焦虑、喜善太息等症状。同时，因脾胃同居中焦，为气机升降之枢，气血化生之海。肝胃郁滞，碍脾健运，水湿不化，湿壅木郁，又可加重肝胃郁滞，可出现胸胁胀痛、腹胀肠鸣、矢气频多、胀而欲便、便后症缓等病理改变。

肝胃郁滞是由于情志不畅，郁怒伤肝，怒气犯胃，造成胃腑气机阻滞、失其和降而表现的系列病证。西医学的功能性消化不良、胃肠神经症、肠易激综合征等常有此类病证表现。西医学也充分证实这类疾病与患者的精神心理因素、内脏高敏感以及内脏对气体的压力过度敏感有关。

治疗肝胃郁滞要疏肝理气、和胃消导，代表方药有柴胡疏肝散、保和丸、痛泻要方等。我们平时要注意调节情志，保持乐观，性情豁达，避免烦恼；饮食上多吃一些富含纤维的水果蔬菜，注意控制饮食，食宜清淡，少吃多餐，切忌忧愁烦恼及暴饮暴食。

2. 肝胃郁热

肝为起病之所，胃乃受邪之地。肝木胃土，土受木制，生理为克，病则为乘。七情所伤，肝气被郁，病以肝气自郁本经为始，继而犯及它脏，而以胃腑最易受累，即所谓"病先发于肝，三日而之脾，五日而之胃"。胃的通降功能须依赖肝的疏泄功能维持。如果长期情志失调，如暴怒或忧思，导致肝疏泄功能失调，肝气不舒，胃气不降，肝胃郁结，郁结日久化热，横逆犯胃，从而导致肝胃郁热之病理改变，正如清·华岫云所云"肝病必犯土，是侮其所胜也"。临床表现为脘胁胀痛、胃中嘈杂、消谷善饥、烦躁易怒、嗳气吐酸、口臭泛恶、便干面赤、舌苔黄、脉弦数等。西医学自主神经功能紊乱、抑郁症、焦虑症等，常有此类病证表现。此类疾病与患者的情志心理因素密切相关。

治疗肝胃郁热要疏肝解郁、清泻郁热，代表方药为丹栀逍遥散。日常生活中，要保持豁达开朗，避免恼怒，放松心情，快乐生活每一天；饮食方面宜忌食辛辣，戒烟限酒，以助调摄。

3. 肝胃炽热

肝为刚脏，内寄相火，肝气条达则少火生生不息，若肝气郁极而发，少火可变壮火从而形成肝火。故清·叶天士在《临证指南医案·郁》中说："情志不适，郁则少火变壮火。"亦即元·朱丹溪所谓"气有余便是火"。肝旺气郁，郁而生热，热而化火，侮其所胜，直犯胃腑则肝胃炽热，常见头晕胀痛、烦躁易怒、失眠多梦、目赤眼干、胃中灼热、消谷善饥、口苦口渴、牙痛龈宣、嘈杂泛恶、大便秘结等症；热邪灼伤胃络可致吐血、呕血；肝气横逆，疏泄太过，热极生风，肝风内动，携胃热上蒙，可见头目眩晕、神昏谵语、肢体震颤，甚或中风喑痱等。如清·王旭高云："内风多从火出。"清·王孟英《温热经纬》中的"肝木横肆，脾胃伤残，土败而色外越之痿黄"，指出肝火燔灼横肆可伤脾，肝火伤脾可出现泄泻、热痢下重等症状。

所谓肝胃炽热实质上是在肝胃郁热的基础上发展而来的，也可以说肝胃有热轻者为肝胃郁热，重者为肝胃炽热。一般来说肝胃郁热以肝郁为主，兼有轻微热象，无伤血和神志改变，治宜疏肝解郁兼以清热，方以逍遥散之类；肝胃炽热顾名思义在肝郁的同时热邪明显且有着热伤血络和热扰神明之象，治宜清肝平胃泻火，方以左金丸、龙胆泻肝汤、清胃散之类，若有动血伤神征象者则须加用凉血安神之味。日常须忌辛辣，远肥甘，食清淡，调情绪，舒胸臆，益心智，以助健康。

（三）肝胃不和证与肝脾不调证的异同

肝胃不和与肝脾不调证，均具有情志不遂、肝气郁结的相关致病因素，但两者的病位、病机、症状却有着不同。肝胃不和病变部位主要在肝在胃，肝脾不调病变部位主要在肝在脾。《素问·太阴阳明论》中的"阳道实，阴道虚"，高度概括了脾胃二者的病理特点，即胃病多实，脾病多虚。

肝主疏泄，主升发。胃主受纳腐熟水谷，主下降。肝升胃降，调节气机的升降平衡。肝与胃的功能主要体现在肝的疏泄与胃的和降方面。若肝失疏泄，横逆犯胃，胃气上逆，出现胃失和降的肝郁胃实证，如胸胁胀满、脘腹胀痛、呃逆嗳气、泛吐酸水、嘈杂纳呆，舌质淡红、苔薄，脉弦。若肝胃郁而蕴热，可见苦烦易怒，重则肝郁化火，肝火犯胃，灼伤胃络，错经妄行，出现吐血、呕血等出血证，如《素问·举痛论》云"怒则气逆，甚则呕血"。

肝属木，主升发，主疏泄；脾属土，主运化。木能疏土，土能营木，故二者在生理上互相影响，密不可分。肝与脾的功能主要体现在肝的疏泄和脾的运化方面。若肝失疏泄，则影响脾的运化功能，出现脾失健运的肝郁脾虚证，正如张仲景所云"见肝之病，知肝传脾，当先实脾"。肝郁脾虚证常见胁腹胀满、便溏不爽，泻必腹痛、泻后痛减，食欲不振，肠鸣矢气，舌苔白或腻，脉弦等。若因脾虚不运，湿浊停聚中焦，壅遏肝木，则肝气失于条达，气机郁滞，血瘀内停，形成气滞、水停、血瘀，甚则邪聚腹中而形成臌胀等重证。

总之，"实则阳明，虚则太阴"。肝胃不和多为气郁化热传及胃腑的"阳道实"，此病多从燥化、热化，以热证、实证多见，常表现为脘胁胀痛、嘈杂反酸、嗳气易怒等，治以疏肝和胃、泄腑润燥为主；肝脾不调多为饮食劳倦伤及脾脏的"阴道虚"，此病多从湿化、寒化，以寒证、虚证多见，常表现为脘腹胀满、便下不调、纳呆乏力等，治以疏肝健脾、温阳化湿为主。

二、脾土侮肝木

肝、脾、胃三者同居中焦，在生理相互协调，相互制约，在病理上相互影响、相互传变。从五行生、克、乘、侮的规律来讲，肝属木，脾胃属土，正常状态下，肝木克脾胃之土以助胃之受纳和脾之运化，而脾胃受纳与运化产生水谷精微又濡养肝脏。若其中任何一脏腑出现非正常运行则会导致另一脏腑出现病变。由于脾胃发生病变而影响到肝之疏泄功能，是脾土对肝木的反克，又可称为土侮木。此类病理现象即为脾土侮肝木，亦曰土壅木郁。脾土侮肝木的病理改变，常见于脾胃实侮肝和脾胃虚侮肝。

（一）脾胃实侮肝

脾胃实侮肝的因素可见于两个方面。一是外邪侵袭中焦脾胃，脾胃气机失和而侮肝；二是脾胃生内邪，邪气壅塞，气机阻滞而侮肝。

外邪侵袭侮肝，多因外邪导致脾胃气滞，反克肝木，侮肝疏泄，土壅木郁，表现脾壅肝郁气滞之外候，常见如食、湿、热等，邪滞中焦，气机逆乱，碍肝疏泄。其中饮食不节，饥饱无度，饮食自倍，胃肠乃伤，损伤胃腑，胃腑通降失和，影响肝之疏泄，出现胁肋胀痛、嗳腐厌食、情志抑郁、善太息等不适；久居潮湿，或冒雨涉水，外湿浸渍，阻遏脾阳，脾阳不展，土壅木郁，出现脘腹胀满、肢体困重、泛恶欲吐、便不成形、表情淡漠、头晕目眩；食积或湿聚日久从阳化热，热邪扰肝，引发肝火，以致肝胃郁热或肝火上炎，出现胁肋胀满、头痛头晕、面红目赤、口苦舌燥、大便干结、烦乱易怒、失眠多梦等。

脾胃生内邪侮肝，多为脾胃壅滞，升降逆乱，运化失和，邪自内生，常见痰湿、湿热、瘀血等内邪遏阻气机，反克侮肝，致使肝失疏泄而发生相应临床病变。其中痰湿内生致病范围非常广泛。中医所说之"痰"，包括"有形之痰"和"无形之痰"。除了咳吐而出的痰液之外，有些病证也可能是由痰引起的，这种看不见的痰就是无形之痰。清·李用粹《证治汇补·痰证》云"脾为生痰之源，肺为贮痰之器"，明确了痰的产生源自脾。若湿犯人体，或饮食所伤，脾运失度，水湿内生，均可凝结成痰。痰作为内生之邪，侵犯人体可谓无处不至。痰邪作祟，肝木受束，疏泄失常，可出现肢体困重、头目眩晕、恶心呕吐、心悸怔忡、神识昏蒙或意乱癫狂等。湿热蕴脾是中医疾病学中的一个证候，临床上既可见于多种疾病，也可作为一种常见证候而独立出现。由于过食肥甘厚味，滋腻生湿，或湿热浸淫，郁阻中焦，湿热熏蒸，反侮肝胆，肝失疏泄，胆枢不利，可出现脘腹痞闷、呕恶纳呆、大便溏薄、肢体困重、面目发黄、小便发黄、皮肤瘙痒、身热起伏等。对于湿热蕴结脾胃反侮肝木，清·薛生白《湿热病篇》云"湿热病，属阳明太阴者居多，中气实则病在阳明，中气虚则病在太阴，病在二经之表者，多兼少阳三焦，病在二经之里者，每兼厥阴风木"。清·黄元御《四圣心源》云："黄疸……其病起于湿土，而成于风木。"国医大师路志正亦云："急性肝炎之病机多属湿热蕴结脾胃，郁阻肝胆。"脾胃气机失和，影响肝之疏泄，情志不疏，郁而不畅，气滞则血瘀，气机郁滞，血瘀内停，临床可见胸胁胀闷、走窜疼痛、急躁易怒、胁下痞块、刺痛拒按等，妇女可见月经闭止，或痛经，舌质紫暗或见瘀斑，脉涩等。若疾病进一步发展，气滞、水停、血瘀凝聚腹中可形成臌胀。

（二）脾胃虚侮肝

古代医学文献对肝木乘脾土论述较多，特别是《金匮要略》强调了"见肝之病，知肝传脾，当先实脾"的理论，侧重于肝木乘脾土，而对于脾土侮肝的论述则相对较少。对于脾土侮肝，清·吴澄《医述》曰："肝为木气，全赖土以滋培，水以灌溉。若中气虚，则九地不升，而木因之郁。"清·黄元御《四圣心源·卷三·脉法解·浮沉大小》中云："木生于水而长于土，土气冲和，则肝随脾升，胆随胃降，木荣而不郁。土弱而不能达木，则木气郁塞，肝病下陷而胆病上逆。"以上论述均指出了脾对肝的作用，肝气需要依赖于脾土运化所产生的水谷精微滋养，脾土升清才能保持肝木的正常条达与疏泄。如若脾不能升，则肝木也会因之而抑郁。一代脾胃宗师李东垣在《脾胃论·脾胃盛衰论》中有着"百病皆由脾胃衰而生"的著名学术论点。可见，脾胃虚弱，升降失权，中焦虚滞，郁而壅塞，不但不能濡养肝木，反而反克侮其所不胜之肝木，其中脾虚气滞和脾虚湿盛是脾胃虚侮肝木的主要方面。

1. 脾虚气滞

脾虚气滞常侮肝木。所谓脾虚是指因脾气虚损引起的一系列脾生理功能失常的病理现象及病证，包括脾气虚、脾阳虚、中气下陷、脾不统血等证型。脾虚多因饮食失调，劳逸失度，或久病体虚所引起。所谓气滞是指脏腑、经络之气阻滞不畅，可因饮食邪气，或七情郁结，或体弱气虚不运所致，并可因所滞之处不同而出现不同症状。由于脾胃虚弱，升降失常，导致气机窒塞即为脾虚气滞。因脾主运化、主升清，胃主受纳、主降浊，二者为脏腑气机升降之枢纽，而肝主疏泄也是人体气机条畅之关键，可见脾胃与肝脏在气机升降和疏泄方面既相互依存又相互制约。脾虚气滞可致肝气郁结，从而形成脾虚气滞反克侮肝的"土壅木郁"证。正如治肝大师邹良材所说："脾为气机升降之枢，脾土壅遏，亦影响到肝气的疏泄。"如果患者长期饮食不当，暴饮暴食，容易导致脾胃损伤，出现胃脘痞闷、食欲不振等；加之长期情志不遂影响脾胃运化功能，可引起气机运行不畅，长此以往会形成脾虚气滞。脾虚气滞侮肝常见于胃炎、胃溃疡、胃下垂、消化不良、结肠炎等多种疾病，一般会出现倦怠乏力、面色不华、消化不良、食欲下降、恶心嗳气、喜善太息、大便不调、头晕目眩等。治疗脾虚气滞当益气健脾，佐以疏肝理气，方选参苓白术丸或香砂六君子丸加柴胡疏肝散为宜。

2. 脾虚湿盛

脾虚湿盛侮肝木亦为常见。所谓湿，即通常所说的水湿，它有外湿和内湿之分。外湿是由于气候潮湿，或涉水淋雨，或居家潮湿，外来水湿入侵人体而引起；内湿是由于脾胃虚弱，脾之运化水湿功能失常，水湿内停而产生的病理性产物。脾胃虚弱外湿亦易入侵，外湿也常困阻脾阳而加重湿从内生，所以两者可相互为病。湿邪困遏，脾湿不化，气机窒塞，可致肝气郁结，疏泄不利，形成所谓湿遏脾土的"土壅木郁"之证候。临床可见脘腹胀满、肢体困重、食少倦怠、精神抑郁、头目不清、肠鸣矢气、大便不调、腹痛欲泻、泻后痛缓、舌苔白、脉弦或缓。脾湿内蕴，郁而化热，可形成脾胃湿热证。湿热困阻脾胃，熏蒸肝胆，常见胁胀、腹胀、恶心厌油，或见黄疸、大便不爽，舌红、苔黄腻，脉弦滑数等。郁结日久不解，必致血行瘀阻。血运不畅，脉络阻滞，出现胁下肿块，或刺痛拒按，皮肤赤缕，面色晦滞或黧黑，舌暗或有瘀点，脉弦涩。若脾胃虚侮肝病情进一步发展，可出现癥瘕积聚、虚劳瘀阻等虚实夹杂的复杂病证。

第二章　辨治脾胃病思路——"一疏、二调、三辨"

"一疏、二调、三辨"是刘增祥集多年临证经验总结归纳的一套系统而完整的疏肝与脾胃证治辨治体系，临证治疗时主张：一是要将疏肝贯穿脾胃证治的全过程；二是要调节脾胃及其他脏腑阴阳，使趋于平衡；三是要辨别把控病种、病证、病势各个环节。通过"一疏、二调、三辨"三位一体综合燮理调治，做到诊断明确、辨治精准、预后清晰，以此取得最佳诊疗效果。

第一节　一疏

一疏，即疏肝或疏肝理气。肝和脾胃在生理和病理上有着密切的联系。在正常生理情况下，两者相互协同，所谓"肝木疏土""土得木而达""脾土营木""木赖土以滋培"。脾胃病证的发生受肝的影响最大，对此，历代著名医家均有深刻论述。东汉·张仲景《金匮要略》曰："见肝之病，知肝传脾，当先实脾。四季脾王不受邪，即勿补之。"明·薛己《薛氏医案》中更有："洁古云：凡脾之得疾，必先察其肝……盖肝者脾之贼……"清·叶天士在《临证指南医案》中指出"肝为起病之源，胃为传病之所""醒胃必先制肝""培土必先制木"。此类论述均强调脾胃病的治疗，必先着眼于肝。肝主疏泄，能够调节气机，调畅情志，调和气血，是脏腑组织器官的调节中心。脾胃病的表现错综复杂，但从治病求本的原则讲，脾胃病的治疗均当疏达肝木，调理气机，或者说疏肝理气当为治疗脾胃病的基本治法。纵览古今医道，疏肝治脾胃的重要性已为诸多医家所认可，因此，疏肝治疗脾胃病作为治疗脾胃病的重要法则，当贯穿脾胃病诊治全过程。

一、探疏肝祖方之妙义

东汉·张仲景针对阳郁厥逆证制定四逆散以治之。该方被后世诸家推崇为调和肝脾之祖方，有疏肝和胃、理气调脾、缓急止痛、透解郁热之功。该方不仅适用于伤寒病证，更适用于肝失条达、木郁气滞累及脾胃所致的肝胃不和、胃气上逆、肝脾失调及脾胃气机紊乱等一系列脾胃病证。方中柴胡为君，主散能升，长于扭转气机，疏解郁结，《神农本草经》谓"柴胡，肠胃之药也……气味轻清，能于顽土中疏理滞气"。枳实为辅，破气导滞，与柴胡相配，一升一降，疏肝胃，导壅滞，为理气之圣药。柴胡配芍药，柔肝缓急，调肝护阴，刚柔相济，既除芍药之腻，又缓柴胡之性，体用兼顾，互为节制。芍药合甘草，缓急舒挛，止痛和中。此外，柴胡在方中还具导诸药入肝之长。枳实配芍药，仲景名之枳实芍药散，本治腹痛、烦满不已。明·叶文龄遵《内经》"木郁达之"之旨，在张仲景四逆散的基础上创制柴胡疏肝散。本方将四逆散中的枳实改为枳壳；加青皮以增强理气行滞之用；加香附、川芎助柴胡以解肝经之郁滞，并增行气活血、通络止痛之效。诸药合用，共奏疏肝和胃、活血止痛之功，使疏肝之中兼以养肝和胃，理气之中兼以调血和胃。后世医家疏肝治疗脾胃病常以柴胡疏肝散化裁。可见，柴胡疏肝散切中肝胃不和之基本病机，已成为大家喜用的疏肝治疗脾胃病的通用方药。

二、创疏肝调脾之方药

刘增祥参考西医学诊断及疾病分类，并以辨病与辨证相结合为原则，对脾胃病证中三大病种，即慢性非萎缩性胃炎、慢性萎缩性胃炎、消化性溃疡的发病机制、临床表现、证候特点、用药规律进行分析归纳，发现三者之间因、机、证、治有类同但也有差异。共同之处均有肝气郁结、肝胃不和或肝脾不调之外候。临证治疗当遵"木郁达之""脾以升为用""胃以降为和"之旨，疏肝注重调达，实脾注重升清，和胃注重通降，祛邪注重和下，在引用明代经典古方柴胡疏肝散的基础上，化裁制定疏肝健脾和胃方。该方药物组成：柴胡，枳实，白芍，陈皮，炒白术，茯苓，砂仁，炒麦芽，延胡索，川芎，连翘，蒲公英，白及，姜半夏，炒鸡内金，炙甘草。主要功效：疏肝健脾和胃。主治病症：慢性非萎缩性胃炎、慢性萎缩性胃炎、消化性溃疡，症见胃胀、痞满、疼痛、恶心、纳呆、烧心等证属肝胃不和者。

根据慢性非萎缩性胃炎病程短、郁而多实，慢性萎缩性胃炎病程久、郁而多虚实夹杂，消化性溃疡病程久、郁而多虚寒夹瘀的不同特点，刘增祥在疏肝健脾和胃方的基础上，酌情加减化裁，制定出对应慢性非萎缩性胃炎、慢性萎缩性胃炎、消化性溃疡的胃病1号方、胃病2号方、胃病3号方。

慢性非萎缩性胃炎一般来说发病较快，病程较短，病机在于肝气郁、胃失降、邪气实，证候特点以肝郁气滞、肝胃不和、胃失和降为主，治以疏肝健脾、和胃助运。胃病1号方药物组成：柴胡，枳实，白芍，川芎，陈皮，炒白术，茯苓，砂仁，连翘，蒲公英，白及，姜半夏，炒麦芽，焦鸡内金，炙甘草。主治慢性非萎缩性胃炎。症见脘腹胀痛、胁肋胀满、嗳气反酸、善喜叹息、精神抑郁、食欲不振等证属肝胃不和、中焦失运者。胃病1号方在疏肝解郁、健脾和胃、活血止痛之柴胡疏肝散化裁的基础上，加实脾培中之炒白术、茯苓、砂仁；和胃降逆祛邪之连翘、蒲公英、姜半夏、白及、焦鸡内金。现代药理研究表明：连翘、蒲公英、白及均有抗菌散结、保护胃黏膜的功效；连翘又可抗菌镇吐；蒲公英对幽门螺杆菌有抑制作用。近代张锡纯在《医学衷中参西录》中指出："连翘善理肝气，既能舒肝气之郁，又能平肝气之盛。"故此，连翘既能解食积之热，又可助柴胡疏肝郁，平肝气；姜半夏、焦鸡内金、炒麦芽以降逆和胃，消食祛邪。诸药合用，疏肝健脾，和胃助运，以治慢性非萎缩性胃炎。

慢性萎缩性胃炎一般是在慢性非萎缩性胃炎的基础上转化而来，有的会并发肠化生或异型增生甚至癌变。因此，慢性萎缩性胃炎病程较长，胃黏膜腺体萎缩，胃液分泌减少，契合久则必虚，而此虚既有脾气虚也有胃阴不足。故该病的病机是肝气郁、脾气虚、胃阴亏。治以疏肝健脾、养胃祛邪。胃病2号方药物组成：柴胡，枳实，白芍，陈皮，炒白术，茯苓，砂仁，党参，石斛，乌梅，白花蛇舌草，三棱，莪术，炒麦芽，炙甘草。主治慢性萎缩性胃炎，或伴肠化生，或伴异型增生。症见上腹疼痛、脘腹胀满、恶心反胃、纳呆食减、餐后胀饱、嗳气烧心、渐显消瘦等证属肝气郁、脾气虚、胃阴亏者。胃病2号方在疏肝解郁、健脾和胃、活血止痛之柴胡疏肝散的基础上，加党参、石斛、乌梅以补脾气，益胃阴。其中党参益气健脾扶正，可调节胃肠功能，保护胃黏膜，促进损伤的胃黏膜愈合，增强机体免疫功能，提高机体抗应激能力；石斛益胃生津，含有丰富的生物碱和多糖，能够保护胃黏膜和促进消化，还能够有效抑制幽门螺杆菌；乌梅养阴生津，止痛生肌，能促进胃液分泌，增进食欲，保护胃肠功能。针对该病日久邪恋，瘀毒内蕴，加白花蛇舌草、三棱、莪术，以祛邪散瘀解毒，逆转肠上皮化生或异型增生。现代药理研究表明：白花蛇舌草具有消炎、抗菌、提高人体免疫的功能，特别是对恶性肿瘤能够散结、祛瘀、解毒、抗癌；三棱、莪术破血行气、消积止痛，可改善慢性萎缩性胃炎胃部血液循环，使胃黏膜得以重建，减轻纳差、胃胀等症状，同时通过抑制细胞增殖而逆转肠化生及异型增生，进而遏制慢性萎缩性胃炎癌变，两药为对，势如破竹。诸药合用，疏肝健脾，养胃祛邪，以治慢性萎缩性胃炎，或伴肠上皮化生或异型增生。

导致消化性溃疡有多种因素，其中酸性胃液对胃黏膜的消化作用是溃疡形成的主要因素。近年来的实验与临床研究表明：幽门螺杆菌感染，同时胃酸分泌过多、胃黏膜保护作用减弱，是引起消化性溃疡的主要病因。临床常见上腹疼痛周期性发作、节律性疼痛的特点，其病程长且与精神刺激等因素有关。该病病位主要在胃，与肝脾密切相关，起病缓慢，反复发作，发病基础在于脾胃虚弱，病变性质属于本虚标实，基本病机为肝郁犯胃、中阳不足，治以疏肝健脾、温胃生肌。胃病3号方药物组成：柴胡，枳实，白芍，陈皮，炒白术，茯苓，砂仁，连翘，白及，炙黄芪，桂枝，高良姜，三七粉，炒麦芽，炙甘草。主治消化性溃疡症见上腹疼痛且呈规律性和节律性，伴脘腹胀满、恶心呕吐、乏力纳差、喜温喜按、餐后胀饱、嗳气反酸等证属肝郁犯胃、中阳不足者。胃病3号方在疏肝解郁、健脾和胃、活血止痛之柴胡疏肝散的基础上，加炙黄芪、桂枝、高良姜以益气安中，温阳散寒；结合现代药理研究，加止血不留瘀的三七粉，意在通过活血化瘀、抗炎、抗感染修复胃黏膜，还可预防消化道出血；重用白及收敛生肌，抗菌制酸，保护胃黏膜。诸药合用，疏肝健脾，温胃生肌以愈消化性溃疡。

以上胃病1、2、3号方剂，药物组成及功效主治有共同点，都体现了疏肝健脾调胃的基本治则和用药特点，因为这三个病种都有肝气郁结、木土不调的共同病机以及相似的临床症状。然而，由于三者在病程长短、证候特点、虚实差异、内镜所见等方面又有着不同，故三方组成用药同中有异、各有侧重。该系列处方是刘增祥应用多年的经验组方，临床疗效十分显著。

当然，在临证时若其寒热虚实或其他兼症明显者，则随寒热虚实或其他兼症而酌情化裁。如兼寒重者，暖而温之；兼热重者，清而泻之；兼虚重者，厚而补之；兼燥重者，柔而敛之；兼滞重者，消而导之；兼湿重者，调而化之；兼逆重者，平而降之；兼瘀结者，散而通之。因此，在脾胃证治中，就燮理木土而言，除疏肝健脾和胃基本治法外，还要灵活运用暖肝温胃、泻肝清胃、补肝厚脾、柔肝敛阴、理肝导滞、调肝化湿、抑肝降逆、散肝通络法，以达到治肝调脾之效果。

1. 暖肝温胃

此法适用于寒邪直中、气机失和、胃脘冷痛证，多为受凉后胃痉挛性疼痛，症见胃痛突然发作，或拘急而痛，受热则痛减，遇寒则痛重，饮热水或胃脘受热后疼痛减轻或消失，常伴有恶心胃胀，舌质淡红，苔薄白，脉弦或弦紧。治疗常用胃病3号方合良附丸加减。疼痛重者加荜茇、延胡索、甘松。

2. 泻肝清胃

此法适用于肝郁胃热证，多用于胃炎见幽门螺杆菌感染致黏膜充血糜烂者，症见胃脘灼痛、恶心嘈杂、心烦易怒、反酸易饥、口臭口干、口苦便结，舌红苔黄或黄腻，脉弦数或脉弦滑数。治疗常用胃病1号方合苏叶黄连汤加减。便秘者加大黄；胃酸重者加煅瓦楞子；呕恶明显者加竹茹。

3. 补肝厚脾

此法适用于肝郁脾虚重证，症见胁脘胀满不适、胸中闷、喜叹息、食欲不振、倦怠乏力、大便稀溏或干稀不调，舌质淡，苔白或白腻，脉沉细无力。治疗常用胃病2号方合参苓白术散加减。若患者胃肠功能紊乱，出现肠易激综合征，如腹痛腹泻、泻后痛减、腹胀肠鸣、倦怠乏力，舌淡苔白，脉弦细，证属肝脾不调者。治以胃病2号方合痛泻要方加减。对于肝脾不调痛泻的病机，明·虞抟《苍生司命》云："泻责之脾，痛责之肝，肝责之实，脾责之虚，脾虚肝实，故令痛泻。"方中白术燥湿健脾，白芍养血泻肝，陈皮理气醒脾，防风散肝舒脾。四药相配，可以补脾土而泻肝木，调气机以止泻。两方合用，功效倍增。

4. 柔肝敛阴

此法适用于肝胃阴虚较重者。症见胃脘隐痛、心烦或精神抑郁、口干口苦、似饥而不欲食、嗳气频频、失眠多梦、大便干结，舌红少苔，脉弦细或弦细数。治疗常用胃病 2 号方合一贯煎或滋胃饮加减，对慢性萎缩性胃炎肝胃阴虚明显者尤宜。

5. 理肝导滞

此法适用于肝气郁结、脾胃升降失常、食积停滞重证，症见脘腹胀满、嗳腐吞酸、不欲饮食、大便不调、呕吐泄泻，舌质淡红、苔腻或厚腻，脉弦滑。治疗常用胃病 1 号方合保和丸加减。若脘腹胀满、食积较重者，重用焦槟榔；若食积化热、大便秘结者，可加大黄。此方药常用于治疗功能性消化不良。

6. 调肝化湿

此法适用于肝气郁结、运化失和、湿浊中阻重证，症见脘胁胀满、食少乏味、恶心呕吐、身困肢倦、大便溏薄或黏滞不爽，舌质淡苔白腻，脉弦滑或脉缓。治疗常用胃病 1 号方合胃苓汤加减。此法对于慢性胃炎胃黏膜糜烂明显者以及肠易激综合征便下黏滞、矢气较多者尤为适用。

7. 抑肝降逆

此法适用于肝气郁结、噫气不除、胃气上逆较重者，症见反胃呕吐、呃逆、吞酸、痞胀、嗳气，舌质淡红、苔薄白，脉弦滑等。治疗常用胃病 1 号方合旋覆代赭汤加减。此方常用于治疗胃神经症、神经性呃逆、神经性呕吐、胆汁反流性食管炎、幽门不完全性梗阻等见上述症状者。

8. 散肝通络

对于散肝通络的概念，清·王旭高在《西溪书屋夜话录》中提出："如疏肝不应，营气痹窒，络脉瘀阻，宜兼通血络，旋覆、新绛、归须、桃仁、泽兰叶等。"可见，王旭高疏肝通络用药与叶天士以《金匮要略》旋覆花汤加当归须、桃仁、泽兰、郁金等治疗肝着一脉相承。若肝失疏泄，气滞不畅，血瘀不行，胃络受阻，不通则痛，治当散肝通络以调脾胃气机，活血化瘀以行胃络瘀血。用药可借鉴古人用药规律及当代著名络病学大家吴以岭通络药用特点，散肝以通络，常用胃病 3 号方酌加旋覆花、当归、桃仁、红花、泽兰、郁金、水蛭等。因散肝通络组方还具有软肝通络之作用，故该方对于由肝硬化及脂肪肝引起的脾胃络阻类病证，也有很好的治疗效果。

刘增祥还本着辨病与辨证相结合的原则，参考西医学诊断及疾病分类，针对慢性胃炎、消化性溃疡、胃食管反流病、功能性消化不良、溃疡性结肠炎、慢性腹泻、便秘，及常见脾胃病证如胃痛、痞满、嘈杂、吐酸、呃逆、呕吐、泄泻、便秘，在参考传统辨治分型的基础上，对其因、机、证、治辨析梳理，并将疏（调）肝贯穿治疗的全过程，临证时提纲挈领，执简驭繁，归类浓缩，简化证型，确定治则，拟定方药，可谓简便明了易于掌握。

第二节　二调

二调，一是调脾胃以安中州，二是调他脏以安脾胃。

一、调脾胃以安中州

脾胃同居中州为后天之本，脾主运化，胃主受纳，二者共同维持机体的正常生理活动。脾脏的主要生理功能是主运化和统血。运化就是把饮食水谷转化为水谷精微和津液，并把它转送至全身。其运化食物功能减弱则出现腹胀、便溏、食欲不振、倦怠消瘦等症状；运化水液功能减弱则导致水液内停而产生水湿、痰饮等病理产物。胃腑的主要生理功能是受纳和腐熟水谷，即接受容纳和初步消化食物水谷，并配合脾脏完成运化输布功能。胃腑受纳和腐熟水谷功能减弱则出现纳呆胃胀、呃逆呕吐、嘈杂反酸等症状。脾与胃二者协调共济的消化功能即为"中气"。中气推动和调控整个胃肠运动，促进饮食物消化和精微物质的吸收输布。中气的强弱影响整个消化系统的功能，关系到整个机体的营养状态。古人云"有胃气则生，无胃气则死"，故中气的有无与生命活动息息相关。因此，针对脾胃系统疾病当首重"调脾胃以安中州"，顾护"中气"以培后天。鉴于脾胃二者功能相近又相分的特性，对于脾胃病的调治，就有着脾胃同治和脾胃分治的不同。

1.脾胃同治

《素问·灵兰秘典论》中的"脾胃者，仓廪之官，五味出焉"，言简意赅地指出脾胃的生理功能是腐熟运化水谷。金元时期李东垣《脾胃论·脾胃胜衰论》曰："胃既病，则脾无所禀受，脾为死阴，不主时也，故亦从而病焉……脾既病，则其胃不能独行津液，故亦从而病焉。"脾胃在五行中均属土，同居中焦，在解剖上脾与胃以膜相连，互为表里；在生理方面，脾主运化升清，胃主受纳腐熟，二者共同调节食物的消化吸收；在气机方面，脾主升，胃主降，两者配合调畅气机；在病理方面，脾胃常相互影响，互为致病。因此，在临床上往往是脾与胃同时治疗。在脾胃合治时，要区别脾与胃在生理及病理上的不同。临证时，注意脾属脏，藏精气而不泻；胃属腑，传化物而不藏；脾主升，胃主降；脾喜燥，胃喜润等不同特性。在治疗上，要各有侧重，在虚证方面多侧重健脾，在实证方面多侧重调胃。在临床治疗中，常在健脾益气方药中辅以调胃降逆之品，在和胃降气方药中佐以健脾升清之味，并且两者皆须配伍疏肝理气之药，使脾胃枢机升降自如。这些治疗原则均为脾胃同治的具体体现。

2. 脾胃分治

脾胃分治理论体系源自《内经》，后世张仲景、李东垣、叶天士等不断发展和完善了这一学术思想。

（1）《素问·经脉别论》云："食气入胃，散精于肝，淫气于筋；食气入胃，浊气归心，淫精于脉……饮入于胃，游溢精气，上输于脾。"此论述明确描述了进入胃腑的饮食物所化生的水谷精微在全身的输布过程。虽然这一过程离不开脾胃相辅相成的作用，但也可以看出脾与胃生理功能上的差异与不同。《素问·太阴阳明论》云："太阴阳明为表里，脾胃脉也，生病而异者，何也？岐伯对曰：阴阳异位，更虚更实，更逆更从；或从内，或从外，所从不同，故病异名也……阳者，天气也，主外；阴者，地气也，主内，故阳道实，阴道虚。""阳道实，阴道虚"高度概括了脾胃的生理病理特点，阐明了足太阴脾和足阳明胃在生理和病理上的区别。脾为阴，系太阴湿土，喜温燥而恶寒湿，为阴中之至阴。《素问·五脏别论》云："五脏者，藏精气而不泻也，故满而不能实。"太阴脾属五脏，主运化，藏精气，阴气最盛，属阴属静。这些生理特性乃为"阴道虚"。太阴脾病，多为寒证、虚证，即后世所谓"虚则太阴"。胃为阳，系阳明燥土，喜润而恶燥。《素问·五脏别论》云："六腑者，传化物而不藏，故实而不能满也。"阳明胃属六腑，主受纳，又多气多血，阳气旺盛，胃之传化物属阳属动，这些生理特性乃为"阳道实"。阳明胃病，多为热证、实证，即后世所谓"实则阳明"。此外，《内经》在药物治疗方面也有着脾胃分治的论述，由此奠定了脾胃分治的理论基础。

（2）医圣张仲景非常重视脾胃后天之本这一思想，并将《内经》脾胃分治的学术思想体现于六经辨证之中，明确脾胃分属太阴、阳明且治法方药有别。《伤寒论》将"腹满而吐，食不下，自利益甚，时腹自痛"作为太阴病提纲，阐明了太阴病证候特点是脾气虚寒证。因太阴脾脏属阴湿之土，其为病往往是阴有余而阳不足，故治宜温中健脾，方用"理中""四逆"等。而"阳明之为病，胃家实是也"，阳明胃腑属阳燥之土，其为病往往是阳有余而阴不足。虽然阳明病有经证与腑证之别，但总归多表现为热证和实证，故治宜清热通腑，方用"白虎""承气"等。仲景将脾胃证治分属太阴、阳明的辨治思路，有效地指导着后世临床脾胃分治。

（3）补土宗师李东垣在《脾胃论》中提出"内伤脾胃，百病由生"的论点。李东垣在《脾胃论·脾胃胜衰论》云："夫饮食不节则胃病，胃病则气短精神少而生大热，有时而显火上行，独燎其面……形体劳役则脾病，脾病则怠惰嗜卧，四肢不收，大便泄泻。"

李东垣认为脾胃是元气之本、升降之枢，强调升降失常是导致多种病证的根本病机，而重脾阳、调升降是他调理脾胃的基本特点。他创制的千古名方补中益气汤、升阳除湿汤等，在用药上多以参、芪、术、草甘温补中，用柴、升、葛、藁升阳举陷。李东垣论治脾胃尤重脾气升发，在制方用药上擅用甘温补中益气升阳之品，虽有脾胃分治之论述，但调治脾胃实乃是重于治脾而略于治胃。

（4）温病大家叶天士创立卫气营血辨证体系，开创了治疗温病的新途径。同时，他首次明确提出脾胃分治的学术观点，与李东垣温脾升阳学术思想互为补充，从而完善了脾胃学说。叶天士的胃阴学说可谓犀烛真伪，从善如流。《临证指南医案》指出："纳食主胃，运化主脾；脾宜升则健，胃宜降则和。又云：太阴湿土，得阳始运，阳明阳土，得阴自安。"这些观点阐明了脾胃不同的功能特点和治疗原则。叶天士主张"腑宜通即是补"，倡用甘寒益胃之品，常以益胃汤、玉女煎等调胃阴濡润以通降。因此，叶天士的濡润通降与李东垣的益气升阳学术主张，对于脾胃分治理论体系的完善与发展可谓贡献卓著，二者相得益彰。

总之，脾胃分治理论重在恢复脾升胃降的生理功能，这对于各种胃肠疾病的治疗有着重要的临床价值。在治脾时把握脾主升，喜燥恶湿，治以温补燥湿；在治胃时把握胃主降，喜润恶燥，治以清润通降。脾胃证治中往往病情复杂多变，有的侧重于肝胃不和，有的侧重于肝脾不调，有的以实为主，有的以虚为主，有的虚实夹杂。因此，在临证时要认真辨治，合分自如，或疏肝和胃，或疏肝健脾，或疏肝调脾，或补脾虚为主，或泻胃实为主，或补脾虚与泻胃实并举。只有脾胃合治，或脾胃分治应用得体，才能效如桴鼓，否则合分不分，顾此失彼，必难奏效。脾胃分治与脾胃合治理论的灵活运用，不仅适用于脾胃病诊治，还为多种疾病特别是疑难杂症的治疗，提供了新的思路与方法。

二、调他脏以安脾胃

中医学认为人体是以五脏为核心的极为复杂的统一整体。五行与五脏相关学说表明，五脏之间生理上相生相克，相互促进，相互制约；病理上相乘相侮，相互致病，相互传变。如金元时期李东垣认为心火衰微则火不生土，反之，心火亢盛反伤脾土而生心之脾胃病，脾虚土不生金而生肺之脾胃病，所胜妄行的肝木克伐脾土而生肝之脾胃病，所不胜之肾水侮土而生肾之脾胃病。明·张景岳《景岳全书》云："脾胃有病，自宜治脾，然脾为土脏，灌溉四旁，是以五脏中皆有脾气，而脾胃中亦有五脏之气，此其互为相使，有可分不可分者在焉。故善治脾者，能调五脏，即所以治脾胃也；能治脾胃，而使食进胃强，即所以安五脏也。"脾胃为后天之本，同居中州，化生气血，滋养周身脏腑、四肢百骸，故可从脾胃调治周身疾病。五脏相互影响，心之神明、肝之疏泄、肺之主气、肾之蒸腾，都与脾胃功能密切相关，即五脏六腑皆可致脾胃病，非独脾胃自身，故脾胃病亦可从脏调治。

1. 脾胃病从心论治

五行中，心为火脏，脾胃属土，火生土，心与脾胃系母子关系，即心为脾胃之母。通过调治心脏治疗脾胃病，实则体现"欲治其子，先安其母"的求本治则。

心阳温煦脾土，助脾运化；心主血而行血，脾主生血又统血。所以心与脾的关系，主要是主血与生血、行血与统血的关系，主要表现在血的生成和运行以及心血养神与脾主运化方面。若心阳不足，不能温煦脾阳，脾失健运，导致脾气虚弱，运化失和，症见脘腹胀满、便下溏薄、倦怠乏力，治宜温补心阳、健脾助运，药用人参、黄芪、附子、肉桂、茯苓、白术、山药、炒白扁豆。若心血不足、脾之化生乏源则致心脾两虚，症见心悸健忘、失眠多梦、神疲乏力、面色不华、腹胀便溏，治宜宁心安神、健脾益气，药用人参、黄芪、当归、熟地黄、白芍、阿胶、何首乌、龙眼肉、酸枣仁、茯神、白术、远志。

若心火亢盛，母病及子，心火上炎犯胃腑，伤胃络，可致牙龈肿痛出血、口腔溃烂、心烦寐差，治宜清心泻胃，药用黄连、生地黄、莲子心、升麻、玄参、当归、牡丹皮、麦冬、知母。

2. 脾胃病从肺论治

五行中，肺属金，为土之子；脾胃属土，为肺之母。二者亦为母子关系。肺司呼吸，主一身之气；脾主运化，为气血生化之源。肺主行水，通调水道；脾主运化，为胃行其津液。所以，肺和脾的关系主要表现在气的生成和津液的输布两个方面。

肺吸入的自然清气与脾胃受纳及运化的水谷精气构成了气的主要成分。脾传输津液散精于肺，为肺的生理功能提供必要的营养物质；肺的宣发肃降和通调水道，有助于脾胃化生气血及运化水液。若子盗母气或母病及子，则见肺虚治节无权，脾胃升降失调，痰湿自内而生。肺脾两脏在病理上的影响常表现为肺脾两虚和痰湿阻肺。肺脾两虚治宜补肺健脾和胃，用补气之味的同时配以桔梗、杏仁、牛蒡子等宣利肺气，使肺气清肃，治节复常，以利脾胃得补及升降。痰湿阻肺治宜宣肺祛痰，用祛痰之味的同时伍以白术、苍术、茯苓等健脾燥湿之药，使脾气健运，化湿得彰。若肺气不降引动胃气，致胃失和降而见嗳气、痞满、便秘等症，治宜选用紫苏子、紫苏梗、杏仁、旋覆花等宣肺以降逆和胃。

3. 脾胃病从肾论治

五行中，肾属水为先天之本，主藏精，主水液；脾属土为后天之本，主运化水谷精微，主运化水湿。先天生后天，后天养先天，先天与后天是相互资助、相互促进的。脾与肾是先天与后天的关系，主要体现在先后天互为资生和水液代谢两个方面。

肾为先天之本，主藏精，但须借脾运化水谷精微之资生方能旺盛；脾为后天之本，主运化，但须得肾之阳气温煦才能健运。若肾阳不足，命门火衰，不能温煦脾阳，或肾虚水泛，土不制水而反为所侮，均能使脾阳受损，此即肾病及脾；反之，若脾阳虚衰，运化无力，久而不能化生精微以养肾，或脾湿不运，影响肾阳蒸化水液，导致肾阳不足，则为脾病及肾。脾肾同病多见脾肾阳虚证，其临床表现多见面色㿠白、畏寒肢凉、腰腹冷痛、腹胀面肿、下利清谷，或五更泄泻，舌质胖大，苔白滑，脉沉迟无力，治宜温补脾肾，脾肾得补，则运化复常，方用脾肾双补汤，药选人参、山药、附子、茯苓、芡实、巴戟天、覆盆子、补骨脂、山茱萸等。

总之，在脾胃病治疗时还要根据临床兼症不同，酌情调理心、肺、肾三脏，调心以和营助运，调肺以畅达气机，调肾以温阳补虚。

第三节　三辨

三辨，即“辨病种、辨病证、辨病势”，为治脾胃病需要把握的三个环节，即临证时运用中医思维，同时结合现代诊疗手段，辨病种以明确诊断，辨病证以辨证施治，辨病势以判断预后。

一、辨病种以明确诊断

辨病种即是辨病，就是通过对疾病的辨析以确定疾病的诊断，从而为治疗提供充分的依据。辨病的过程就是诊断疾病的过程。追溯中医学发展历史，中医学理论体系原本的构建就是以“病”立论的，在治疗上也是依据“病”而进行的。如《五十二病方》提到了 103 个病的治疗，而《内经》十三方也是针对“病”而确立的；之后如《神农本草经》《肘后备急方》《诸病源候论》《三消论》《中风论》等典籍，均有针对“病”而论治的专篇，如常山截疟，青蒿治疟，黄连治痢，葛根、人参治消渴、调卫气、治中风等。此外，中医对肺痨、肠痈、麻疹、天花、水痘、蛔虫等疾病的防治，也是运用“辨病”思维指导诊疗的。

随着当今医学科学水平的发展，中医辨识疾病已不再单纯靠中医学的辨证思维，而是依据患者的临床表现，通过现代有关理化检查及微观分析，综合疾病相关资料，作出合理的疾病诊断，然后根据不同疾病，将病与证相结合，系统辨治。中医辨病治疗西医学疾病，当着眼于疾病自身的病理变化和病情演变规律，弥补单一辨证施治的不足，否则，治疗就会缺乏针对性，甚至还会延误病情。如肿瘤、胃炎、胃溃疡、胃痉挛、心肌梗死、心绞痛、胰腺炎、胆囊炎等，都可出现胃脘部疼痛，如果只按中医胃脘痛辨证施治，显然缺乏精准性，甚至会掩盖病情，耽误治疗。因此，在临证治疗时，首先要明确诊断，即所谓"辨病"，这是至关重要的。

消化系统脾胃病常用的检查项目有胃镜、结肠镜、超声内镜、腹腔内镜、消化道黏膜或组织检查术、幽门螺杆菌检测、B超、CT、MRI、X线、血管造影、胃分泌功能检查、消化道运动功能检测、小肠吸收功能检测、实验室检查等。在临证时，根据患者的病情需要，酌情选择相关理化检查手段以确定或基本确定疾病诊断。消化系统脾胃病病种比较多，常见的有食管炎、食管溃疡、食管息肉、各种类型的胃炎、胃溃疡、十二指肠球部溃疡、胃食管反流病、胃息肉、功能性消化不良、结肠炎、肠易激综合征、溃疡性结肠炎、克罗恩病以及肝、胆、脾、胰等器官的疾病，其中食管和胃肠道疾病，如胆汁反流性食管炎、慢性胃炎（含非萎缩性胃炎、萎缩性胃炎伴肠上皮化生或异型增生）、消化性溃疡、慢性肠炎、溃疡性结肠炎、肠易激综合征等病种，是"辨病"诊治的重点。

二、辨病证以辨证施治

辨病证即是对证候的辨析，通过对证候的辨析，分析疾病的原因、性质和病位以确定证型，依据证型确立治法，按照治法遣方用药。这就是所谓的辨证论治。辨证是治疗的前提和依据；论治是治疗疾病的手段和方法。辨证和论治是诊治疾病过程中相互联系不可分割的两个方面，是中医学的基本特点之一。

辨证论治理论在《内经》已初步形成，《伤寒杂病论》更突出了辨证论治的思维方法。张仲景云"观其脉证，知犯何逆，随证治之"，并以六经辨证辨析外感热病，以脏腑辨证辨析内伤杂病，从而形成了辨证论治的理论体系和方证内容，之后有朱丹溪的"脉因证治"、周之干的"辨证施治"、张介宾的"诊病施治"、徐大椿的"见症施治"。"辨证论治"作为一完整的词组，则是清·章虚谷在《医门棒喝·论景岳书》中提出的。"辨证论治"作为中医固定术语则是在1955年确定的，而将其作为中医特色与优势则是在1974年明确的。纵观中医学发展长河，虽然"辨证论治"的概念有异、内容有别，但都依其自身的内涵特色优势指导着临床诊疗。

"辨证论治"的"证"，是疾病过程中某一阶段或某一类型的病理性概括，具有时空性和多变性。一种病可能有多种证，一种证也可能存在于多种疾病中。因此，中医学在强调"辨证论治"的同时也强调同病异治和异病同治。如胆汁反流性食管炎、慢性胃炎（含非萎缩性胃炎、萎缩性胃炎伴肠上皮化生或异型增生）、消化性溃疡、慢性肠炎、溃疡性结肠炎、肠易激综合征等病有着各自的病理特征，但不同的病或不同的病理阶段时又有着相同的证候表现，如肝郁气滞、肝胃不和、肝脾不调、肝旺脾虚、肝郁胃弱、肝滞血瘀、脾胃虚弱、中气不足、脾气下陷、湿邪内蕴、湿热交阻等。通过多年临床观察和病历分析，刘增祥发现肝失疏泄是这类疾病全过程普遍存在的情志因素。因此，在对各类疾病辨证施治时，用药或以疏肝解郁为主，或适当伍以疏肝解郁之品以提高疗效；在临证选方用药时要顾及一药多性、一药多用的特点，选用既利于疏调肝木又有健脾和胃但不伤脾滞胃的药味；同时要考虑到肝喜润恶燥，脾喜燥恶湿，选方用药既要注意润燥得宜，刚柔相济，随证施治，还要嘱患者调节情志，保持乐观，这也是疏调肝木以治理脾胃不可忽视的因素。

另外，随着中西医结合的普遍应用，我们在临证辨证论治时，也要灵活运用"微观辨证"的思路，将现代仪器设备检测的有关疾病数据考虑进来，使得辨证更加深入精准，如消化内镜、B超、X线、实验室检查、病理检查等结果。当然这些结果有的对辨证有意义，有的则没有意义，这就需要临证时参考而不是机械硬套，目的是借以帮助提高辨证的精准和论治的疗效。

三、辨病势以判断预后

病势即疾病发展变化的趋势，古代医家所说疾病的传变和转归即是指病势。辨病势就是在临床辨治时，不仅要以病机为核心，而且要对疾病全过程以动态的、整体的、预判的理念，去客观精准地分析把握病情的动态变化，以更好地辨治。实时合理地审查病势，及时把握疾病的发展趋势，并在适当的节点给予合理的调治或干预，对于疾病的治疗及判断预后有着重要意义。

《内经》就有见微知著、截断防传的辨病势的相关论述，在有关章节中渗透着"未病先防""既病防变""差后防复"等截断传变的"治未病"思想。如《素问·刺热》曰："肝热病者，左颊先赤，心热病者颜先赤……病虽未发，见赤色者刺之，名曰治未病。"又如《素问·四气调神大论》曰："圣人不治已病治未病，不治已乱治未乱……夫病已成而后药之，乱已成而后治之，譬犹渴而穿井，斗而铸锥，不亦晚乎？"医圣张仲景则赋予了辨病势新的内容。他对伤寒病的辨治是基于病势理论指导下的审辨与治疗，是以整体的、动态的、发展的观点与方法分析和处理伤寒各种正局与变局的，在宏观上把握全局，在微观上能细致鉴别，准确辨治各种病证变化。如《伤寒论》第16条云："太阳病三日，已发汗，若吐、若下、若温针，仍不解者，此为坏病，桂枝不中与之也。观其脉证，知犯何逆，随证治之。"诸如此类经文明确昭示大家，临证时务必关注疾病的动态演变，做到以变应变，知犯何逆，随证治之。仲景还在《金匮要略·脏腑经络先后病脉证》曰："夫治未病者，见肝之病，知肝传脾，当先实脾，四季脾王不受邪，即勿补之；中工不晓相传，见肝之病，不解实脾，惟治肝也。"由此可知，肝郁气滞易犯脾克胃，故临证见肝郁气滞时，治当健脾和胃以防肝木克脾土。此外，历代医家也都非常重视对病势的把控。如清代温病大师叶天士深得仲景要旨，在治疗温热病斑出热不解、胃津内涸未及下焦肾阴时，于"甘寒之中加入咸寒，务在先安未受邪之地，恐其陷入耳"。清代温病学家章虚谷对治疗热病深有体会："乘其始动，即刺而泄之，使邪势杀而病自轻。"当代名医姜春华在治疗温病的过程中指出："不能仅仅见症施治，'尾随敌后'，而必须迎头痛击，加强对病原的截断。"

辨别病势要从神、色、舌、脉等多方面进行。病邪作用于人体后，气血阴阳必因之而变化，变化的结果会致病证向某一方向发展，即"有诸内必形诸外"，通过"司外揣内"的方法，可得知病证的转归态势。而对于脾胃病，辨病势的重点是舌象，特别是舌苔。舌苔是散布在舌面上的一层苔状物，是由胃气熏蒸谷气上承于舌面而成。章虚谷曰"审苔垢即知其邪之寒热浅深"，望舌苔以察邪正之盛衰、阴阳之虚实、病位之深浅、病性之寒热、病势之进退。一般来说，舌质淡红，苔白或薄或润，属病情轻浅，预后较好；舌质红绛、青紫，苔黄厚、灰黄，甚或光滑无苔，表明病情严重。因此，观察舌象特别是舌苔，是中医临床辨治脾胃病最直观的察病征象。

舌苔与脾胃的关系最为密切，是因为脾胃为后天之本，水谷由脾胃消化吸收、气化蒸腾、运输敷布，内能养五脏六腑，外能营四肢百骸，上潮于舌体表面化而生苔。《灵枢·经脉》云："脾足太阴之脉……连舌本，散舌下。"《灵枢·营卫生会》云："上焦出于胃上口……上至舌，下足阳明。"经文表明舌苔的生成和变化，与中焦脾胃之气盛衰密切相关。因此，观察舌苔的变化，对于脾胃病病势的判断最为直接和重要。如舌苔厚薄或有无的动态变化过程，既体现了气、火、湿、食、痰、瘀等病邪的消长，也反映了脾胃疾病在发展过程中黏膜上皮细胞增殖和凋亡的平衡状态。动态观察脾胃病患者舌象的改变，特别是舌苔的变化，可推测其病势的进退与转归。如苔色由白转黄，舌苔由薄转厚，或突然从有到无，均为病进之征象；若苔色由深变浅，苔质由厚变薄，或由无渐生均为病退之外候。例如慢性胃炎患者，其炎症较轻时，多见苔薄黄；若炎症较重时，多见苔黄厚，此提示湿热、痰热、食滞等病邪热蕴于中焦。而慢性胃炎由表浅变为萎缩性时，舌苔也会逐渐消退而转白、光剥或中剥。这不仅使舌苔成为脾胃病诊断、疗效判定的参照物，也使其有了相对客观、统一的判定标准。

中医学的脾胃虽然不完全等同于西医学的消化系统，但从脾胃的生理功能和临床病证看，又与西医消化系统及其所属的器官有着相应的联系，甚至还有许多类似之处。因此，我们在把握和分析病势时，也要结合西医学诊疗手段做出判断，如胃镜、病理、理化检查等，可帮助判断疾病轻重及病势转归。对于慢性非萎缩性胃炎，胃镜应主要观察胃黏膜充血、水肿及糜烂状态的变化；对于慢性萎缩性胃炎，胃镜应主要观察胃黏膜薄厚变化以及腺体减少状态；对于消化性溃疡，胃镜则应主要观察黏膜缺损大小及侵蚀深度。通过病理报告可了解病变性质，帮助诊断、指导治疗并判断预后。其他如幽门螺杆菌检测、胃液分析、胃功三项等理化检查，均可为明确诊断、指导治疗以及病势预测提供参考依据。

脾胃为后天之本，对于人体健康和疾病发生与转归至关重要。对于慢性消耗性疾病，胃气的存亡是决定其预后的重要因素，即所谓"有胃气则生，无胃气则死"。病虽久不愈，但若脾胃功能正常，气血化生有源，则预后尚好；若病久而脾胃功能失健，气血生化无源，则预后不良。我们在临证时，必须紧紧把握和预测疾病的发展动态，通过辨病势预测疾病发展和演化的趋势，从而判断预后，并及时调整，取舍诊疗方案，牢牢掌握诊治主动权，促使疾病向好的方向发展与转化。

在中西医融通的当今时代，中医在辨病治疗西医学疾病的过程中，掌握辨病种、辨病证以及辨病势，是必不可少的辨识疾病病因、病性和病位的辨识方法。三者相互联系，互为补充，缺一不可。辨病种是利用中西医综合手段辨别疾病以明确诊断，从而有助于整体把握疾病的病证、病势及发展变化，为合理治疗奠定基础；辨病证不仅可施治精准也为辨病种提供参考依据；辨病势则是在辨病种、辨病证的基础上，总体判断和把握疾病的演变及预后，以利于及时调整或取舍治疗方案及临床用药。概括地说：病、证、势三者有机结合，三位一体综合辨析，有三个方面的特点与优势，即使诊断清晰、治疗精准、预后明朗。因此，以辨病种为前提，以辨病证为重心，以辨病势为要点，对于系统精准诊治脾胃病尤为重要。

综上所述，我们以融哲学思想的中医五行学说为指导，以脏腑辨证理论为核心，以疏肝调治脾胃为主线，结合西医学诊疗思维及手段，创新形成了"一疏、二调、三辨"的独具特色的脾胃病证治体系。其中，"一疏"为脾胃病证治的核心，贯穿脾胃证治全过程；"二调"为脾胃病证治的重点，运用于脾胃证治辨证施治中；"三辨"为脾胃病证辨析的关键，体现于对脾胃证治的整体把控。在临床诊疗中，我们以该证治体系为指导，治疗脾胃病，特别是慢性非萎缩性胃炎、慢性萎缩性胃炎、消化性溃疡、功能性消化不良、胃食管反流病、肠易激综合征、溃疡性结肠炎、慢性腹泻、便秘等，均获显著疗效。

第三章　脾胃病常见证候辨析

脾胃病证一般是指因情志不遂、伤食受邪、脏腑失调而发生在食管及胃肠道的一类消化系统病证，其中临床上常见胃痛、痞满、嘈杂、吐酸、呃逆、呕吐、泄泻等。中医学认为五脏之中脾胃与肝脏关系最为密切，肝主疏泄调节情志助其运化。可以说，情志因素对脾胃病的发病、转归和治疗有着重要影响。如《素问·举痛论》中的"百病生于气也"，明确指出，情志太过导致人体的气机紊乱是大多数疾病发病的主要因素之一。《素问·汤液醪醴论》中的"精神不进，志意不治，故病不可愈"，说明疾病的转归与情志状态密切相关。正如叶天士所说："肝为起病之源，胃为传病之所。"故此，调适情志对疾病治疗有着重要意义，正如《理瀹骈文》所说"情欲之感，非药能愈；七情之病当以情治"。

有关研究表明情绪是基于五脏功能活动的外在表现，也就是说五志变化与五脏功能密切相关。西医学特别重视精神心理因素与胃肠疾病的关系，尤其是与胃肠功能性疾病的关系。对于一些胃肠功能性疾病，如功能性消化不良、肠易激综合征等，西医均认为其是心身疾病。因为精神心理变化可通过影响胃肠激素的分泌以及免疫功能而影响胃肠功能；而胃肠功能的异常，又可通过胃肠与神经系统的共有激素即脑肠肽与免疫系统而影响神经系统。故此，胃肠系统与精神心理因素有着密切的联系。

既然七情内伤、情志失调是脾胃病的重要致病因素，那么我们在治疗脾胃病证时，要高度重视肝与脾胃的关系，将"疏肝理气、调节情志"作为治疗脾胃病证的一条主线，贯穿脾胃病治疗的全过程，同时结合"一疏、二调、三辨"以及西医学手段，简化聚焦主要证型，确定选择代表方剂，灵活化裁有效药物，以期取得最佳疗效。在临证时还要结合其他脏腑病变和夹杂因素，疏肝不忘调肝利胆，调脾注重健脾升清，调胃注重和胃降逆，调肺注重宣肺理气，调心注重安神益智，调肾注重填损补虚。倘若多病交织，临床表现复杂则根据"有是症用是药"的原则，灵活选择对症加减。

第一节 胃痛

胃痛，又称胃脘痛，是以上腹胃脘部近心窝处疼痛为主症的病证，其疼痛以胀痛、隐痛、刺痛为主要症状，多时作时止，也有持续性疼痛。

胃痛之病名始见于《内经》。如《灵枢·邪气脏腑病形》曰："胃病者，腹膜胀，胃脘当心而痛。"《内经》首先提出胃痛的发生与肝、脾有关。如《素问·六元正纪大论》曰："木郁之发……民病胃脘当心而痛。"《灵枢·经脉》曰："脾，足太阴之脉……入腹属脾络胃……是动则病舌本强，食则呕，胃脘痛，腹胀善噫，得后与气则快然如衰。"东汉·张仲景《伤寒论·辨太阳病脉证并治下》曰："伤寒六七日，结胸热实，脉沉而紧，心下痛，按之石硬，大陷胸汤主之。"此心下痛实际是指胃脘痛。宋之前各医家均称胃脘痛为心痛，与心之病变的心痛混为一谈。迨至金元时期李东垣《兰室秘藏》将胃脘痛的因、机、证、治明确区别于心痛，专门立"胃脘痛"，使胃痛成为独立的病证。明清时期，医家对心痛与胃痛做了进一步阐明，并且提出了"胃脘痛"的治疗法则，从而丰富了胃痛的证治内容。如明·王肯堂《证治准绳·心痛胃脘痛》曰："或问丹溪言痛即胃脘痛，然乎？曰：心与胃各一脏，其病形不同，因胃脘痛处在心下，故有当心而痛之名，岂胃脘痛即心痛者哉？"明·虞抟《医学正传·胃脘痛》说："古方九种心痛……详其所由。皆在胃脘，而实不在于心也。""浊气在上者涌之，清气在下者提之，寒者温之，热者清之，虚者补之，实者泻之，结者散之，留者行之。"虞氏还提出要辨证地理解和运用"通则不痛"之法。清·高秉钧《医学真传·心腹痛》曰："夫通则不痛，理也。但通之之法，各有不同。调气以和血，调血以和气，通也；下逆者使之上行，中结者使之旁达，亦通也；虚者助之使通，寒者温之使通，无非通之之法也。"至此，中医学形成了较为完整的胃脘痛证治理论体系。

胃痛的病性分为寒、热、虚、实，各证单独出现较少，往往是兼而出现或相互转化。但便于统筹掌握因、机、证、治，在临证时可分为虚实两类，在确定虚实两类的基础上，再审证求因，确定用药重点。由于本病的基本病机为胃气郁滞，而导致胃气郁滞又多因肝气不疏，故胃痛虽病变部位在胃，但在治疗时疏肝解郁、调理气机当贯穿治疗的全过程。

现代西医学中急性胃炎、慢性胃炎、胃溃疡、十二指肠溃疡、功能性消化不良、胃黏膜脱垂等病以上腹部疼痛为主要症状者，均属于中医学"胃痛"范畴，均可参考本节进行辨证论治，必要时结合辨病处理。

【证机概要】

胃气郁滞，和降失常，络行不畅，不通则痛。

【临床表现】

胃脘部疼痛，但因寒、热、虚、实及在气在血而不同，其疼痛有胀痛、刺痛、隐痛、剧痛等。寒证胃痛遇寒痛甚，得温痛减；热证胃脘灼痛，遇热痛甚，得寒痛减；虚证者胃痛较缓，痛处不定喜按且按之痛减，脉虚；实证者胃痛较剧，痛处固定拒按且按之痛甚，脉实；气滞者多见胀痛，或两胁胀痛，或叹息嗳气且每与情志变化有关；气虚者多为脾胃气虚，多为空腹胃痛明显，兼见纳呆食少、食后胃胀、大便稀薄、面色不华、舌淡脉弱；在血者，胃痛部位固定、痛如针刺，舌质紫暗或有瘀斑，或兼见呕血、便血，脉涩。

【基本治法】

总的治疗原则：理气和胃止痛。

实证：理气和胃，祛邪止痛。

虚证：理气和胃，扶正止痛。

【基本方药】

实证：以名方柴胡疏肝散为基础方化裁，自拟理气和胃祛邪止痛方，药物组成有柴胡、枳实、白芍、陈皮、川芎、炒白术、茯苓、连翘、白及、姜半夏、炒麦芽、延胡索、荜茇、香橼、炙甘草。

虚证：以仲景《金匮要略》黄芪建中汤为基础方化裁，自拟理气和胃扶正止痛方，药物组成有炙黄芪、桂枝、白芍、陈皮、姜半夏、白及、香附、玫瑰花、川楝子、延胡索、石斛、炙甘草。

【方义解析】

理气和胃祛邪止痛方：以疏肝和胃的名方柴胡疏肝散加味而成。柴胡疏肝散是调和肝脾之祖方，具有疏肝理气、活血止痛之效。加炒白术、茯苓以健胃实脾培中；加延胡索、香橼、荜茇以行气通络止痛；加连翘、白及以散结除邪护胃；加姜半夏、炒麦芽以降逆和胃助运。诸药合用，共奏理气和胃、祛邪止痛之功。

理气和胃扶正止痛方：黄芪建中汤是治疗虚寒性胃痛的名方，具有温中补气、缓急止痛之效。加陈皮、姜半夏、白及理气助运护胃；加香附、玫瑰花疏肝理气解郁；加川楝子、延胡索理气活血止痛；加石斛合白芍益胃护阴濡络。诸药合用，共奏理气和胃、扶正止痛之功。

【临证加减】

若寒邪客胃，胃疼暴作，遇寒重，得热舒，胃痉挛疼痛者，合良附丸或配合针灸治疗；若肝胃郁热见口干苦，或口气重，或便秘者，合左金丸加大黄；若嗳腐吞酸，食积明显者，合保和丸；若见痛有定处，按之痛甚，有瘀血者，合失笑散；若胃脘隐隐灼痛，饥而不欲食，口渴思饮，胃阴虚明显者，合益胃汤酌情加减。

【病证鉴别】

导致胃气郁滞的主要原因在于情绪变化、肝气不疏，但寒、热、虚、积、瘀等病理因素亦可致胃痛。这些因素导致胃脘痛时，除以胃痛为主要症状外，还有不同病理因素相关的特征表现，因此，临证时需要结合辨证认真辨识，酌情加减，精准用药。此外，胃痛还要和其他病证如与真心痛、胁痛、腹痛相鉴别。真心痛是心之病变引起的心痛证，多见于老年人，胸闷而痛，多刺痛，动辄加重，痛引肩背，常伴心悸气短、汗出肢冷，病情危急，如《灵枢·厥论》曰"真心痛，手足青至节、心痛甚，旦发夕死，夕发旦死"。胁痛是以一侧或两侧胁肋部疼痛为主症，可伴发热恶寒，或目黄、身黄，少有嘈杂反酸、嗳气吐腐。肝气犯胃所致的胃痛虽也可痛连胁肋，但仍以胃脘部疼痛为主症，且伴嘈杂反酸、嗳气吐腐。腹痛是以胃脘部以下、耻骨毛际以上整个位置疼痛为主症，胃痛是以上腹胃脘部近心窝处疼痛为主症，二者疼痛部位有区别但也有重叠，临证时要从其疼痛的主要部位和发病情况，结合理化检查悉心辨治。肝、胆、脾、胰病变所引起的上腹胃脘部疼痛还应结合辨病予以甄别。

【辨治思路】

胃痛是脾胃病常见病证，病变部位虽然在胃，但与肝胆脾密切相关，肝胆与脾胃共位于中焦，生理相依，病理相系，故此，该病的主要病机在于胃气郁滞、胃失和降、不通则痛。故此，"一疏"当贯穿治疗的全过程，肝气疏，胃气和，纳降顺，胃痛自止。但要注意疏肝理气不能太过，在疏肝理气的同时要想到调肝（敛肝）或抑肝，必要时疏肝理气与调肝（敛肝）抑肝灵活应用，做到疏敛并用从而疏肝不伤阴、敛肝不蔽邪。本病"二调"重点在于"调通"，因为通则不痛。在遵循理气和胃止痛总的原则下，要兼顾寒、热、虚、积、瘀等因素，据不同病机从多角度运用"调通"法。一般来说，实者治以祛邪为主，虚者治以扶正为主，虚实并见者则扶正祛邪兼而调之，正如叶天士强调的"通字须究气血阴阳"。对于胃痛"病势"的辨别要根据其疼痛程度、性质、部位及药后转归等综合判断，及时把控。此外，胃痛多与情志及饮食有关，因此，在积极治疗本病的同时，也要在预防上给予重视，特别是要重视精神与饮食两个方面，保持乐观的情绪，避免过度劳累与紧张，坚持有规律的生活与饮食习惯。这些对于预防本病发生或复发至关重要。

第二节　痞满

　　痞满又称胃痞，是因脾胃功能失调，升降失司，胃气壅塞，以脘腹胀满不舒为主症的病证，其临床特点为自觉胀满，触之无形、按之柔软、压之无痛。

　　痞满病名首见于《素问·至真要大论》"太阳之复……心胃生寒，胸膈不利，心痛痞满"。东汉·张仲景从理法方药的角度对本病证有着详细的论述。《伤寒论》中"但满而不痛者，此为痞"，"心下痞，按之濡"，明确了痞的基本概念，指出了痞的病机为正虚邪陷，升降失调，制定了寒热并用、辛开苦降的治疗法则。隋·巢元方《诸病源候论·诸痞候》结合痞的病位病机指出："诸痞者，荣卫不和，阴阳隔绝，腑脏痞塞而不宣通，故谓之痞……其病之候，但腹纳气结胀满，闭塞不通。"元·朱丹溪《丹溪心法·痞》将痞满与胀满作了区分："满痞塞者，皆土之病也，与胀满有轻重之分。痞者内觉闷，而外无胀急之形者，是痞也。"金元时期李东垣《兰室秘藏·心腹痞闷门》中载有治痞名方枳实消痞丸（又名失笑丸）。明·张介宾在《景岳全书·痞满》中"凡有邪有滞而痞者，实痞也；无物无滞而痞者，虚痞也"，以虚实分类辨治痞证，对后世痞满的临床诊疗有着重要的指导价值。

　　本病多因中焦气机不利，脾胃升降失司，胃气壅塞不通而成。情志失调、木郁土壅为本病发病之根本，故临床治疗当以疏肝理气、调和脾胃、祛邪消痞为基本原则。本病可分为实痞、虚痞，但两者有着共同的病理机制，即情志失调、木郁土壅，因此，疏肝解郁、理气除痞当贯穿痞证治疗的全过程，在此基础上，实痞辅以祛邪化浊之品，虚痞加用健胃补脾之味，虚实并见者消补兼施，酌情加减。

　　西医学慢性胃炎、功能性消化不良、胃下垂等疾病以脘腹满闷为主症时，可参考本病辨证论治。

【证机概要】

中焦气机不利，脾胃升降失司。

【临床表现】

实痞：痞满能食，食后尤甚，多伴大便秘结，舌苔厚腻或黄腻，脉实有力。

虚痞：饥饱均满，食少纳呆，多伴大便清利，舌苔薄白或少苔，脉虚无力。

【基本治法】

实痞：疏肝行气，调和脾胃，祛邪消痞。

虚痞：健脾益胃，调肝理气，补虚消痞。

【基本方药】

实痞：以名方柴胡疏肝散化裁，自拟疏肝调中除痞方，药物组成有柴胡、枳实、陈皮、川芎、姜半夏、厚朴、连翘、焦槟榔、大黄、炒白术、茯苓、炙甘草。

虚痞：以东垣消痞名方枳实消痞丸（别名失笑丸）合疏肝祖方四逆散化裁，自拟培中调肝除痞方，药物组成有党参、茯苓、炒白术、柴胡、白芍、枳实、姜半夏、厚朴、陈皮、连翘、焦槟榔、炙甘草。

【方义解析】

疏肝调中除痞方：柴胡疏肝理气解郁；枳实、陈皮、姜半夏、厚朴行气消导除胀；焦槟榔、大黄通腑祛邪除胀；炒白术、茯苓健胃实脾培中；川芎活血行气化滞；连翘合茯苓清热散结祛湿；炙甘草调和诸药。诸药合用，共奏疏肝行气、调和脾胃、祛邪消痞之功。

培中调肝除痞方：本方引用脾胃宗师东垣治痞名方枳实消痞丸合疏肝祖方四逆散化裁而成。方中党参、白术、茯苓、炙甘草（四君子汤）益气健脾培中。柴胡、白芍调肝护阴，疏解气机，契合痞满证多见肝郁气结之病理机制。柴胡配白芍一疏一敛，相得益彰，使肝气不郁，阴血又固，相互为用，调肝而不伤阴血，敛肝而不郁滞气机，搭配使用对胃肠及肝胆疾病尤为适用；同时柴胡还可升举清阳，与消导助运之味相伍，升降相济，痞满得除。枳实、姜半夏、厚朴、陈皮理气消导除胀。连翘、焦槟榔散结清热消积。诸药合用，共奏培中调肝除痞之功。

【临证加减】

痞满偏实者，应辨其邪属外邪、食积、痰湿、湿热等不同，以疏肝调中除痞方酌情加藿香、鸡内金、炒麦芽、黄连等。痞满偏虚者，应辨其属脾气虚或胃阴不足，以培中调肝除痞方调治。若脾气虚明显者加炙黄芪、炒山药；若胃阴虚明显者加石斛、麦冬等。

【病证鉴别】

诊治痞证首辨虚实，次辨寒热，还要兼辨虚实寒热之夹杂证以精准遣方用药，此外，还要注意与胃痛、臌胀、结胸、胸痹相鉴别。痞满与胃痛两者病位同在胃脘部且常相兼出现。但痞满以满闷不适为主，起病较缓，压之不痛；胃痛以疼痛为主，起病较急，压之疼痛。痞满与臌胀均为腹部胀满。但痞满病位在胃脘，自觉满闷不舒，按之柔软，外无胀形；臌胀病位在腹，腹部胀大如鼓，按之腹皮绷急，皮色苍黄，脉络暴露。痞满与胸痹都可出现满闷痞塞不适感。但痞满是以脘腹满闷不舒为主且多伴饮食纳运无力，偶有胸膈不适，并无胸痛；胸痹是胸中痞塞不通而致胸膺内外疼痛，以胸闷、胸痛、短气为主。痞满与结胸两者病位皆在脘部。但痞满病位在心下胃脘，满而不痛，手可按压，触之无形；结胸病位在心下至小腹，硬满而痛且拒按。

【辨治思路】

痞满是临床常见病证，以胃脘痞塞、满闷不痛、按之软而无物、外无胀形为主要表现。病虽位于胃脘，但责之于肝脾。形成原因虽然有食、气、痰、湿、热、虚等多种因素，但情志失调、木郁土壅是其主要病理机制。其病理改变为中焦气机不利，脾胃升降失司，胃气壅塞不通。初期多为实证，久病不愈则耗气伤阴而转虚证，但临床上常为本虚标实、寒热错杂之证。实证者宜疏肝理气、调和脾胃、祛邪消痞，方以疏肝调中除痞方；虚证者宜健脾益胃、调肝理气、补虚消痞，方以培中调肝除痞方。在临证时，要结合具体病情，理气和胃，健脾培中，辛开苦降，通泄化浊，灵活化裁，合理遣药，对实痞者重泻之，对虚痞者重补之，祛邪时兼顾扶正，扶正时兼顾祛邪；必要时结合西医学手段，排查与胃病发病密切相关的幽门螺杆菌（Hp）以及幽门括肌功能、胃排空异常等因素，中西医结合综合调治以提高疗效缩短病程。此外，还要嘱患者调节情志，放松心情，注意饮食，合理运动，以助疗效。

第三节　嘈杂

嘈杂是指胃中空虚，似饥非饥，似辣非辣，似痛非痛，不能用语言准确表达，反复发作的病证，可单独出现，也可与胃痛、吐酸兼而出现。

嘈杂病名始见于元·朱丹溪《丹溪心法》"嘈杂，是痰因火动，治痰为先"，又说"食郁有热"。明·张介宾《景岳全书·杂证谟·嘈杂》说："嘈杂一证，或作或止，其为病也，则腹中空空，若无一物，似饥非饥，似辣非辣，似痛非痛，而胸膈懊恼，莫可名状，或得食而暂止，或食已而复嘈，或兼恶心，而渐见胃脘作痛。"清·程钟龄《医学心悟·嘈杂》曰："嘈杂者，躁扰不宁之貌，得食暂已，少顷复嘈。其中有挟痰与火者，则口燥、唇焦，脉滑数也，二陈汤加山栀、黄连之类……嘈杂之症，治失其宜，变为噎塞者众矣，可不慎乎？"其病证常有胃热、胃虚之不同，但总以肝胃郁热为多。

西医学多种疾病如胃神经症、胃食管反流病、慢性胃炎和消化不良等以嘈杂为主要临床表现者，可参照本病治疗。

【证机概要】

肝胃郁热，脾胃失和。

【临床表现】

胃中空虚似饥非饥，似辣非辣，似痛非痛，难以言表，反复发作，可单独出现，也可与胃痛、吐酸兼而出现。

【基本治法】

疏肝清热，和胃安中。

【基本方药】

方以丹栀逍遥散合左金丸化裁，自拟疏肝清热和胃除嘈方，药物组成有牡丹皮、栀子、柴胡、白芍、白术、茯苓、黄连、吴茱萸、煅瓦楞子、煅牡蛎、淡豆豉、玫瑰花、炒酸枣仁、炒麦芽、生姜、炙甘草。

【方义解析】

丹栀逍遥散出自南宋·陈自明编、明·薛己校注的《校注妇人良方》，是疏解肝胃郁热之名方。左金丸出自元·朱丹溪《丹溪心法》，是清肝泻火制酸之名方。加煅瓦楞子制酸和胃；加煅牡蛎、淡豆豉、玫瑰花、炒酸枣仁制酸和胃宁神；加炒麦芽、生姜合白术助运和胃调脾。诸药合用，共奏疏肝清热、和胃除嘈之功。

【临证加减】

本病多因肝胃郁热而致脾胃失和，但临证若见脾胃不足，治宜酌减丹栀而加用党参、砂仁、山药以补虚安中。

【病证鉴别】

本病可与胃痛、吐酸兼而出现，因此，当与胃痛、吐酸相鉴别。本病是以似饥非饥，似辣非辣，似痛非痛为特点；而胃痛则是以上腹胃脘近心窝处疼痛为特征。嘈杂可有胃酸烧心但未吐出酸水；而吐酸是指胃中酸水上泛随即吐出。

【辨治思路】

本病的病位在胃，与肝脾相关，其病机关键为肝胃郁热，因此，疏肝解郁、和胃除嘈为本病的主要治法，方选自拟疏肝清热和胃除嘈方为宜。本病病变性质亦有虚实寒热之分，这就需要临证时运用"一疏、二调、三辨"的辨治思维精准治疗。若脾胃不足时，当酌减丹栀而加用补虚安中之品。

第四节　吐酸、吞酸（烧心）

胃中酸水上泛称反酸，若随即吐出者称为吐酸，若随即咽下称为吞酸。

《素问·至真要大论》曰："诸呕吐酸，暴注下迫，皆属于热。"清·李用粹《证治汇补·吞酸》曰："大凡积滞中焦，久郁成热，则木从火化，因而作酸者，酸之热也；若客寒犯胃，顷刻成酸，本无郁热，因寒所化者，酸之寒也。"明·龚廷贤《寿世保元·吞酸》曰："夫酸者肝木之味也，由火盛制金，不能平木，则肝木自甚，故为酸也。"结合本病临床表现，本病证多属热证，个别稍夹寒象，更多的则是由于肝郁化热犯胃所致。

西医学多种疾病如胃神经症、胃食管反流病、慢性胃炎和消化不良等以吐酸为主要临床表现者，可参照本病治疗。

【证机概要】

肝郁犯胃，胃失和降。

【临床表现】

吐酸时作，胁肋胀满，胃脘痞闷，口苦咽干，嗳气酸腐。

【基本治法】

疏肝清热，降逆制酸。

【基本方药】

方以丹栀逍遥散合左金丸化裁，自拟疏肝泄热和胃止酸方，药物组成有牡丹皮、栀子、柴胡、白芍、白术、茯苓、黄连、吴茱萸、煅瓦楞子、煅牡蛎、白及、姜半夏、代赭石、竹茹、炒麦芽、炙甘草。

【方义解析】

本方与疏肝清热和胃除嘈方均为丹栀逍遥散合左金丸化裁而来。丹栀逍遥散和左金丸作为疏肝清热、和胃制酸之名方如前所述，本方加煅瓦楞子、白及、煅牡蛎以强化抑酸制酸，加代赭石、姜半夏、竹茹、炒麦芽以增强降逆止呕和胃之功。诸药合用，疏肝清热，降逆制酸，吐酸自愈。

【临证加减】

若吐酸见素喜热食，四肢不温，便下溏薄则证属脾胃虚弱、中焦虚寒，治当温中制酸，方选香砂六君子汤合良附丸加白及、丁香为宜。

【病证鉴别】

本病当与胃痛、嘈杂相鉴别。三者均可有烧心、反酸及胃脘不适。吐酸是指胃中酸水上泛，随即吐出；而胃痛是以上腹胃脘近心窝处疼痛；嘈杂是似饥非饥，似辣非辣，似痛非痛。三者症有类似，但又有各自不同的症状特征。

【辨治思路】

本病与肝气有关，以热证为多，多为肝郁化热犯胃所致。即使患者素体脾胃不足，亦多为肝木强凌脾胃而成。其病机关键为肝郁犯胃、胃失和降。因此，疏肝清热、降逆制酸为本病的主要治法，方选自拟疏肝清热降逆止酸方。若少见吐酸伴素喜热食，四肢不温，便下溏薄者，则证属脾胃虚弱、中焦虚寒，治当于温中散寒、和胃制酸之剂中加白及、丁香为好。

第五节　呃逆

呃逆是指胃气上逆动膈，以气逆而上冲喉间，甚至呃呃连声，声频而短，令人不能自制为主要临床表现的一类病证。古代称之为"哕"或"哕逆"。

《内经》无呃逆之病名，其记载的"哕"即指本病。如《素问·宣明五气》说："胃为气逆，为哕。"《灵枢·口问》说："谷入于胃，胃气上注于肺。今有故寒气与新谷气，俱还入于胃。新故相乱，真邪相攻，气并相逆，复出于胃，故为哕。"《素问·宝命全形论》曰："病深者，其声哕。"东汉·张仲景在《金匮要略·呕吐哕下利病脉证治》曰："哕而腹满，视其前后，知何部不利，利之则愈。""干呕哕，若手足厥者，橘皮汤主之。""哕逆者，橘皮竹茹汤主之。"宋·陈无择在《三因极一病证方论·哕逆论证》曰："大率胃实即噫，胃虚则哕，此由胃中虚，膈上热，故哕。"至元·朱丹溪将此病始称为"呃"。《格致余论·呃逆论》曰："呃，病气逆也，气自脐下直冲，出于口，而作声之名也"。明·张景岳将本病确定为呃逆。《景岳全书·呃逆》曰："哕者，呃逆也，非咳逆也；咳逆者，咳嗽之甚者也，非呃逆也；干呕者，无物之吐，即呕也非哕也；噫者，饱食之息，即嗳气也，非咳逆也。"清·李用粹《证治汇补·呃逆》指出："治当降气化痰和胃为主，随其所感而用药。"

西医学的单纯性膈肌痉挛类似于呃逆，其他疾病如胃肠神经症、胃炎、胃扩张、胸腹腔肿瘤、肝硬化晚期、脑血管病、尿毒症，以及胸腹手术后引起的膈肌痉挛，均可参考呃逆论治。

【证机概要】

胃气失降，上逆动膈。

【临床表现】

喉间呃呃连声，声频而短，令人不能自制。

【基本治法】

理气和胃，降逆平呃。

【基本方药】

方为自拟理气和胃降逆平呃方，药物组成有旋覆花、代赭石、丁香、柿蒂、姜半夏、竹茹、枇杷叶、香附、砂仁、炒白术、陈皮、紫苏梗、炒麦芽、煅牡蛎、生姜、炙甘草。

【方义解析】

本方由旋覆代赭汤合丁香柿蒂汤化裁而成。旋覆代赭汤出自东汉·张仲景《伤寒论》，为平降胃肠气逆的常用要方；丁香柿蒂汤出自明·秦景明《症因脉治》，亦常用于治疗呃逆。两方都是治疗呃逆之要方，相伍使用必然相得益彰。方加姜半夏、竹茹、枇杷叶、生姜以增强降逆止呃；加香附、砂仁、炒白术、陈皮、紫苏梗、炒麦芽以理气和胃，助运调脾；加煅牡蛎收敛固涩，制酸护胃。诸药合用，共奏理气和胃、降逆平呃之功。

【临证加减】

诊治呃逆要积极治疗原发病证，理气和胃、降逆平呃为其主要治法。若呃逆体虚者，加党参、炙黄芪、炒山药；呃逆顽固者，加桃仁、红花、丹参；寒邪直中者，加吴茱萸、高良姜、厚朴。

【病证鉴别】

呃逆当与干呕及嗳气相鉴别，三者同属胃气上逆。呃逆是气从膈间上逆，气冲喉间，呃呃连声，声短而频，不能自制；干呕属于有声无物的呕吐，乃胃气上逆，冲咽而吐出；嗳气乃胃气阻郁，气逆于上，冲咽而出嗳气声，常伴酸腐气味且多在食后发生。

【辨治思路】

辨治呃逆一证，首先要明确诊断，分清是生理现象还是病理反应。若一时气逆而作呃且无明显兼证者，多属生理现象，可不药而愈。若呃逆持续或反复发作且兼证明显，则须按病证予以治疗。治疗本病以理气和胃、降逆平呃为基本原则，但亦应细辨病势分清寒热虚实，在辨证论治的前提下，适当加用降逆止呃之品。若病情严重者出现呃逆不止，多是胃气衰败、病情危重之候，往往预后不良，对此要结合病情全面考虑，辨别病势转归予以高度重视。另外，除药物治疗外，辨治时还可采用穴位按压、取嚏、针灸，或有意惊吓转移其注意力等方法调治。

第六节　呕吐

呕吐是指胃失和降，气逆于上，胃中之物从口中吐出的一种病证。有物有声谓之呕，有物无声谓之吐，无物有声谓之干呕。因呕与吐常同时并见，故合称为呕吐。

呕吐病名始见于《内经》。《素问·举痛论》曰："寒气客于肠胃，厥逆上出，故痛而呕也。"《素问·至真要大论》曰："诸呕吐酸……皆属于热。"东汉·张仲景《金匮要略》对呕吐的脉证治疗阐述详尽，并制定了行之有效的方剂，如小半夏汤、大半夏汤、生姜半夏汤、吴茱萸汤、半夏泻心汤、小柴胡汤证。隋·巢元方《诸病源候论·呕吐候》指出："呕吐者，皆由脾胃虚弱，受于风邪所也。若风邪在胃，则呕；膈间有停饮，胃内有久寒，则呕而吐。"唐·孙思邈《备急千金要方·呕吐哕逆》指出："凡呕者，多食生姜，此是呕家圣药。"金·刘完素《伤寒标本心法类萃·呕吐》指出："凡呕吐者，火性上炎也，无问表里，通宜凉膈散。"元·朱丹溪《丹溪心法·呕吐》曰："胃中有热，膈上有痰者，二陈汤加炒山栀、黄连、生姜。有久病呕者，胃虚不纳谷也，用人参、生姜、黄芪、白术、香附之类。呕吐，朱奉议以半夏、橘皮、生姜为主。"明·龚廷贤《寿世保元·呕吐》则认为："有外感寒邪者，有内伤饮食者，有气逆者，三者俱以藿香正气散加减治之；有胃热者，清胃保中汤；有胃寒者，附子理中汤；有呕哕痰涎者，加减二陈汤；有水寒停胃者，茯苓半夏汤；有久病胃虚者，比和饮。医者宜审而治之也。"

呕吐是胃失和降，气逆于上的一种病证，可单独出现，但更多是许多疾病的一个症状。《景岳全书·呕吐》指出："呕吐一证，最当详辨虚实。"据此，呕吐临床表现可概括为虚实两类。呕吐实证多见肝气犯胃、外邪犯胃、饮食停滞及痰饮内阻，呕吐虚证多见脾胃虚弱和胃阴不足，实证与虚证可互相转化或相互夹杂出现。呕吐总的治疗原则为和胃降逆，但要根据虚实给予不同处理。一般新病呕吐多为实证，治宜祛邪和胃止吐。久病呕吐多为虚证，治宜扶正和胃止吐。

西医学多种疾病，如神经性呕吐、急性胃炎、急性胃扩张、胃黏膜脱垂症、幽门痉挛或梗阻、十二指肠雍积症、肠梗阻、急性胰腺炎、急性胆囊炎、尿毒症、心源性呕吐、颅脑疾病、梅尼埃病、晕动病及某些传染病，出现呕吐时均可参照本病辨证论治。

【证机概要】

胃失和降，气逆于上。

【临床表现】

实证：多因感受外邪、饮食停滞、情志不舒等所致，发病急，病程短，呕吐物量多且酸臭味重，呕吐频繁，常伴恶寒发热，脉实有力。

虚证：多因内伤脾胃，或脾阳不足，或胃阴亏虚所致，发病缓，病程长，呕吐物量少、酸臭味轻，呕吐无力，伴有身体虚弱、萎靡倦怠，脉弱无力。

【基本治法】

总的治疗原则：和胃降逆。

实证：理气和胃止吐，据不同病邪予以疏郁、解表、消食、化痰，邪去呕吐自愈。

虚证：健脾和胃止吐，据不同情况予以健脾和胃、益气养阴，正复呕吐得止。

虚实夹杂：遵急则治其标，缓则治其本的原则，辨别标本缓急，灵活施治。

【基本方药】

实证：理气和胃止吐，自拟理气和胃止吐方，药物组成有香附、枳实、陈皮、紫苏叶、厚朴、姜半夏、茯苓、生姜、竹茹、炙枇杷叶、藿香、炒白术。

虚证：健脾和胃止吐，自拟健脾和胃止吐方，药物组成有香附、砂仁、党参、茯苓、炒白术、陈皮、姜半夏、丁香、生姜、紫苏梗、厚朴、炙甘草。

【方义解析】

理气和胃止吐方：香附解郁和胃止呕；枳实、陈皮、紫苏叶、厚朴、姜半夏、生姜、竹茹、炙枇杷叶、藿香理气和胃，化浊止吐；茯苓、白术健脾助运安中。诸药合用，共奏理气祛邪、和胃止吐之功。

健脾和胃止吐方：党参、茯苓、白术、炙甘草（四君子汤）健脾益胃培中；香附解郁和胃止呕；砂仁、陈皮、姜半夏、丁香、生姜、紫苏梗、厚朴理气和胃止吐。诸药合用，共奏扶正健脾、和胃止吐之功。

【临证加减】

实证：由感受外邪引起的呕吐，类似于急性胃肠炎或暑湿感冒症见呕吐兼表证时，加紫苏、白芷；由食滞伤胃引起的呕吐，加焦三仙（焦山楂、焦神曲、焦麦芽，下同）、焦鸡内金；由痰湿内阻引起的呕吐，加苍术、砂仁。

虚证：若脾胃气虚明显者，党参改为人参，加炒山药；若脾胃阳虚有寒者加吴茱萸、高良姜，寒邪重时加制附子、肉桂；若胃阴不足者，往往是气阴两伤，减茯苓、白术、丁香，加麦冬、石斛、竹茹、炙枇杷叶。

虚实夹杂：辨别虚实夹杂的不同程度，急治其标，缓治其本，补虚祛实，灵活化裁。

【病证鉴别】

呕吐与反胃的病机都是胃失和降、气逆于上，而且都有呕吐的临床表现。但反胃以朝食暮吐、暮食朝吐为主症，系脾胃虚寒难以腐熟食物所致；呕吐是指胃失和降，气逆于上，胃中之物从口中吐出，以有声有物为特征，系感受外邪、饮食不节、情志失调或胃虚失和所致。呕吐与噎膈皆有呕吐的症状。但呕吐进食顺畅，吐无定时；噎膈进食哽噎不顺，或食不得入，或食入即吐，二者较易区别。另外，根据呕吐物的性状及气味，可助鉴别呕吐病证的寒、热、虚、实。若呕吐物量多、酸腐，多属饮食停滞；若呕吐苦水或黄水，多属肝（胆）胃郁热；若呕吐涎沫痰浊，多属痰饮中阻；若呕吐清水量少，多属胃气不足，运化失和。

【辨治思路】

呕吐病位在胃，但与肝、脾、胆等脏腑相关。肝主疏泄，与胆腑互为表里，可调畅气机助脾胃受纳与运化。脾胃居于中焦，主受纳运化水谷，脾主升清、胃主降浊均赖肝气条达、胆腑通泄。虽该病病机分虚实两类，然基本病机为胃失和降、气逆于上，总的治疗原则为和胃降逆止呕，所以在临证治疗时无论虚实，均当注意疏肝解郁、畅达气机。实证者多为邪气犯胃，虚证者多为脾胃虚弱，辨证要以辨别虚实属性和呕吐物为主。治疗时，实证者治宜理气和胃止吐，虚证者治宜健脾和胃止吐。实者重在祛邪，分别施以解表、消食、化痰、理气之品；虚者重在扶正，分别施以益气、温阳、养阴之法。另外，针灸止呕效果较佳，治疗呕吐可配合针灸及穴位封闭，可取得更好效果。体针多选用具有止呕作用的内关、足三里、中脘、公孙等。耳针应配选胃、肝、交感、皮质下、神门，每天取 2～3 穴，强刺激，留针 30 分钟，每日或隔日 1 次，用于神经性呕吐尤佳。由于呕吐涉及西医学多种疾病，在辨治时要注意明确原发病因，不可见吐止吐，要做到辨病种、辨病证、辨病势有机结合，以明确诊断，精准治疗。

第七节　泄泻

泄泻是以排便次数增多，粪质稀溏或完谷不化，甚至泻出如水样为主症的病证。古代曾将大便溏薄而势缓者称为泄，大便清稀如水而势急者称为泻，现在临床一般统称为泄泻。

本病始载于《内经》，《素问·气交变大论》中有"鹜溏""飧泄""注下"等病名，并对其病因病机等有诸多论述，为后世认识本病奠定了基础。如《素问·举痛论》曰："寒气客于小肠，小肠不得成聚，故后泄腹痛矣。"《素问·至真要大论》曰："暴注下迫，皆属于热。"《素问·阴阳应象大论》曰"湿胜则濡泻"，"春伤于风，夏生飧泄"。《素问·宣明五气》谓："大肠、小肠为泄。"《素问·脏气法时论》曰："脾病者……虚则腹满肠鸣，飧泄食不化。"《素问·脉要精微论》曰："胃脉实则胀，虚则泄。"东汉·张仲景在《金匮要略·呕吐哕下利病脉证治》中统称泄泻和痢疾为下利。隋·巢元方《诸病源候论》将泄泻和痢疾分而论述。宋代始将泄泻和痢疾统称为泄泻。宋·陈无择在《三因极一病证方论·泄泻叙论》曰"喜则散，怒则激，忧则聚，惊则动，脏气隔绝，精神夺散，必致溏泄"，明确提出情志失调可引起泄泻。明·张景岳《景岳全书·泄泻》中"凡泄泻之病，多由水谷不分，故以利水为上策"，提出利水治泄泻的法则。明·李中梓在《医宗必读·泄泻》曰"无湿则不泄"，提出了著名的淡渗、升提、清凉、疏利、甘缓、酸收、燥脾、温肾、固涩治泻九法。李氏对泄泻病系统而全面的论述，是中医学治疗该病的里程碑。随着清代以后医家对泄泻的论述及认知日趋完善，泄泻之主要病因责之于湿邪，涉及脏腑主要为脾、肝、肾，已成为共识，现在临床上仍然以此为指导诊疗泄泻病证。

脾病湿盛是泄泻发生的关键病机，但其病理性质有虚实之分，临床辨治要首先辨其虚实缓急。急性泄泻多为实证，以寒湿、湿热、伤食泄泻多见；日久泻多为虚证，以脾虚肝乘、肾阳虚衰泄泻多见。治疗上总以运脾祛湿为主，但实证泄泻要甄别寒、热、滞等不同病邪而祛之，虚证泄泻要酌定健脾、调肝、固肾等不同虚损以调补。

西医多种疾病，如急性肠炎、炎症性肠病、肠易激综合征、吸收不良综合征、肠道肿瘤、肠结核，或其他脏器病变影响消化吸收功能以泄泻为主要症状者，均可参照本节进行辨证论治。

【证机概要】

脾病湿盛，肠道失司，水谷利下。

【临床表现】

排便次数增多，粪质稀溏或完谷不化，甚至泻出如水样。急性暴泻者起病急，病程短，泄泻次数频多且伴腹痛及呕吐，或兼表证或兼热证或兼食滞等证；慢性久泻者起病缓，病程长，反复发作，兼有脾虚或兼肝郁或兼肾衰等证。

【基本治法】

总的法则：运脾化湿。

急性暴泻：重在化湿，佐以分利祛邪。

慢性久泻：重在健脾，佐以调肝固肾。

【基本方药】

急性暴泻：以藿香正气散合葛根芩连汤化裁，自拟运脾化湿祛邪止泻方，药物组成有藿香、苍术、茯苓、陈皮、姜半夏、桔梗、紫苏、葛根、黄连、炒麦芽、柴胡、炙甘草。

慢性久泻：以参苓白术散合四神丸化裁，自拟健脾疏肝固肾止泻方，药物组成有党参、茯苓、炒白术、砂仁、炒白扁豆、炒山药、柴胡、肉豆蔻、补骨脂、葛根、乌梅、炙甘草。

【方义解析】

运脾化湿祛邪止泻方：其中藿香、苍术、茯苓、陈皮、姜半夏、炒麦芽、炙甘草芳香化浊，健脾祛湿，化浊和中；紫苏散寒解毒，行气和胃；葛根、黄连解热抗炎，燥湿止泻；柴胡调肝理气，升举清阳；桔梗俾脾升清且抑肠收缩。诸药合用，共奏运脾化湿、祛邪止泻之功。

健脾调肝固肾止泻方：其中党参、茯苓、炒白术、炙甘草（四君子汤）健脾培中益气；砂仁、炒白扁豆、炒山药健脾益气化湿；柴胡调肝理气，升举清阳；肉豆蔻、补骨脂补肾温阳暖脾；葛根、乌梅抗炎止泻，收敛固涩。诸药合用，共奏健脾调肝、固肾止泻之功。

【临证加减】

实证暴泻多因感受外邪，如寒湿之邪、暑湿之邪、湿热之邪，或饮食不洁及饮食不节等所致，在治疗时选运脾化湿祛邪止泻方为基本用方，同时辨兼杂病邪属性酌加散寒祛湿、解暑祛湿、清热燥湿、消食导滞之品，如荆芥、防风、香薷、滑石、黄芩、白头翁、鸡内金等。

虚证久泻者多为脾虚、肝郁、肾亏所致，日久虚弱，脾不升清，肝郁失疏，肾不固摄，运化失能，水谷并下而致泄泻，在治疗时选健脾调肝固肾止泻方为基本用方，同时须辨脾、肝、肾受病之侧重，加强补脾、调肝、固肾之用药，如黄芪、人参、香附、制附子、五味子、芡实等。

【病证鉴别】

泄泻主要是以排便次数增多，便质稀薄，甚至泻出如水样为特征，常兼有腹胀、腹痛、肠鸣、纳呆等。本病与痢疾均为大便次数增多、粪质稀薄的病证。但泄泻以大便次数增加，粪质稀薄，甚则如水样，或完谷不化为主症，无脓血便及里急后重；而痢疾以腹痛、里急后重、便下脓血为特征。泄泻与霍乱都有泻下。但泄泻是以大便稀溏，次数增多，一般预后良好；而霍乱是一种上吐下泻并作的较重病证，发病急骤，变化迅速，病情凶险，先腹痛继则吐泻，吐出物多是未消化食物，泻下物多是黄色粪水，或吐下如米泔水，常伴恶寒发热、腹中绞痛，重则吐泻剧烈、目眶凹陷、汗出肢厥、津竭阳衰。

【辨治思路】

泄泻一病较为常见，其病因较为复杂，但主要责之于湿，基本病机为脾病湿盛，虽病位在肠，但主病之脏在脾。泄泻的治疗大法为运脾化湿。急性泄泻多以湿盛为主，重在化湿，佐以分利，同时还要辨寒湿与湿热之不同，酌加温化寒湿和清化湿热。久泻以脾虚为主，当以健脾为主。但若肝气乘脾则抑肝扶脾。若肾阳虚衰则温肾健脾。如果病久中气下陷则升提清阳。久泻不止则温肾固涩。急性暴泻不可滥用固涩，以防闭门留寇；慢性久泻不可太过分利，以免徒耗阴液。

在泄泻治疗中要注意运脾化湿与健脾化湿的不同运用。所谓运脾化湿，即燥湿健脾、芳香化浊，用于急性暴泻之实证；所谓健脾化湿，即益气健脾、培中厚肠，用于慢性久泻之虚证。此外，调和肝脾、辛开苦降在泄泻一病的治疗中也可灵活选用。肠易激综合征病情反反复复，西医学检查无特异性阳性指征，西医目前尚无特效药物，中医从抑肝木健脾土、调中止泻立法，组方以痛泻要方加减化裁，柔肝抑肝，调和肝脾，健脾止泻，临床治疗效果十分显著。对于反复泄泻，甚至便下赤白脓血的溃疡性结肠炎，常以平调寒热、温肾暖脾、涩肠止泻立法，以乌梅丸合柴胡疏肝散加减化裁组方治疗效果明显。

第八节　便秘

便秘是指肠内粪便滞留过久，秘结不下，排便周期延长，或周期不长，但粪质干结，排出艰难，或粪质不硬，虽有便意，但便而不畅的病证。

《内经》认为大小便的病变与肾的关系密切。东汉·张仲景将本病分为阳结与阴结两类。如《伤寒论·辨脉法》提出："其脉浮而数，能食，不大便者，此为实，名曰阳结也……其脉沉而迟，不能食，身体重，大便反硬，名曰阴结也……"《金匮要略·五脏风寒积聚病脉证并治》中的"趺阳脉浮而涩，浮则胃气强，涩则小便数，浮涩相搏，大便则坚，其脾为约，麻子仁丸主之"，阐明了胃热过盛、脾阴不足、大便干燥而坚脾约证的病机与证治。宋代《圣济总录·卷第九十七·大便秘涩》将本病的证治分类概括为寒、热、虚、实四个方面。至金元时期张洁古首先将本病明确为实秘、虚秘两类。《医学启源·六气方治》云："凡治脏腑之秘，不可一例治疗，有虚秘，有实秘。有胃实而秘者，能饮食，小便赤……胃虚而秘者，不能饮食，小便清利。"他主张实秘责物，虚秘责气。这种虚实分类法，经后世不断充实和发展，至今仍是临床论治便秘的纲领。明·张景岳倡仲景之说，主张把便秘分为阴结、阳结两类，并指出有火者为阳结，无火的为阴结。他对两者的病机与治则做了进一步说明，明确指出"阳结者邪有余，宜攻宜泻者也；阴结者正不足，宜补宜滋者也"。

便秘的发病原因主要有情志失调、饮食不节、外邪内犯、老年体虚、产后失血等，有热秘、气秘、寒秘、气虚秘、血虚秘、阴虚秘等诸多分型。我们认为这种分型过于繁琐不易掌握。临证常见的便秘有几种情况：一是气机郁滞，"上火"肠燥，大便干结；二是饮食不节，过食精细，排空不利，"物积"肠道，大便不畅；三是老年体弱，气血不足，肠道失润，习惯便秘；四是妇人产后失血较多津损液亏、肠胃燥结以致产后便秘。前两者为实秘证，后两者为虚秘证，虽然实虚之间可相互夹杂或相互转化，但临证分型按虚实两类概括，有兼症酌情加减，这样即可执简驭繁，便于掌握。

西医学肠易激综合征，肠炎恢复期肠蠕动减弱，直肠及肛门疾患等引起的便秘，药物性便秘，内分泌及代谢性疾病的便秘，肌力减退所致的排便困难，老年性、习惯性便秘，妇人产后便秘等，可参照本节内容辨治。

【证机概要】

大肠传导失常，腑气不通，大便秘结不下。

【临床表现】

排便间隔时间超过自己的习惯 1 天以上，或 2 次排便时间间隔 3 天以上，大便粪质干结，排出艰难，或欲大便而艰涩不畅，常伴腹胀、腹痛、口臭、纳差及神疲乏力、头晕、心悸等。

【基本治法】

遵《景岳全书·秘结》"阳结者邪有余，宜攻宜泻者也；阴结者正不足，宜补宜滋者也"，本病总的治则以通下为主，但不宜单纯泻下，应在泻下基础上与增液润燥、行气消导、益气补血等法灵活运用。

实证：攻泻导滞通腑。

虚证：滋补润肠通腑。

虚实夹杂：遵急治其标、缓治其本的原则，辨别标本缓急，灵活施治。

【基本方药】

实证：实证便秘多为热结肠腑且伴津亏气滞，方以自拟麻仁通腑汤，药物组成有火麻仁、大黄、枳实、厚朴、杏仁、白芍、知母、连翘、木香、槟榔、麦冬、生白术。

虚证：虚证便秘多为气血亏虚、阴液不足、肠道失润，方以自拟芪黄通腑汤，药物组成有黄芪、大黄、当归、生白术、生地黄、玄参、麦冬、何首乌、肉苁蓉、枳实、槟榔、炒麦芽。

【方义解析】

麻仁通腑汤：本方以麻子仁丸加知母、连翘、木香、槟榔、麦冬、生白术而成。麻子仁丸泻热行气通便润肠；加知母、连翘清热泻火散结；加槟榔、木香行气导滞清里；加麦冬、生白术滋阴护脾通腑。诸药合用，共奏攻泻导滞通腑之功。

芪黄通腑汤：本方以当归补血汤合增液承气汤化裁，加生白术、何首乌、肉苁蓉、枳实、槟榔、炒麦芽而成。当归补血汤补气生血；增液承气汤增液通腑；加生白术、何首乌、肉苁蓉强化益气润肠；加枳实、槟榔、炒麦芽以行气助运消导。诸药合用，共奏滋补润肠通腑之功。

【临证加减】

实证便秘大便不通，多为热结气滞所致。若结实明显者加芒硝；气滞明显者加莱菔子；气逆呕恶者加姜半夏；气滞血瘀者加桃仁、红花；咳喘、便秘者加全瓜蒌、紫苏子；痔疮便血者加炒槐花、炒地榆。若偶遇冷秘者以附子理中丸加当归、肉苁蓉、枳实、高良姜、小茴香等。

虚证便秘大便不通，多为气血不足、津亏液少、肠道失润所致。若排便困难，腹部坠胀者，用补中益气汤；脘腹痞满，舌苔滑腻者，加白扁豆、薏苡仁；口干喜饮者，用益胃汤；手足心热者，加知母、淡豆豉；腹中冷痛，四肢不温者，当用济川煎化裁；大便秘结，顾脾护胃用生白术。

【病证鉴别】

本病须与肠结相鉴别。二者皆为大便秘结不通。但便秘多为慢性久病，系大肠传导失常所致，表现为大便干结难行，腹部胀满，可有矢气和肠鸣音，或伴恶心欲吐、纳少；而肠结多为急病，因大肠通降受阻，表现为大便完全不通，腹部疼痛拒按且无矢气和肠鸣音，严重者可吐出粪便。

【辨治思路】

便秘是由多种原因引起的，临床分证虽较复杂，但总由大肠传导失司而成。其病位在大肠，又常与肝、脾、胃、肺、肾等脏腑有关。虽然其病性可概括为寒、热、虚、实四个方面，但总以热实壅结肠道而致便秘和气血不足、肠道失润而致便秘为多见，二者常相互兼夹，或相互转化。在治法上，实证便秘予以攻泻导滞通腑，常用攻下、泻热、行气、导滞之品，少有寒积便秘者宜散寒温里通便；虚证便秘予以滋补润肠通腑，常用益气、补血、滋阴、润燥之品，少有阳虚寒凝便秘者宜温阳散寒通便。"一疏、二调、三辨"同样适用于该病的辨治。调理气机总要以疏肝为主，若便秘气郁化热则疏肝与泻肝并用；泻下要考虑调和脾胃与其他脏腑，使泻下而不伤正，如在用攻下药的同时用生白术，既助运泻下，又顾护脾胃；气虚便秘则重在补脾调中以通腑；临证还要顾及心、肺、肾等脏腑，如泻心火以助祛胃肠燥热，降肺气以助大肠排空，滋肾水以助阴血润下，因此，在辨治该病时调脾胃、泻心火、降肺气、滋肾水要灵活应用；对于该病诊治也要重视辨病种、辨病证、辨病势，唯此才能诊断准确，治疗合理。

另外，本病还应注重饮食生活调护，合理膳食，以清淡为主，多吃粗纤维的食物及香蕉、西瓜等水果，勿过食辛辣厚味或饮酒无度；每早按时如厕，养成定时大便的习惯；保持心情舒畅，加强身体锻炼，有利于胃肠功能的改善，还可采用中药等保留灌肠或清洁灌肠。

第四章　常见脾胃病中医诊疗共识及研究进展

第一节　慢性胃炎中医诊疗专家共识

慢性胃炎是消化系统常见病、多发病，临床有慢性非萎缩性胃炎和慢性萎缩性胃炎之分。中医对该病的诊断以症状为主，常归属于"胃痛""胃痞病""嘈杂"等病。中医学认为该病的发生与脾胃虚弱、情志失调、饮食不节、药物损伤、感受外邪等多种因素有关。

《慢性胃炎中医诊疗专家共识（2023）》将慢性萎缩性胃炎分为肝胃不和证（肝胃气滞证、肝胃郁热证）、脾胃湿热证、脾胃虚弱证（脾胃气虚证、脾胃虚寒证）、胃阴不足证、胃络瘀阻证5类证型。常用推荐基础处方分别为柴胡疏肝散、化肝煎、黄连温胆汤、香砂六君子汤、黄芪建中汤、一贯煎、失笑散合丹参饮。根据辨证推荐常用中成药包括气滞胃痛颗粒、胃苏颗粒、达立通颗粒、加味左金丸、三九胃泰颗粒、七蕊胃舒胶囊、延参健胃胶囊、香砂养胃丸、枳术宽中胶囊、养胃颗粒、益气和胃胶囊、甘海胃康胶囊、虚寒胃痛颗粒、温胃舒胶囊、胃复春片、养胃舒胶囊、阴虚胃痛胶囊、元胡止痛颗粒、荜铃胃痛颗粒、摩罗丹。以上分类及用药为慢性胃炎的临床治疗提供了专家指导意见，这将有益于临床工作的开展。

同时，2023版指南指出，慢性胃炎伴胃黏膜出血、糜烂时，可加用中药三七粉、白及治疗，但建议在辨证的基础上使用；对慢性胃炎伴肠化、异型增生者，非脾胃虚寒者可在复方中选加白花蛇舌草、藤梨根、半枝莲、半边莲等，或配合使用活血化瘀类中药，如丹参、三七、莪术等。

慢性胃炎临床治疗的目的包括去除病因、缓解症状、改善胃黏膜组织学，提高患者生活质量。中医对慢性胃炎的主要干预手段有药物治疗、针灸疗法等，临床可根据具体情况选择合适的治疗方式，并配合饮食调节、心理疏导等综合调治。临床上，虽然各家诊疗思路有异，但该病总的治疗法则仍有一定的规律可循，可在辨证论治的基础上进一步明确和统一认识，凝聚专家共识，规范临床用药，对进一步提高中医药治疗慢性胃炎的临床疗效具有重要意义。

参考文献

王萍，卞立群，杨倩，等.慢性胃炎中医诊疗专家共识（2023）[J].中华中医药杂志，2023，38(12)：5904-5911.

第二节　消化性溃疡中医诊疗专家共识

消化性溃疡是指在各种致病因子的作用下，消化道黏膜发生炎性反应与坏死、脱落，形成溃疡，病变可达黏膜肌层、固有肌层，更深者可穿透浆膜层。病变可发生于食管、胃或十二指肠，其中以胃、十二指肠最常见。根据消化性溃疡的临床表现特点，中医学将其归为"胃痛""胃疡"范畴，症状不典型者，亦可归为"痞满""嘈杂"等范畴。《消化性溃疡中医诊疗专家共识意见（2017）》根据多数专家意见在延续采用上述命名的基础上，增加了"胃疡"病名。因本病病理性质主要为黏膜损害形成溃疡，故"胃疡"更能准确描述本病特点。本病病位在胃，与肝、脾密切相关，其病因主要包括外感寒邪、饮食不节、情志内伤、素体脾虚等。

《消化性溃疡中医诊疗专家共识（2023）》指出消化性溃疡的治疗目的在于缓解临床症状、促进溃疡愈合、防止溃疡复发、减少并发症发生，并将消化性溃疡分为肝胃不和证、脾胃虚弱（寒）证、脾胃湿热证、肝胃郁热证、胃阴不足证、胃络瘀阻证6类证型。各证型推荐处方及部分中成药如下：肝胃不和证——柴胡疏肝散（气滞胃痛颗粒、健胃愈疡片）；脾胃虚弱（寒）证——四君子汤或黄芪建中汤（小建中胶囊、安胃疡胶囊）；脾胃湿热证——连朴饮（三九胃泰胶囊）；肝胃郁热证——化肝煎合左金丸（胃热清胶囊）；胃阴不足证——益胃汤；胃络瘀阻证——失笑散合丹参饮（荆花胃康胶丸、康复新液、金胃泰胶囊）。

幽门螺杆菌感染及长期服用非甾体抗炎药是消化性溃疡复发的主要原因，溃疡愈合质量是决定消化性溃疡是否复发的关键因素。中医学将整体观念与辨证论治相结合，可更有针对性地改善患者症状，促进消化性溃疡面的愈合，提高溃疡的愈合质量，对消化性溃疡的治疗及预防复发具有一定远期疗效。

参考文献

[1] 中华中医药学会脾胃病分会.消化性溃疡中医诊疗专家共识意见（2017）[J].中华中医药杂志，2017，32（9）：4089-4093.

[2] 李玉锋，王垂杰，蔡敏，等 . 消化性溃疡中医诊疗专家共识（2023）[J]. 中医杂志，2024，65(10):1086-1092.

第三节　胃食管反流病中医诊疗专家共识

胃食管反流病是指胃内容物反流入食管引起的反流相关症状和（或）并发症的一种疾病。胃食管反流病中医无相应的病名。其主要症状为反酸，故又名"吐酸"。该病以热证居多，其症状可能表现为烧心、胸痛或食管外症状，因此以"食管瘅"作为本病的中医病名可反映本病的病位、病因、病机与主症。

《胃食管反流病中医诊疗专家共识（2023）》认为胃食管反流病病位在食管和胃，涉及肝、胆、脾、肺等脏腑。情志抑郁、嗜食肥甘、胆热犯胃以及脾胃虚弱是该病的主要病因。脾胃虚弱，胃阴不足是胃食管反流病的发病基础；而胃失和降，胃气上逆是其基本病机。本病病机的特点：一为逆，二为热，三为郁。

胃食管反流病中医治疗的目标有：①诱导并维持病情缓解，包括临床症状缓解、食管黏膜组织修复。②预防病情复发，改善患者生存质量。③减少并发症。根据本病的基本病机特点，应以和胃降逆为治疗原则。胃食管反流病可分为肝胃郁热证、胆火上逆证、气郁痰阻证、胸阳不振证、中虚气逆证、脾虚湿热证、胃阴不足证 7 类证型。各证型推荐处方及部分中成药如下：肝胃郁热证——柴胡疏肝散合左金丸（达立通颗粒、快胃片）；胆火上逆证——小柴胡汤合温胆汤（胆胃康胶囊）；气郁痰阻证——半夏厚朴汤（越鞠丸）；胸阳不振证——枳实薤白桂枝汤（瓜蒌薤白桂枝汤）合小陷胸汤；中虚气逆证——旋覆代赭汤合六君子汤（六君子丸、甘海胃康胶囊）；脾虚湿热证——黄连汤（三九胃泰胶囊、香砂平胃颗粒）；胃阴不足证——益胃汤（阴虚胃痛胶囊、养胃舒胶囊）。

中医药主要采用辨证论治的个体化治疗手段，可提高临床疗效，改善患者生活质量，具有降低其复发率、减少质子泵抑制剂依赖、提高患者生活质量等优势。对于难治性胃食管反流病患者，应中西医联合治疗。

参考文献

张北华，周秉舵，唐旭东 . 胃食管反流病中医诊疗专家共识（2023）[J]. 中医杂志，2023，64(18)：1935-1944.

第四节　功能性消化不良指南意见

功能性消化不良为消化系统常见疾病之一，临床以餐后饱胀不适、早饱、食欲不振、上腹部疼痛或烧灼感等为主要症状。中医学没有功能性消化不良病名的相关叙述，一般根据其临床症状将其归为"胃胀""痞满"等疾病。中医药治疗本病具有独特优势，可有效改善患者的症状、缩短病程、降低其复发率且具有较高的安全性。近年该病中医诊疗指南的发布及临床专家的诊疗经验研究为本病的临床治疗提供了一定的参考。

2019 年版《消化系统常见病功能性消化不良中医诊疗指南（基层医生版）》认为功能性消化不良发病的主要病机是脾虚气滞、胃失和降；病理特点多表现为本虚标实、虚实夹杂，以脾虚为本，气滞、食积、痰湿、血瘀等邪实为标；治应以健脾理气为基本大法，通过健脾益气、理气和胃等治法，缓解临床症状。该指南依照中医理论将功能性消化不良分为脾虚气滞证、肝胃不和证、脾胃湿热证、脾胃虚寒（弱）证、寒热错杂证 5 个证型，推荐临床常用处方（中成药）为六君子汤（枳术宽中胶囊、香砂六君丸、香砂平胃颗粒）、柴胡疏肝散（达立通颗粒、气滞胃痛颗粒、胃苏颗粒、金胃泰胶囊、荜铃胃痛颗粒）、连朴饮（三九胃泰颗粒、胃肠安丸）、理中汤（附子理中丸、温胃舒胶囊、虚寒胃痛颗粒）、半夏泻心汤（荆花胃康胶丸）。

此外，针刺、艾灸、推拿、穴位贴敷、穴位埋线、穴位注射、耳穴刺激等外治方法均有助本病的治疗。因此，对于不愿接受内服药物的患者，临床医师可依患者基本情况选用相应的外治措施。

参考文献

[1] 张声生，钦丹萍，周强，等.消化系统常见病功能性消化不良中医诊疗指南（基层医生版）[J].中华中医药杂志，2019，34（8）：3619-3625.

[2] 赵海娟，魏清琳.中医外治法治疗功能性消化不良的研究进展[J].中国民间疗法，2021，29（12）：110-113.

[3] 刘莱莱，张勇勤，杨丹，等.耳穴刺激对功能性胃肠疾病防治机理的研究探讨[J].中医临床研究，2020，12（27）：20-24.

第五节　溃疡性结肠炎指南意见

溃疡性结肠炎为临床常见消化道疾病，临床以反复发作的腹泻、黏液脓血便及腹痛为主要表现，具有病程日久、迁延难愈的临床特点。中医以其临床表现将其归属于"久痢""休息痢""肠澼""肠风""注下""赤沃"等范畴。中医药对该病的认识及相关诊疗方法较多，能够有效改善临床症状。

2019 年《消化系统常见病溃疡性结肠炎中医诊疗指南（基层医生版）》指出溃疡性结肠炎活动期主要病机是湿热蕴肠、气血失调，缓解期病机以脾虚为本、湿热稽留，久则及肾；临床需要结合病情分期、主症、体质、脏腑功能、病情程度综合辨证；临床分为大肠湿热证、热毒炽盛证、脾虚湿蕴证、寒热错杂证、肝郁脾虚证、脾肾阳虚证、阴血亏虚证 7 个证型；推荐处方（中成药）分别为芍药汤（虎地肠溶胶囊、香连丸）、白头翁汤（葛根芩连丸）、参苓白术散（补脾益肠丸、参苓白术散 / 丸 / 颗粒）、乌梅丸（乌梅丸）、痛泻要方合四逆散（固肠止泻丸 / 胶囊）、附子理中丸合四神丸（固本益肠片 / 胶囊、四神丸）、驻车丸合四物汤（驻车丸、增液口服液）。

参考文献

沈洪，唐志鹏，唐旭东，等 . 消化系统常见病溃疡性结肠炎中医诊疗指南（基层医生版）[J]. 中华中医药杂志，2019，34（9）：4155-4160.

第六节　肠易激综合征中医诊疗专家共识

肠易激综合征是一种常见的功能性肠病，表现为反复发作的腹痛，与排便相关或伴有排便习惯改变，可表现为便秘、腹泻，或便秘与腹泻交替，同时可有腹胀 / 腹部膨胀的症状。根据主要症状不同，肠易激综合征可参考"腹痛""泄泻""便秘"等疾病治疗。其中以腹痛、腹部不适为主症者，属于中医"腹痛"范畴；以大便粪质清稀为主症者，属于中医"泄泻"范畴；以排便困难、粪便干结为主症者，属于中医"便秘"范畴。

西医诊断将肠易激综合征分四种亚型，分别是腹泻型、便秘型、混合型、不定型。《肠易激综合征中医诊疗专家共识（2024）》将肠易激综合征分为肝郁脾虚证、脾虚湿盛证、脾肾阳虚证、大肠湿热证、肝郁气滞证、大肠燥热证、阴虚肠燥证、脾肾阳虚证、肺脾气虚证、寒热错杂证 10 个证型。肠易激综合征的治疗应当遵循辨证论治的原则，根据患者的不同临床表现进行个体化治疗。治疗的目标是消除患者顾虑，缓解症状，减少发作频率，减轻发作程度，提高患者的生存质量。各证型推荐处方及部分中成药如下：①腹泻型肠易激综合征：肝气乘脾证——痛泻要方加减（痛泻宁颗粒、气滞胃痛颗粒），脾虚湿盛证——参苓白术散加减（人参健脾丸、参苓白术颗粒），脾肾阳虚证——附子理中汤合四神丸加减（四神丸、固本益肠片），大肠湿热证——葛根芩连汤加减（葛根芩连丸、香连丸、枫蓼肠胃康颗粒）。②便秘型肠易激综合征：肝郁气滞证——六磨汤加减（四磨汤口服液），大肠燥热证——麻子仁丸加减（麻仁润肠丸、六味能消胶囊、清肠通便胶囊），阴虚肠燥证——增液汤加减（滋阴润肠口服液），脾肾阳虚证——济川煎加减（苁蓉润肠口服液），肺脾气虚证——黄芪汤加减（补中益气颗粒）。③混合型肠易激综合征：寒热夹杂证——乌梅丸加减（乌梅丸）。

参考文献

卞立群，黄绍刚，魏玮，等.肠易激综合征中医诊疗专家共识（2024）[J].中医杂志，2024，65(18)：1948-1956.

第七节　便秘专家共识意见

便秘是常见的临床症状，为临床常见病、多发病，严重影响患者的日常生活和生命质量。中医药对该病的治疗历史久远，积累了丰富的临床经验且具有显著的临床疗效。

2017 年发布的《便秘中医诊疗专家共识意见》指出本病病因主要有饮食不节、情志失调、久坐少动、劳倦过度、年老体虚、病后产后、药物所致等，部分患者与先天禀赋不足有关。病位在大肠，与肺、脾（胃）、肝、肾诸脏腑的功能失调相关。基本病机为大肠通降不利，传导失司。病理性质可概括为寒、热、虚、实四个方面，并且常相互兼夹或转化。临床分为热积秘、寒积秘、气滞秘、气虚秘、血虚秘、阴虚秘、阳虚秘 7 个证型，推荐处方分别为麻子仁丸、温脾汤、六磨汤、黄芪汤、润肠丸、增液汤、济川煎，推荐的常用中成药为麻仁丸、麻仁软胶囊、麻仁润肠丸、通便宁、枳实导滞丸、清肠通便胶囊、四磨汤口服液、厚朴排气合剂、苁蓉润肠口服液、滋阴润肠口服液、苁蓉通便口服液、便通胶囊，临床可依据实际情况进行选用。

参考文献

张声生，沈洪，张露，等 . 便秘中医诊疗专家共识意见（2017）[J]. 中医杂志，2017，58（15）：1345-1350.

第八节　幽门螺杆菌感染研究进展

一、幽门螺杆菌的发现

幽门螺杆菌（helicobacter pylori，Hp）是革兰氏阴性、微需氧的细菌，1982 年由巴里·马歇尔（Barry J. Marshall）和罗宾·沃伦（J. Robin Warren）两人在一次偶然的机会下分离培养出来的，是目前公认的定植于胃内的一种主要致病菌，与胃炎、消化道溃疡、淋巴增生性胃淋巴瘤等疾病相关，并且感染 Hp 会大大增加胃腺癌的发生概率。

马歇尔、沃伦并不是最早发现胃部存在细菌的学者。早在他们分离出幽门螺杆菌 80 多年，就有学者发现哺乳动物的胃部定植有螺旋形的细菌，并可能导致胃上皮细胞的损伤，并证实它在动物中的传染性，但并未深入研究，由于实验的严谨性受到质疑，此观点并未被广泛接受。20 世纪，多名学者通过尸体解剖了解到人的胃，尤其是胃的腺体中存在螺旋样的细菌，并且30% ～ 45% 的尸体胃部都存在细菌。

1975 年，有学者描述了胃溃疡患者的胃上皮细胞的腔面存在螺形菌。这种细菌被观察到至少有一根鞭毛，位于黏液深层；与不存在这种细菌的正常胃相比，有菌胃的上皮细胞黏液量是减少的；电镜发现这种细菌可被多形核中性粒细胞吞噬；还注意到有肠化生的部位没有这种细菌存在。

但是这些研究成果并不被认可，因为当时流行的观点认为：胃内是高酸环境，因而是一个无菌器官，任何细菌都不可能在胃酸中存活，胃黏膜上存在的细菌不能排除是检查时标本被污染的缘故。

20 世纪 80 年代初，在澳大利亚佩斯皇家医院病理科工作的沃伦不断发现慢性胃炎和消化性溃疡患者的多数胃镜活检标本上存在弯曲菌样的细菌，这些弯曲样细菌常难被苏木素 – 伊红染色，但是易于被银染色法染色。这时，他和佩斯医院年轻的住院医师马歇尔一起设计施行了一个前瞻性的研究，试图从胃活检标本中分离培养出该细菌。

最初，由于这种细菌形态非常接近于弯曲菌属，所以用非选择性标准的弯曲菌培养基进行分离培养，遗憾的是连续 34 个胃活检标本的培养均未发现细菌生长，培养皿被扔掉。接种第 35 个胃活检标本时，因为偶然原因，马歇尔延长了细菌培养的时间，在 5 天的培养后，马歇尔惊喜地发现培养基长满了弯曲菌样的菌落。以后的工作表明该细菌生长非常缓慢，最佳培养时间是 3 ～ 5 天。该细菌就是现在被广泛研究的革兰氏阴性、微需氧螺形杆菌——幽门螺杆菌。可以说幽门螺杆菌的发现是科学家敏锐性和幸运性相结合的结果。人类第一次成功地培养出了它，确切地证实了定植于人胃部的第一种细菌。

1984 年 7 月，为了提供更确切的证据来证实幽门螺杆菌感染是胃疾病的直接致病因素，马歇尔吞服该细菌，对自己进行了人体实验，结果大病了一场。吞服细菌前，包括马歇尔在内的多名志愿者接受了胃镜检查，并从胃体、胃窦和十二指肠球部分别取活检组织送组织学和超微结构检查及幽门螺杆菌的培养。马歇尔的胃镜、组织学和超微结构检查均显示正常，而从另外 2 例患者（一例是十二指肠球部溃疡，另一例是胃炎患者）所取胃活检组织同时接种培养，均生长出幽门螺杆菌。

马歇尔吞服了足量的细菌悬液，逐渐出现了急性胃炎的症状，在第 10 天，进行了胃镜的复检，并取活检。组织学检查显示固有层和黏膜表层有大量中性粒细胞浸润，上皮细胞异常，细胞内黏液缺失，这表明马歇尔确实出现了胃炎；同时可见幽门螺杆菌黏附在上皮细胞和腺体处，或位于黏液层的中性粒细胞之间；电镜检查亦发现在上皮细胞的腔面黏附有该细菌，细菌培养证实了这一点。第 14 天，马歇尔又进行了胃镜复查，活检标本的组织学检查表明，此时炎症已明显减轻，浸润的中性粒细胞已消失，仅残留少量的单核细胞，上皮细胞的黏液量增加，但仍较正常为少；超微结构检查发现上皮细胞表面仍有螺杆菌定居。第 14 天时，马歇尔开始服抗生素，服用 1 周。长期随访表明，马歇尔的感染已被根除，症状缓解。

通过进一步严格的实验设计与对照，马歇尔的工作证实了幽门螺杆菌感染确实可引起急性胃炎。如果宿主的免疫系统不能清除这一感染，或感染未经治疗根除，那么这类急性胃炎就将进展为慢性胃炎。

螺杆菌属是一种新的菌属，幽门螺杆菌是他的第一位成员，此后又有多种其他动物胃内的螺杆菌被发现。

2005 年 10 月 3 日，瑞典卡罗林斯卡研究院宣布，2005 年度诺贝尔生理学或医学奖授予这两位科学家，以表彰他们发现了幽门螺杆菌以及这种细菌在胃炎和胃溃疡等疾病中的作用。

二、幽门螺杆菌的中医认识

虽然幽门螺杆菌是 20 世纪末被人类发现和认识的，但其与人类共存的时间已经有几千年。中医在治疗幽门螺杆菌相关消化系统疾病方面也有一定的认识。

北京中医药大学的一项北京地区的回顾性分析研究共收集了非萎缩性胃炎和萎缩性胃炎各200例，数据分析表明Hp感染胃炎的病位与非Hp感染胃炎的病位并无不同，主要与肝、胃、脾相关；Hp阴性和Hp阳性慢性胃炎的病性要素均可分为气虚、阴虚、阳虚、气滞、湿、热、瘀血、食积、寒9种，证型包括类肝胃郁热证、类脾胃虚弱证、类湿热蕴结证、类饮食停滞证、类脾寒胃热证、类胃阴不足证、类肝胃不和证、类瘀阻胃络证8种；Hp感染与证型分布明显相关，以类胃阴不足证为最密切，其次是类脾胃虚弱证、类湿热蕴结证及类肝胃郁热证，而肝胃郁热证包含了最多的Hp感染者。

不论是慢性萎缩性胃炎，还是慢性浅表性胃炎，症状更多表现为慢性过程，而不是急性发作。相比较而言，急性发病，邪气的性质更容易得到体现，而处于慢性过程中时，正气不足则更容易为人所察觉。因此，作为一种慢性胃部疾病，脾胃气虚在整个病程中长期存在，但急性发作期亦可见脾胃气虚。也就是说，气虚的存在，使得机体更容易感染Hp，或者说气虚是机体受Hp损伤后的表现。

20世纪80年代末以来，不论是对Hp感染的中医证候研究，还是临床治疗，多数学者都认为Hp感染与热和湿密切相关，在北方以热为主，而且具有易伤阴液的特点。

综上，由于幽门螺杆菌的感染率高，并且与多种消化系统疾病具有相关性。因此，无论中医辨证如何，均应当对是否存在Hp感染进行诊断。若存在Hp感染，要对这一因素进行治疗。

三、中医药对于幽门螺杆菌的治疗

目前，西医"四联疗法"是公认的根治幽门螺杆菌感染的特效方法，西医指南推荐的方案在我国首次用药的根除率可达80%～90%，但由于我国的感染人群较大，仍有大量患者的治疗效果不佳，多次用药不能成功。中医药在提高根治的成功率及缓解患者消化系统症状方面均起到了积极的作用。

中医学没有Hp感染之病名，根据其感染的临床症状可属于"胃痛""痞满""吞酸""嘈杂""口秽"等范畴，其病位在胃，与肝、脾相关，病理因素主要与湿、热等有关，辨证在脾虚基础上，以湿热证、气滞证为主，结合舌、脉、症，中医治疗以健脾为本，燥湿、清热、理气为主。中西医"病—证"联合治疗可有效改善幽门螺杆菌感染引起的临床症状，提高根治率。中医药针对幽门螺杆菌的治疗包括以下3个方面。

1.通过中医药辨证论治幽门螺杆菌

陈瑶等采用前瞻性流行病学研究方法，探讨幽门螺杆菌感染根治失败的影响因素及失败患者中医证型及舌象分布规律。研究者以是否首治成功为标准将患者分为成功组、失败组；采用倾向得分匹配法，以性别、年龄、疾病种类、家族史为自变量，首治成功为因变量，建立 logistic 回归模型，以 1∶1 的比例进行匹配，并比较匹配后 2 组中医证型及舌象分布情况。研究分析患者共 546 例，认为性别、年龄、疾病种类也是影响 Hp 根除率的因素，Hp 感染根治失败患者以寒热错杂证及脾胃虚弱证多见，舌象以红舌、白苔、腻苔多见，与首治成功患者中医证型及舌象分布有差异。樊建等拟半夏泻心汤治疗 Hp 相关性慢性萎缩性胃炎，Hp 清除率 78.73%。关勇建等运用补中益气汤加味治疗 Hp 感染脾胃虚弱证型胃脘痛，以扶正祛邪、益后天之本为法，疗效与西药三联疗法相当，并且感染率、复发率较后者低。黄鹰等拟柴胡疏肝散加味治疗 Hp 相关性胃炎 50 例，发现在改善临床症状上中药较西药三联疗法有优势。郭虎军以五味消毒饮加味治疗 Hp 感染，对中药治疗组与阿莫西林和甲硝唑对照组的临床疗效进行比较，证明五味消毒饮加味治疗 Hp 感染有肯定疗效。李贤莉等将 150 例幽门螺杆菌感染的消化性溃疡患者随机分组，观察中医辨证施护护理干预对患者通过舒适状况量表（GCQ）、抑郁自评量表（SAS）、焦虑自评量表（SDS）以及两组幽门螺杆菌根除率进行评估，结果表明中医辨证施护能有效提高幽门螺杆菌感染消化性溃疡患者杀菌根除率，还能缓解或消除患者的焦虑或抑郁情绪，改善患者健康状况。

2. 中药单味药抗幽门螺杆菌

黄浩然等通过检索文献，总结单味中药对 Hp 的抑菌实验研究多集中在清热解毒类药物，归纳比较最小抑制浓度（MIC）和抑菌环直径大小，抑菌强度位列前三者为黄连、黄芩、大黄。吴静等经试验亦证实黄连对 Hp 具有较好抑杀作用。徐帆等发现 3 种中药抗 Hp 的效果为黄连＞蜂胶＞吴茱萸；黄连与蜂胶联合应用及吴茱萸与蜂胶联合应用，在抗 Hp 方面表现为协同作用，并且吴茱萸与蜂胶联合应用协同作用较强；黄连与吴茱萸联合应用，在抗 Hp 方面表现为相加作用；3 种中药提取物之间均无拮抗作用。金昭等将 6 周龄雄性昆明小鼠随机分为空白对照组、生理盐水组、Hp 组、三联组、四联组、梅花草组、三联＋梅花草组和四联＋梅花草组进行实验，验证了梅花草提取物可以有效根除 Hp 和保护胃黏膜，其作用机制与降低 Hp 感染后 IL-2、IL-8 和 TNF-α 水平及保护胃黏膜亚细胞结构完整性有关。

3. 中西医结合提高幽门螺杆菌的根除率

谢民栋等将 60 例幽门螺杆菌相关性消化性溃疡患者随机分为 2 组，每组 30 例。对照组采用西医标准三联疗法；治疗组在对照组基础上加用半夏泻心汤（半夏、黄芩、黄连、干姜、党参等）治疗。2 周为 1 个疗程，连续用药 2 个疗程后评价其疗效。结果：治疗组在改善患者的临床症状、Hp 根除率及治疗有效率与对照组比较差异均有统计学意义（$P < 0.05$，$P < 0.01$）。结论：中西医结合对于幽门螺杆菌相关性消化性溃疡有较好的治疗作用。吴欣欣将 78 例 Hp 相关性慢性萎缩性胃炎患者随机分为治疗组与对照组各 39 例，对照组给予泮托拉唑联合磷酸铝凝胶及阿莫西林治疗，治疗组在对照组基础上加

用半夏泻心汤加减（药用党参、大枣、枳壳、香附等）治疗，对比 2 组疗效。结果：治疗组总有效率 92.3%，高于对照组的 69.2%（$P < 0.01$）；治疗组 Hp 清除率 76.9%，高于对照组的 53.8%（$P < 0.05$）；治疗组清除 Hp 总有效率 94.9%，高于对照组的 69.2%（$P < 0.01$）；治疗组不良反应发生率低于对照组（$P < 0.05$）。结论：半夏泻心汤加减治疗 Hp 相关性慢性萎缩性胃炎，疗效可靠，不良反应少。谢金晖等选取 170 例幽门螺杆菌相关性胃病患者进行研究，对照组给予西医常规治疗，观察组在对照组基础上给予针灸联合半夏泻心汤加减治疗，比较两组患者临床疗效，比较治疗前后中医症状评分、实验室相关指标、HP 根治率。结果显示针灸联合半夏泻心汤加减治疗幽门螺杆菌相关性胃病可提高临床疗效和 HP 根治率，缓解患者临床症状，改善 PGⅠ、PGⅡ、PGR、GAS 指标水平，促进患者疾病恢复。曾韦苹等选取幽门螺杆菌感染患者 100 例，随机将患者分为对照组（n=48）和试验组（n=52）。对照组给予西医三联疗法进行治疗，试验组在三联疗法基础上给予半夏泻心汤加减治疗。治疗后 2 周对比 2 组疗效、中医证候积分、幽门螺杆菌阳性率、复发率及不良反应。根据结果，研究者认为半夏泻心汤可提高西医三联疗法对幽门螺杆菌的根除率，降低复发率，减少不良反应。

参考文献

[1] 樊建，田由武，刘常青 . 半夏泻心汤加减治疗 Hp 相关性慢性萎缩性胃炎 47 例临床观察 [J]. 山西中医，2009，25（3）：11–12.

[2] 黄鹰，温屯清，曾亮，等 . 柴胡疏肝散加味治疗 Hp 相关性胃炎 50 例临床观察 [J]. 中医药导报，2007，（4）：33–34.

[3] 黄浩然，陈蔚文，徐晖 . 中药及其有效成分抑制幽门螺杆菌的研究进展 [J]. 中药新药与临床药理，2008，（6）：508–511.

[4] 吴静，胡东，王克霞 . 黄芩和黄芩苷对幽门螺杆菌的体外抗菌活性研究 [J]. 中药材，2008，（5）：707–710.

[5] 徐帆，李平，楚更五，等 . 3 种中药提取物对幽门螺杆菌的体外联合抗菌效应研究 [J]. 中国药房，2007，（33）：2573–2574.

[6] 谢民栋，梁剑凌，朱霞 . 中西医结合治疗幽门螺杆菌相关性消化性溃疡临床研究 [J]. 长春中医药大学学报，2012，28（6）：1068–1069.

[7] 吴欣欣 . 半夏泻心汤治疗幽门螺杆菌相关性慢性萎缩性胃炎 [J]. 长春中医药大学学报，2013，29（2）：286–287.

[8] 金昭，王儒帅，王朝阳，等 . 梅花草提取物对幽门螺杆菌小鼠胃黏膜定植的影响及其机制 [J]. 吉林大学学报（医学版），2022，48（5）：1131–1138.

[9] 谢民栋，梁剑凌，朱霞 . 中西医结合治疗幽门螺杆菌相关性消化性溃疡临床研究

[J]. 长春中医药大学学报，2012，28（6）：1068-1069.

[10] 吴欣欣. 半夏泻心汤治疗幽门螺杆菌相关性慢性萎缩性胃炎 [J]. 长春中医药大学学报，2013，29（2）：286-287.

[11] 谢金晖，赖瑜. 针灸联合半夏泻心汤加减治疗幽门螺杆菌相关性胃病患者效果观察 [J]. 包头医学院学报，2021，37（6）：84-86.

[12] 曾韦苹，张军汉，罗玉. 半夏泻心汤加减联合三联疗法对消化性溃疡患者幽门螺杆菌的根治效果观察 [J]. 北京中医药，2020，39（9）：992-994.

第五章　其他疗法

第一节　针灸

腧穴是人体脏腑经络气血输注出入的特殊部位，每个腧穴都具有特殊性，并有双向调节的作用。针灸对腧穴的作用可表现为外在敏感性和内在放大性，能使针灸理化作用较长时间地停留在腧穴或释放到全身。根据现代研究，针灸时产生的近红外线因子是一种良性的治疗因子，通过腧穴作用于人体。其穿透力强，不仅能影响腧穴局部，还可深入体内，影响经气、脏腑乃至全身，发挥整体调节的作用，产生 1+1 > 2 的效应。近年来，有关针灸治疗消化系统疾病的现代临床应用与研究的文献日益增多。因针灸疗效确切，毒副作用少，受到越来越多医家的重视。

一、常见脾胃病针灸选穴与配伍

脾虚不运，治宜健脾益气，选用足三里、脾俞、神阙等穴；脾虚下陷，治宜补气升阳，选用足三里、中脘、气海、百会、长强、三阴交等穴；脾不统血，治宜补气摄血，选用隐白、脾俞、血海、肝俞、足三里等穴；脾胃湿热，治宜清利湿热，选用阴陵泉、曲池、建里、上脘等穴；脾胃虚寒，治宜温中散寒，选用足三里、脾俞、章门、胃俞等穴；肝胃不和，治宜疏肝和胃，选用足三里、阳陵泉透阴陵泉、内关、期门等穴；肝脾不调，治宜健脾疏肝理气，选用足三里、内关、公孙、肝俞、三阴交等穴。

足三里乃回阳九针之一，治疗范围甚为广泛。脾属土，足三里穴属土，针灸补法可以裨益脾气。胃为气血生化之源，足三里系足阳明经合穴，"合治内腑"。阳明经为多气多血之经，刺之可以激发经气，畅行血脉，使肌肉得以濡养，痿躄得复。

补泻针法是《内经》中诸多针刺方法之一，源于"损有余，益不足"的哲学观点。《难经·七十八难》云："得气因推而内之是谓补，动而伸之是谓泻。"《医学入门》云："凡提插，急提慢按如冰冷，泻也；慢提紧按火烧身，补也。""虚则补之，实则泻之。"补泻手法是影响针灸疗效的关键之一。

二、运针手法

针刺的运针操作包括多种内容，但常常是综合使用，从进针、探寻针感（寻气）、施用补或泻手法到退针，都有不同的操作手法，主要有如下 10 种。

1. 进

此即将针从浅层刺入深层（包括穿皮、探找针感和施用补泻手法）。操作时可缓慢捻进或迅速垂直刺入，主要根据病情和刺入部位而定。

2. 留

此即针刺得气以后，将针体留置于穴内一定时间。留针在临床上有三种意义：一是候气，针感不明显时，留针等候气至。如《素问·离合真邪论》曰："静以久留，以气至为故，如待所贵，不知日暮。"二是保持针感，使气血调和，特别对发作性疾病如支气管哮喘、心绞痛等，有增强解痉镇痛的作用。三是留针期间根据病情需要再给予适量的刺激，以增强疗效。临床根据留针期间是否间歇行针，可分为静留针法和动留针法。

3. 捻

此即将针来回捻转。捻转是进针或退针常用的操作手法，同时也是催气和施用补泻的手法。一般来说，捻针角度不宜过大且应往返回旋，以免引起滞针和疼痛。

4. 捣

此即将针快速上下提插，以增强刺激的操作方法，主要用于催气、行气，也称"雀啄术"。一般提插的幅度大、频率快，刺激量就大；反之，提插的幅度小、频率慢，刺激量就小。采用这种手法时，要注意患者反应，以免因刺激过强而引起晕针。同时，还要注意刺入部位，如针刺部位内有脏器时，不应捣刺（如期门、哑门等穴），以防刺伤脏器，引起医疗事故。分布在体表器官周围的穴位（如睛明、球后等穴），以及体表的穴位（如百会、印堂等穴），均不宜用捣法，以免刺入过深，损伤器官，或刺入骨膜，增加患者痛苦。

5. 颤

此即进针后以小幅度、高频率捻转提插，如手颤般震动针体，是催气、行气的辅助手法，也称"震颤术"。

6. 搓

此即单向搓转针柄，使肌纤维适度缠绕针体，利用其牵拉作用以激发经气，是加强针感与补泻作用的手法。该法有守气、催气、行气的作用。临床应用时，要注意搓针用力不可太过，否则易引起滞针而出现疼痛麻胀。出针必须先使针体回转，待针下松动后再出针。

7. 飞

此即用于持针、搓捻针柄，搓捻后立即放手离开针柄，一搓（捻）一放或三搓（捻）一放，如飞鸟展翅状的辅助手法，主要用于催气、行气。

8. 刮

此即用拇指指腹轻压针柄顶端，以中指指甲沿针柄由下而上频频刮动针柄，促使得气。《素问·离合正邪论》有"抓而下之"之法，姚止庵注云"抓，以爪甲刮也"。这种运针法刺激较轻，可作为留针期间增强针感的辅助手法，也可作为补或平补手法的操作，适用于对针刺敏感的患者。

9. 弹

此即用手指轻轻弹动针柄或针尾，使针体微微震动，以加强针感，助气运行。此法多在进针有针感后，或在留针期间使用。《素问·离合真邪论》有"弹而怒之"之法。其后《针灸问对》亦说："如气不行，将针轻轻弹之，使气速行。"本法有催气、行气的作用。

10. 退

此即术后将针退出穴位的方法。《金针赋》曰："出针贵缓，太急伤气。"《针灸大成》曰："针至于天部之际，须在皮肤之间留一豆许，少时方出针也。"也就是说，退针不能一拔而去，宜将针缓慢捻转上提，待针尖至皮下后，稍作停留（防止骤然急拔引起患者恐惧或针口出血），然后将针退出，随即用消毒棉签按压针孔，并稍加揉按，以防出血并消除痛感。

三、常见消化系统疾病的针灸治疗进展

1. 胃食管反流病

胃食管反流病（GERD）是指胃十二指肠内容物反流入食管引起烧心等症状，也可引起咽喉、气道等食管邻近的组织损害，出现食管外症状的疾病。GERD 是一种常见病，其发病率可随年龄增加而增加。目前单用西药治疗 GERD 的效果有限。西医以抑酸治疗为主，停药后复发率高，长期用药会产生一定毒副作用。有研究表明，中医外治法治疗 GERD 的临床有效率及治愈率明显高于单用西药治疗且复发率低。施一春等以王乐亭的"胃十针"为基本针灸处方，针对临床 148 位难治性 GERD 患者采取针灸 + 质子泵抑制剂（治疗组）治疗，并与采用西医三联治疗的对照组进行对比研究，治疗 8 周后，治疗组综合有效率为 92.06%，对照组为 83.33%（$P < 0.05$）。刘谦等通过针刺内关、太冲、公孙、中脘、足三里等穴位治疗 GERD，证明针灸可以促进患者食管下括肌功能的恢复，增加食管的廓清能力，提高食管体部的蠕动功能，从而改善 GERD 的症状。马彩虹等研究表

明，黛力新联合针刺治疗难治性 GERD 比单用西药的临床效果好，同时兼有改善患者情绪障碍的作用。

2. 慢性萎缩性胃炎

慢性萎缩性胃炎（CAG）是慢性胃炎的一种类型，指胃黏膜上皮遭受反复损害导致固有腺体减少，伴或不伴纤维替代、肠腺化生和（或）假幽门腺化生的一种慢性胃部疾病。唐铭津通过针灸足三里、膈俞、关元、血海穴等治疗 CAG 50 例，其中显效 30 例、有效 16 例，治疗有效率为 92.0%，而采用常规西医治疗的对照组有效率为 76.0%（$P < 0.05$）。李洁等将 70 例 CAG 患者随机分为观察组和对照组，每组各 35 例，观察组给予改良雷火神针及中药汤剂口服，对照组给予胃复春片及维酶素片口服，治疗 3 个月后，总有效率观察组为 94.29%，对照组为 71.43%（$P < 0.01$）。李佳佳取中脘、足三里、内关、公孙等穴，对 CAG 患者进行分证论治，同时配合西医治疗，治疗 4 周后，症状积分降幅明显大于西医对照组（$P < 0.05$）。

3. 消化性溃疡

消化性溃疡（PU）是指胃肠道黏膜被自身消化而形成的溃疡，可发生于食管、胃、十二指肠、胃 - 空肠吻合口附近以及含有胃黏膜的 Meckel 憩室，其中胃、十二指肠球部溃疡最为常见，全球有 10% 的人群患过 PU。侯宽超等将 60 例符合标准的 PU 患者分为温针灸组（治疗组）及奥美拉唑联合雷尼替丁组（对照组）。经 2 个月的治疗，治疗组治愈率为 53.3%，总有效率为 93.3%；对照组治愈率为 33.3%，总有效率为 76.6%（$P < 0.05$）。彤祎将 112 例胃溃疡患者随机分为观察组和对照组，每组各 56 例。对照组予三联疗法，观察组在对照组基础上配合针刺内关、中脘及足三里穴等穴位，在经 2 周的治疗后，观察组总有效率为 96.4%，明显优于对照组的 71.4%（$P < 0.05$），并且观察组 Hp 清除率为 96.4%，明显高于对照组的 75.0%（$P < 0.05$）。徐红霞将 160 例 PU 患者按入院先后顺序进行分组，对照组予西药治疗，观察组在对照组基础上给予温针灸治疗，经过 40 天的治疗后，观察组总有效率为 92.50%，显著高于对照组的 76.25%（$P < 0.05$）。

4. 功能性消化不良

功能性胃肠病（FGID）是指由胃和十二指肠功能紊乱引起无器质性病变的一组临床综合征。临床中发现，普通人群中有消化不良症状者占 19% ～ 41%。向贤德采用"老十针"治疗功能性消化不良，可起到增强胃肠蠕动、调节胃肠功能紊乱、提高胃肠代谢能力、消除紧张性情绪等作用。徐因等采用"老十针"合调神穴治疗 47 例功能性消化不良的患者，4 个疗程后对比发现，患者空腹及用餐后收缩波幅值、平均收缩波频率显著增高，比较吗丁啉治疗组，差异有统计学意义（$P < 0.05$）。张旭颖等对 30 例功能性消化不良患者进行为期 5 周的电针治疗，患者满意率高，值得推广。

5. 肠易激综合征

肠易激综合征（IBS）是一种以腹痛或腹部不适伴排便习惯改变为特征而无器质性病变的常见功能性肠病。西方国家以便秘型（IBS-C）多见，而我国则以腹泻型（IBS-D）为主。针灸在治疗 IBS 方面运用广泛。如谭克平等对 38 例 IBS-C 患者针刺中脘、气海、关元、天枢等穴，配合口服芪蓉润肠口服液，以 14 天为 1 个疗程，经过 2 个疗程后，患者症状积分大幅度下降，明显优于单纯口服芪蓉润肠口服液的患者（$P < 0.05$）。裴丽霞等将 60 例患者随机分为针刺组与西药组。针刺组予以针刺天枢、足三里、上巨虚、太冲、三阴交等穴治疗；西药组给予口服乳果糖溶液治疗。经 2 个月治疗后，总有效率针刺组为 90.0%，西药组为 83.3%（$P < 0.05$），并且针刺组临床症状评分和生活质量改善优于西药组（$P < 0.05$）。

6. 溃疡性结肠炎

溃疡性结肠炎（UC）是一种病因尚不清楚的慢性非特异性炎症性肠病，是消化系统常见的疑难疾病。临床通过针灸治疗 UC，疗效可观。李朝华对 50 例慢性溃疡性结肠炎（CUC）患者进行针灸治疗，选穴以关元、气海、天枢、大肠俞等为主，经过治疗后，显效 52%，有效 40%，无效 8%，总有效率 92%，与口服甲硝唑联合柳氮磺吡啶的对照组比较，差异有统计学意义（$P < 0.05$）。王升敏将 100 例 CUC 患者随机分为 2 组，观察组实施针灸治疗，对照组实施西医治疗。结论：观察组总有效率高于对照组，不良反应发生率低于对照组，差异有统计学意义（$P < 0.05$）。陈洁等将 63 位脾虚型轻、中度活动性 UC 患者进行随机分组，对照组予柳氮磺吡啶肠溶片（SASP）、双歧杆菌三联活菌胶囊口服的同时予甲硝唑氯化钠加入 SASP、锡类散保留灌肠治疗；治疗组在对照组基础上予艾盒灸神阙穴辅助治疗。结果显示，艾盒灸神阙穴是治疗轻、中度脾虚证 UC 有效、安全的佐治方法，治疗组在临床疗效、Sutherland 疾病活动指数评分标准、肠镜积分以及高凝状态的改善方面均优于对照组（$P < 0.05$）。

7. 特效经验要穴

针灸治疗消化道疾病效果颇佳，特别是在胃痛、泄泻等方面疗效确切。《灵枢·经脉》载："肺手太阴之脉，起于中焦，下络大肠，还循胃口，上膈属肺。"尺胃穴位于右侧前臂掌面桡侧，当尺泽与太渊连线中点，腕横纹上 6 寸，孔最下 1 寸。何科杰等介绍了赖新生的经验，认为尺胃穴可针、可灸、可重按、可点揉，具有疏经通络止痛、和胃降逆止呃之功。中医学将引起胃脘痛的原因归纳为感受寒邪、饮食不节、瘀血内停、忧思恼怒等，其病机关键为胃气不通、筋肉挛急。筋缩穴对于挛缩等症有很好的疗效。刘舒音等将 60 例胃脘痛患者随机分组，治疗组予针刺筋缩穴，对照组予盐酸消旋山莨菪碱注射液肌内注射治疗，结果治疗组疼痛缓解率为 83.3%，优于对照组的 43.3%（$P < 0.05$）。神阙穴在临床中常用于治疗胃脘痛，《针灸大成》云："神阙……主中风不

省人事，腹中虚冷，伤败脏腑，泄利不止，水肿膜胀，肠鸣状如流水声，腹痛绕脐，小儿奶利不绝，脱肛，风痫，角弓反张。"刘克勤对 85 例胃脘痛患者进行随机分组，观察组运用艾灸神阙穴配合西药治疗，总有效率为 90.7%，显著优于单用西药治疗对照组的 61.9%（ $P < 0.05$ ）。四缝穴为经外奇穴，与"传化物而不藏"的六腑有密切的联系。周莉等将 116 例泄泻患儿分为 2 组，对照组予西医常规治疗，观察组在此基础上加用针刺四缝穴，结果观察组总有效率为 96.6%，高于对照组的 86.2%（ $P < 0.01$ ）。天枢穴为大肠募穴，艾灸天枢穴可温阳通气，疏通经络，调整大肠的传导功能。王栋斌等采用艾条悬灸天枢穴治疗 26 例脾胃虚弱型泄泻患者，痊愈 14 例，显效 7 例，有效 3 例，无效 2 例，总有效率为 92.3%。特效经验要穴是临床中有代表性的、疗效显著的穴位，并非针灸治疗唯一的要穴，治疗时仍须辨证论治，四诊合参。

综上所述，针灸是集针刺、经络、穴位、艾灸为一体的复合性治疗方法，目前已在消化系统疾病中得到广泛应用。针灸相较口服药物，避免了药物可能发生的肝脏首过效应和胃肠灭活，同时能较迅速地改善症状，但目前多数文献仍停留在临床方面的研究，而临床报道大多缺少大样本、多中心、随机、对照以及盲法的科研设计方案，数据统计分析方法欠规范，缺乏随访，近期疗效观察明显多于远期疗效观察。这些都不利于研究针灸治疗消化系统疾病的内在机制。今后的研究应持续探索治疗规律并多与实验研究进行有机结合，充分展示针灸治疗的特色与优势，以更好地指导临床，让更多患者受益。

参考文献

[1] 施一春，张咩庆，沈醉，等 . 针灸辅助质子泵抑制剂治疗难治性胃食管反流病 63 例临床观察 [J]. 中医杂志，2016，57（24）：2113-2116.

[2] 刘谦，夏兴洲，许晓芳，等 . 针灸对食管运动障碍 NERD 患者临床症状及食管动力的影响研究 [J]. 重庆医学，2013，42（17）：1929-1931.

[3] 马彩虹，李超群，钱韶红，等 . 针刺联合黛力新治疗难治性胃食管反流病临床研究 [J]. 四川中医，2016，34（3）：179-181.

[4] 唐铭津 . 针灸治疗慢性萎缩性胃炎的临床研究 [J]. 世界最新医学信息文摘，2018，18（54）：153.

[5] 李洁，安贺军，张波，等 . 改良雷火神针联合中药汤剂治疗慢性非萎缩性胃炎临床观察 [J]. 针灸临床杂志，2015，31（3）：24-27.

[6] 李佳佳 . 针灸联合常规西医治疗慢性萎缩性胃炎的疗效及机制研究 [J]. 深圳中西医结合杂志，2019，29（8）：52-54.

[7] 侯宽超，王健 . 温针灸治疗消化性溃疡疗效观察 [J]. 上海针灸杂志，2015，34（11）：1062-1063.

[8] 肜祎.西医三联疗法配合针灸治疗胃溃疡的临床观察 [J].云南中医中药杂志，2017，38（12）：29-31.

[9] 徐红霞.消化性溃疡的温针灸治疗效果分析 [J].中国现代药物应用，2018，12（6）：208-209.

[10] 李跃兵.向贤德教授针药结合治疗功能性消化不良临床经验 [J].中国针灸，2019，39（10）：1089-1091.

[11] 张旭颖，谢辉，李国民，等.电针治疗功能性消化不良临床观察 [J].上海针灸杂志，2016，35（2）：139-140.

[12] 谭克平，李新伟，吴新.针灸联合治疗脾胃阳虚型便秘型肠易激综合征的临床观察 [J].中华中医药学刊，2017，（2）：485-487.

[13] 裴丽霞，朱莉，孙建华，等.调神健脾配穴针刺治疗便秘型肠易激综合征：随机对照研究 [J].中国针灸，2015，35（11）：1095-1098.

[14] 李朝华.中医针灸治疗慢性溃疡性结肠炎疗效观察 [J].世界最新医学信息文摘，2017，17（19）：90.

[15] 王升敏.中医针灸治疗慢性溃疡性结肠炎疗效观察 [J].临床医药文献电子杂志，2019，6（33）：47-50.

[16] 陈洁，刘军，王文丽，等.艾盒灸神阙佐治轻中度溃疡性结肠炎（脾虚证）临床观察 [J].新中医，2016，48（8）：71-73.

[17] 何科杰，王玉妹，李景，等.赖新生应用尺胃穴临证验案 3 则 [J].辽宁中医杂志，2019，46（1）：148-149.

[18] 刘舒音，李济同.孔丹阳，等.针刺筋缩穴治疗胃脘痛 60 例的临床观察 [J].世界最新医学信息文摘，2016，16（A4）：228-229.

[19] 刘克勤.艾灸神阙穴辅助治疗胃脘痛的效果观察 [J].光明中医，2017，32（8）：1153-1154.

[20] 周莉，徐奇伟.针刺四缝穴结合西药常规治疗小儿泄泻 58 例 [J].浙江中医杂志，2015，50（11）：824.

[21] 王栋斌，葛淑琦，邱荃，等.艾灸天枢穴治疗脾胃虚弱型泄泻的临床观察 [J].中国民间疗法，2016，24（6）：15.

第二节 推拿

一、推拿治疗脾胃病的基本原理

胃痛、痞满、呕吐、呃逆、泄泻、便秘等均属于中医学脾胃病的范畴，西医学上则是消化系统疾病的表现，涵盖的疾病有急性胃炎、慢性胃炎、胃食管反流病、消化性溃疡、功能性消化不良等。脾的特性是喜燥恶湿，而胃喜润恶燥，脾胃主气机升降。脾胃燥湿相济，阴阳相合且升降出入有序，则机体气血生化正常运行。若人体气机升降功能失常，脾胃病则易发生。腹背部是推拿治疗消化系统疾病时主要的施术部位，是任督二脉循行之处。任脉和督脉乃阴脉、阳脉之海。经气运行平衡，升降有序，为脏腑气机正常运行的基础。膀胱经位于脊柱两侧，是脏腑阴阳之会，精气注于此，是经络的气血之总汇。背俞穴位于足太阳膀胱经上，刺激相应俞穴可直接调整对应脏腑功能。腹为阴，背为阳。督脉循脊而过，即为阳脉之海，统领阴阳经脉，调节全身经气，内通脏腑，外达肌表。现代解剖认为，各脏器通过自主神经和脊柱相关联，具有节段性及规律性。内脏组织器官在病变时，内脏－躯体反射通路会传导到脊髓，在相应的脊柱神经节段产生病理性的改变。人体腹部自中线向两侧分布有任脉、肾经、胃经和脾经。腹部按摩可刺激腹部诸经，发挥"经脉所过，主治所及"的作用，使经脉得通，腑气得调。《理瀹骈文》指出"后天之本在脾，调中者摩腹"，表明了腹背部推拿治疗脾胃病的独特作用和优势。

二、推拿治疗脾胃病的理论研究进展

1. 开督脉

督脉"起于下极之腧，并于脊里，上至风府，入脑上颠，循额至鼻柱"，总督诸阳，与手、足三阳经交会于大椎，为"阳脉之海"。《灵枢·经脉》曰："肾足少阴之脉……贯脊，属肾络膀胱。"可见，督脉贯穿脊柱上下，与肾、脊柱紧密相连。黄锦军认为，"开督脉"即理气血，调阴阳。肾为"先天之本"，肾阳又为一身阳气之本，"五脏阳气，非此不能发"。脾为"后天之本"，脾主运化依赖于肾阳的温养。督脉能统率阳经，调节一身阳气。脾运化谷食水饮，转输津液，依赖脾气的作用，即脾阳也。气为阳，阳为用，脾气不足，脾阳失于肾阳温煦，则运化失常，出现腹胀、便溏、食欲不振等症状。若脾

胃阳气不足，则运化失常，可通过"开督脉"来激发调节肾中阳气，使脾阳得复，运化得健，故"开督脉"即升肾阳，补脾气，健脾阳，助运化也。西医学研究发现，胃肠功能受 $T_9 \sim L_4$ 自主神经支配，$T_9 \sim L_4$ 后关节错位则会引起胃肠功能紊乱，出现反酸、腹泻、便秘等症状。"开督脉"可以刺激自主神经，纠正关节错位，增加胃肠蠕动，促进消化。

手法："木"字形督脉法（重点施术部位均为 $T_9 \sim L_4$）。

操作：第一步，竖督脉，患者俯卧位，医者沿着督脉循行方向由下向上或由上向下，反复3～5分钟。第二步，横督脉，于与督脉循行方向相垂直处施行法，反复3～5分钟。第三步，左右45°督脉（由下向上），于与督脉成45°夹角方向施行法，反复3～5分钟。

2. 疏肝胆

肝者，将军之官，主疏泄而调畅气机，又有"血海"之称。《灵枢·本神》说："肝藏血，血舍魂。"肝血充足，则魂得以化生与涵养。《灵枢·经脉》曰"肝足厥阴之脉……上踝八寸，交出太阴之后，上腘内廉，循股阴，入毛中……抵小腹，挟胃……布胁肋"，可见肝经循行于大腿内侧，又与脾胃紧密相关。胆者，附于肝，又与之相表里，为清净之腑。《灵枢·经脉》曰"胆足少阳之脉……络肝，属胆，循胁里，出气街，绕毛际，横入髀厌中"，可见胆经循行于腹股沟等处且与肝经联系密切。黄锦军认为，"疏肝胆"即调气机。肝为刚脏，胆者"中精之腑"，同属于木，性喜条达，脾胃属土，若肝胆疏泄失常，郁则横逆，横则克土，乘犯脾胃。肝"在志为怒"，肝气升发太过则烦躁易怒，影响脾胃运化，肝气郁结则胸胁满闷、时太息、心烦喜呕，亦可影响全身气机，进而影响五脏六腑、经络等。故"疏肝胆"可以疏肝理气，调畅气机，恢复脾胃升降功能。

西医学表明，气机紊乱会导致乙酰胆碱、血管紧张素Ⅱ、促肾上腺皮质激素、雌二醇水平上升，从而出现腹泻、腹痛等症状。黄锦军认为，这与神经内分泌关系紧密，所以在临床诊治上，强调身心同治，理气活血，调畅情志，在治疗患者疾病的同时，兼顾患者的精神、心理状况。

手法：擦胁肋和腹股沟。

操作：第一步，患者仰卧位，医者站于一侧，于胁肋部从上往下行擦法，以出现温热感为度。第二步，于两侧腹股沟处行擦法。

3. 通三焦

三焦，六腑之一，属少阳，寓相火，为水火气机之通路，具有通行诸气与运行津液的作用。三焦有名无形。如《灵枢·营卫生会》云："上焦如雾，中焦如沤，下焦如渎。"上焦宣发卫气，输布水谷精微，中焦消化饮食，下焦排泄糟粕，三焦通达，则气血津液流畅。又《中藏经》云："三焦者，人之三元之气也，号曰中清之腑，总领五脏六腑、营卫经络、内外左右上下之气也，三焦通，则内外左右上下皆通也。"可见，三焦是沟通表里，联络其他脏腑的重要通道。《灵枢·经脉》云："三焦手少阳之脉，起于小指次指之端……入缺盆，布膻中，散络心包，下膈，遍属三焦。"三焦经脉从手走胸，下膈，遍属三焦，接于足少阳胆。《灵枢·营卫生会》云："中焦亦并胃中，出上焦之后，此所受气者，泌糟粕……化其精微，上注于肺乃化而为血，以奉生身。"中焦将食物化为精微为血，脾胃居其大也。故黄锦军认为，三焦与脾胃密切相关。若三焦水道枢机不利，则脾传输失职，津液不得输布，水湿内停，久而化热，内伤脾胃。若脾胃运化不利，水津不得输布，亦可影响三焦气机。因此，黄锦军治疗脾胃病时，强调"通三焦，理上下"，三焦通畅，气机条达，阴阳水火升降有序，脾胃自无贼克之患。

操作：第一步，患者仰卧位，一指禅推膻中、天枢、足三里，每个穴位 100 次。第二步，腹部以脐为中心，先逆时针施术 36 次，再顺时针施术 36 次，以腹部发热为度。

4. 重局部

脾胃同居中焦，是人体升降的枢纽，脾升胃降，则能将水谷之物腐熟，并输布精微于全身。《灵枢·经脉》曰："脾足太阴之脉……入腹，属脾，络胃。""脾所生病者，舌本痛，体不能动摇，食不下，烦心。"其穴"大横"，是脾经、阴维脉的交会穴，主治腹痛、腹泻等病症。而"胃足阳明之脉……其支者，起于胃口，下循腹里，下至气街中而合"，又《灵枢·经脉》曰"……气盛，则身以前皆热，其有余于胃，则消谷善饥，溺色黄；气不足，则身以前皆寒栗，胃中寒则胀满"。其"天枢"穴，是大肠募穴，主治腹痛、腹胀、便秘等病症。再者，任脉主干循行于前正中线。《难经·二十八难》云："任脉者，起于中极之下，以上毛际，循腹里，上关元，至咽喉。"其"中脘"穴，乃胃之募穴、腑会，任脉、小肠经、三焦经、胃经之交会穴，主治胃痛、呕吐、吞酸等病症。综上所述，可看出脾经、胃经、任脉与脾胃存在密切关系。因此，黄锦军认为，脾胃病的治疗应该重视局部推拿，以上述三条经脉及其重点腧穴为切入点，进行"穴位－经络－全腹"由点及线、由线带面的点线面结合的多层次、全面的推拿治疗。

手法：一指禅推法和振法。

操作：第一步，患者仰卧位，医者站于一侧，于双侧"大横""天枢"及"中脘"等腧穴上施行一指禅推法，每个穴位操作 1 分钟。第二步，于脾胃经、任脉上施行一指禅推法。第三步，振腹部，掌心吸定肚脐施以振法，时间为 1 分钟。

三、常见消化系统病推拿疗法研究进展

1. 慢性胃炎

慢性胃炎属于中医学"胃脘痛"范畴，症状常表现为上腹部的疼痛和不适。本病反复发作，难于治愈，使患者的生活、学习、工作均受到很大影响。"夫十二经脉者，内

属于脏腑，外络于肢节。"经脉与脏腑存在特定联系，对腹背部循行经络推拿，能通经络调阴阳，健脾胃调气机。西医学认为，推拿是通过神经系统调节消化道的吸收。海兴华等推测腹部推拿干预胃黏膜损伤是通过脑-肠轴神经通路，将机械力信号传导至中枢神经系统，激发了下丘脑中的胃泌素（gastrin，GAS）神经元，从而增加肠三叶因子（intestinal trefoil factor，ITF）的合成与分泌。王进等治疗 35 例慢性浅表性胃炎，在腹背部推胃三角，摩腹，按揉中脘、气海，沿两肋弓呈"八"字形分推，掌振胃脘部，背腰部往返施术，结果临床有效率达 94.28%。魏林林运用骆氏推拿治疗慢性浅表性胃炎 38 例。骆式推拿操作：反复摩按腹部、侧腹部、腰背部，反复拳揉背部背俞穴。疗程结束后观察结果，总有效率为 92.1%。

2. 胃食管反流病

胃食管反流病属于中医学"吐酸""吞酸""嘈杂""食管瘅"等范畴。有研究认为支配胃和食管的交感神经起源于 $T_5 \sim T_9$ 节段，胃和食管的病变可在相应的位置上呈现阳性反应点，在脊柱和背部施以按摩手法，同时对这些阳性反应点进行刺激，可起到调整阴阳、疏通经络、促进气血循环、改善脏腑功能的作用，对相关疾病治疗有效。腑病与其背俞穴、募穴及下合穴关系密切。治疗胃食管反流病在腹背部推拿操作可调节脾胃功能，调和脏腑阴阳。张瑞明等采用穴位按摩配合西沙必利治疗 100 例反流性食管炎患者，部位选取左右脊肋下、胃脘部、任脉、膀胱经，穴位选取脾俞、胃俞、肝俞、胆俞等，结果治疗组治愈 52 例，总有效率 100%。李娟通过电针推拿结合药物治疗非糜烂性胃食管反流病 50 例（治疗组），针刺治疗结束后行推拿疗法，部位选上腹部、神阙穴及周围、背部夹脊穴，上腹部用摩法或揉法，背后夹脊穴予捏、拿、提法，从下至上反复操作 20 ～ 30 次，配合服用西药，对照组 50 例服用西药，结果治疗组临床疗效总有效率为 100%，高于对照组的 84%。王华兰观察二式三法配合重灸法干预胃食管反流病患者 36 例。对照组采用常规推拿手法治疗；治疗组运用二式三法配合重灸法。二式指用腹部荡涤松弛法、腹部热补调胃法各反复操作 3 ～ 5 分钟；三法指用掌根揉摩点穴法、腹部三通经法、提拿腹肌旋腹法操作，最后俯卧，从下向上捏脊 3 遍。疗程结束后结果显示，治疗组愈显率和总有效率分别为 86.11%、100.00%，分别高于对照组的 61.11% 和94.44%。

3. 功能性消化不良

功能性消化不良属于中医学"痞满"范畴。在腹部推拿可调节中焦气机，促进脾胃气机升降协调，调和肝胃，健脾疏肝。谷悦治疗 50 例功能性消化不良患者，在患者腹部采用顺时针的推拿方法，点按天枢、章门等穴，临床总有效率为 96.00%。纪松林治疗功能性消化不良患者 24 例，采用顺时针搓摩点按患者腹部，主要穴位为天枢、章门、中脘等，患者临床总有效率为 91.7%。房纬运用胡氏腹部推拿治疗肝胃不和型功能性消化不良 40 例，通过按腹、揉腹、运腹、推腹、横擦胸胁、捏脊（重点作用在肝俞、脾俞、胃俞），配合针灸，对照组仅行针灸治疗，结果显示胡氏推拿疏肝行气、健脾和胃效果显著。西医研究表明胃动素是兴奋胃肠运动的脑肠肽，房纬指出胡氏腹部推拿可以提升人体内的胃动素水平。

4. 胃下垂

胃下垂是指站立时胃的下缘抵达盆腔，胃小弯弧线最低点降至髂嵴连线以下的病症。本病主要是因膈肌悬力差，支撑内脏的韧带松弛无力，或腹内压降低、腹肌松弛而引起。胃下垂有轻、中、重三度之分。在中医学中，胃下垂的病机为脾胃失和。脾胃居于腹，腹部推拿通过调理脾胃气机及功能，起到了治疗胃下垂的目的。"后天之本在脾，调中者摩腹"，这也是腹部推拿手法治疗胃下垂有显著疗效的原理之所在。推拿是通过刺激末梢神经，促进人体血液、淋巴循环及组织间的代谢，调整各组织、器官间的功能，提高人体功能的新陈代谢水平。推拿对胃蠕动有双向调节作用，可减少或增加胃蠕动次数，使胃蠕动保持正常。推拿起到调节胃功能状态，促进胃运动作用。刘晗以推拿辅气功治疗胃下垂 28 例，推拿基本操作部位在腹背部，用一指禅推法推腹部穴位鸠尾、中脘、天枢、气海、关元，用摩法以脐为中心，逆时针方向摩腹，用托法施术于腹部，用振法施于脘腹部，用一指禅推法、按揉法在背部背俞穴操作，重点是肝俞、脾俞、胃俞、气海俞、关元俞，治疗总有效率为 96.43%。杜世华通过辨证，推拿配合升阳举陷、补中益气的升陷汤治疗气血不足证和肝气郁结证胃下垂 50 例，推拿治疗主要以一指禅推法、摩法、振法、按揉法、托法施治于腹部、胁肋部、背部督脉、肩胛部，治疗总有效率为 96%。

5. 呃逆

呃逆古称"哕""哕逆"，俗称"打嗝"。《景岳全书·呃逆》曰："因其呃呃连声，故今以呃逆名之。"本病因胃气上逆动膈，气逆上冲致喉间呃呃连声，声短且频不易自制为临床表现。腹部推拿中摩腹、运腹、推腹、振腹有通调脏腑、运动胃肠、祛寒湿、化痰祛浊之效，对生成和通达气血可起到良性调整作用。研究表明呃逆的发生是由一个反射弧形成的，由迷走神经、膈神经或 $T_6 \sim T_{12}$ 水平交感神经纤维传入，反射中枢包括上段脊髓、延髓呼吸中枢、脑干网状结构和下丘脑，由膈神经传出。推拿可以通过调整人体功能状态，提高抵抗力，抑制膈神经，解除膈肌痉挛起到治疗呃逆的作用。何建青以疏肝和胃、降气止呃推拿手法治疗呃逆 113 例，先用滚揉法、掌跟拨揉法、拇指拨揉法在背部、腰部（施术部位以膀胱经第 1、2 侧线，督脉为主），再予大鱼际拨揉法在胸部，手掌拨揉法在腹部等施术，治疗总有效率为 100%。杨根福用推拿手法治疗呃逆患者，同样在腰背部、腹部进行操作，亦取得了良好的效果。

6. 肠易激综合征

肠易激综合征（IBS）是一种以腹部胀痛、大便性状异常及排便习惯改变为主要临床表现的消化系统疾病，临床分为腹泻型、便秘型和腹泻便秘交替型。本病以腹泻型最为常见，其发病率占40%～45%。肠易激综合征属于中医"泄泻""便秘""腹痛"范畴。本病多由素体脾胃虚弱或久病伤脾、饮食不节、情志不遂等因素引起，导致脾失健运，运化失司。人体重要的消化器官肝、胃、脾、大肠、小肠等均在腹部；腹部循行的经脉有任脉、肾经、肝经、胃经、脾经；推拿腹部可调理脾胃虚实，理气疏肝。这些是治疗肠易激综合征的解剖学及经络学基础。一指禅流派的代表人物曹仁发认为本病首先要调肝脾，其次要兼顾心肾，采用推拿疗法治疗本病，首推胃肠周围，即腹部和腰部，局部取穴能更好地直达病所，更快地缓解患者痛苦。"凡郁皆在中焦。"气郁则肝失疏泄、脾胃运化失常。赖双玲采用疏肝行气、调神解郁推拿法结合西药治疗腹泻型肠易激综合征，对照组口服西药治疗，治疗组运用腹部推拿中的按腹、揉腹、运腹、推腹，辅以捏脊和头部推拿，隔日治疗1次，治疗4周后，两组患者腹部不适、腹泻、汉密尔顿抑郁量表（HAMD）、血清5-羟色胺（5-HT）含量均较治疗前降低且治疗组低于对照组。姜庆宇治疗便秘型肠易激综合征60例，治疗组30例运用腹部推拿，通过按腹、揉腹、运腹、推腹，辅以揉背、捏脊，每天上午9:00治疗1次，对照组服用安慰剂，1个疗程均为15天。结果表明腹部推拿可能通过改善便秘型肠易激综合征患者中枢神经环路致敏化和脑肠肽表达，主要是结肠组织中SP、CCK的表达，从而有效调控脑肠互动途径以治疗便秘型肠易激综合征。

7. 便秘

便秘是指大便秘结不通或排便间隔时间延长，以及虽有便意但排便艰涩不畅的一种功能性病证。西医学中的功能性便秘属本病范畴。便秘的基本病机是邪滞大肠，腑气闭塞不通或肠失温润，推动无力，从而导致大肠传导功能失常，粪便不能正常排出。内部脏腑的疾病可以在体表经络施治。中医认为内脏的病理改变可反映于腹部相应部位或特定穴，人体背部与腹部亦存在关联，故有"俞募配穴"一说，而刺激腹部经穴或特定部位也可以治疗相应脏腑疾病。徐昭观察50例功能性便秘患者腹部推拿治疗前后结肠4个部位肠电图的变化，结果治疗后肠电图较治疗前有改善，表明腹部推拿可以改善肠电，调节结肠的运动，从而改善功能性便秘患者便秘症状。王敏等采用腹部推拿手法治疗老年人功能性便秘60例，治疗组30例采用腹部推拿辅以推揉腰背部、俯卧位滚法、弹拨法施术于腰背部，点按双侧肝俞、脾俞、胃俞、大肠俞，仰卧位揉腹、摩腹、运腹、推腹、按腹，19天为1个疗程，治疗2个疗程后，总有效率达93.33%。陈思娇运用"三穴三法"推拿治疗老年功能性便秘。"三穴"为双侧天枢和中脘、关元。"三法"为摩腹法（以脐为中心顺时针摩腹）、腹部震颤法（以一指禅推法、指震法作用于天枢、中脘、关元穴）、推腹法（双手五指呈八字形同时从上腹肋骨下逐渐向小腹耻骨联合方向推）。治疗 20 天，临床总有效率为 100%。

综上所述，推拿治疗较多运用于痛证，内科疾病相对少有研究。但目前有很多研究证实了腹背部推拿治疗脾胃病疗效确切且不良作用少，很大程度上提高了患者的生活质量。今后的推拿治疗研究，操作者应规范化培训，在临床上选取大的样本量，深入研究腹背部推拿的作用机理，进一步探讨推拿治疗脾胃病的机制，发挥内科推拿的优势并在临床推广。

参考文献

[1] 海兴华，王晓宇，刘芳，等.中医药治疗慢性浅表性胃炎的研究进展 [J].中国处方药，2021，19（10）：22-26.

[2] 王进，王道全.经穴腹背推拿治疗慢性浅表性胃炎 35 例 [J].河南中医，2015，35（10）：2517-2518.

[3] 魏林林，任蓉，焦建凯，等.骆氏腹诊推拿法治疗慢性浅表性胃炎临床研究 [J].中医药信息，2011，28（5）：93-95.

[4] 张瑞明，魏玉静.穴位按摩配合西药治疗反流性食管炎 100 例 [J].中医杂志，2001，（1）：56.

[5] 李娟.电针推拿结合药物治疗非糜烂性胃食管反流病临床观察 [J].山西医药杂志，2013，42（3）：328-329.

[6] 王华兰，刘宝良.二式三法配合重灸法干预胃食管反流病疗效观察 [J].辽宁中医杂志，2016，43（4）：829-831.

[7] 谷悦.腹部推拿治疗功能性消化不良的临床有效性分析 [J].中国医药指南，2019，17（30）：22.

[8] 纪松林.腹部推拿治疗功能性消化不良的临床价值分析 [J].中西医结合心血管病电子杂志，2016，4（16）：159-161.

[9] 刘晗.推拿辅以气功治疗胃下垂 28 例分析 [J].求医问药（下半月），2013，11（9）：139.

[10] 杜世华.推拿配合升陷汤治疗胃下垂 50 例 [J].河南中医，2014，34（2）：333-334.

[11] 何建青，郭思佳.推拿治疗呃逆 113 例疗效观察 [J].现代中医药，2013，33（4）：57-58.

[12] 杨根福.推拿治疗呃逆 37 例临床观察 [J].中医临床研究，2013，5（7）：47-49.

[13] 赖双玲，张卫星."疏肝行气，调神解郁"推拿法结合西药治疗腹泻型 IBS 的临

床疗效 [J]. 浙江中医药大学学报，2017，41（7）：628–631.

[14] 姜庆宇，李华南，张玮，等. 腹部推拿对便秘型肠易激综合征患者组织中脑肠肽 CGRP、SP、VIP、CCK 的影响 [J]. 辽宁中医药大学学报，2014，16（12）：70–72.

[15] 徐昭. 腹部推拿对功能性便秘患者肠电的影响 [J]. 辽宁中医杂志，2015，42（3）：521–523.

[16] 王敏，孙庆. 腹部推拿法治疗老年人功能性便秘的临床观察 [J]. 天津中医药，2014，31（3）：148–150.

[17] 陈思娇，朱军丽，臧娅，等. "三穴三法"推拿治疗老年功能性便秘临床效果及对生活质量的影响 [J]. 云南中医学院学报，2018，41（4）：79–81.

第三节　穴位贴敷疗法

穴位贴敷疗法是基于中医经络腧穴理论，参照中药性味归经的属性，将中药制备为膏药，或液体调和粉剂制成糊状，贴敷于特定穴位，通过药物药性、腧穴及经络的作用，达到改善症状、调节机体状态、治疗疾病目的的一种中医外治疗法。清代名医徐灵胎云："用膏贴之，闭塞其气，使药性从毛孔而入，其腠理通经贯络，或提而出之，或攻而散之，较之服药尤有力。"穴位贴敷疗法为中医特色疗法，是基于中医中药、经络学说和皮部理论的综合疗法。《内经》提出："善治者治皮毛。"皮部理论是经络学说的重要部分。皮部位于经络系统表层，可反映和传输病变，并具有通络固表、调和阴阳、紧密腠理等诸多功能。

一、贴敷疗法的历史沿革

穴位贴敷疗法的应用有极为悠久的历史。1973 年，长沙马王堆汉墓出土了我国现存最早的医著《五十二病方》，其中载有"蚖……以蓟印其中颠"，即用芥子为泥贴敷百会穴来治疗毒蛇咬伤。穴位贴敷属中药外治法。宋至明时期，中药外治法得到了不断改进和创新。李时珍的《本草纲目》中收载了不少穴位贴敷疗法，如"治肿满、小便不利者，以赤根捣烂，入麝香三分，贴于脐心，以帛束定，得小便利即肿消"。这些疗法为人们熟知和广泛应用至今。冬病夏治，夏病冬防，未病先防。在穴位贴敷疗法的传统应用中，三伏贴和三九贴最为人们熟知。三伏养阳、三九养阴的思想来源于"春夏养阳，秋冬养阴"。《素问·四气调神大论》云："夫四时阴阳者，万物之根本也，所以圣人春夏养阳，秋冬养阴，以从其根，故与万物沉浮于生长之门。"一年之中阴阳消长的极点莫过于三伏、三九，前者为四时中阳气最盛时，后者为阴气最盛时，故冬病夏治适用于冬重夏轻的病情从而补阳气，夏病冬治适用于夏重冬轻的慢性衰弱性疾病以滋养阴液。《素问·四气调神大论》中论及"春夏养阳"、《素问·六节藏象论》中讲"长夏胜冬"，五季（春、夏、长夏、秋、冬）的属性和生克关系奠定了冬病夏治、夏病冬防的理论基础。如《素问·阴阳应象大论》曰："春伤于风，夏生飧泄。"炎炎夏日，多食冰冷寒凉之品，或误食酸腐坏败食物，易诱发泄泻、胃脘痛、呕吐、霍乱等疾病。若夏日未得尽愈，病情迁延至冬日，季节转换，寒性收引，此时应积极进行反季节治疗，"损有余而补不足"，可达到纠正机体状态，治病求本之功效。穴位贴敷疗法用药、取穴变化多样，适宜各种体质、证型和疾病，具有费用低、操作简便、安全有效、副作用少、老少皆宜的优势。

二、穴位贴敷疗法的应用现状

穴位贴敷疗法在临床各科皆有应用，其中涉及内科病种最多，占频次百分比为43.64%，占病种百分比为33.48%。其所针对的疾病中，泄泻、胃脘痛等消化系统疾病占前5位。有研究显示，穴位贴敷疗法已广泛应用于功能性便秘、消化性溃疡、慢性胆囊炎、胆石症、肠易激综合征、慢性结肠炎、慢性乙型病毒性肝炎、肝硬化等消化系统疾病，常用的腧穴包括神阙、涌泉、肺俞、心俞、膏肓、脾俞、肾俞、膻中、命门、大椎、百劳、定喘等。

1. 神阙穴与脐疗方

中阳虚损为许多消化系统疾病产生的根本原因。脾主中焦，中焦主运化，运化因温煦而动；脾阳受损，虚寒内蕴，则运化失常。气机升降失调，胃失和降，脾难升清。《素问·阴阳应象大论》曰："清气在下，则生飧泄；浊气在上，则生腆胀。此阴阳反作，病之逆从也。"升清降浊之功紊乱则腹泻寒痛、痞满反酸。寒热错杂，阴阳失序，百病丛生，故温中健运为中焦调理之本。

脐疗方温中活血，益气通络。药物组成为黑附子10g，党参30g，川芎15g，丹参10g，冰片10g。药物使用方法为研末调糊，外敷于神阙穴。此法可用于治疗各种胃肠系统虚寒类疾病，如腹泻型肠易激综合征和功能性消化不良。腹泻型肠易激综合征是以腹痛伴有排便习惯异常、腹泻等症状的功能性疾病，成因复杂，但医家多强调其根本因素为肝郁脾虚，认为脾胃虚弱和肝失疏泄贯穿了疾病的全部过程。脾肾阳虚为肠易激综合征的病机，久泻者，阳气受损，真阳衰微，故以热方刺激"神居之所"——神阙，助阳化气，温补真阳，推动运化。医圣张仲景于《金匮要略·水气病脉证并治》中言胸中宗气"阴阳相得，其气乃行；大气一转，其气乃散"，其实不止宗气，中焦气机运转，则痰、湿、瘀得化。《内经》曰"木郁之发……民病胃脘当心而痛，上支两胁，膈咽不通，食饮不下"，肝郁乘脾，脾胃受损，脾升不能，胃气难降，气机停滞中阻，故胀闷痞满，发为消化不良之症。以此法运转中焦，则气机升降有序，脏腑各司其职。附子辛热燥烈，有毒，通行十二经脉，走而不守，外达皮毛而除表寒，内达脏腑而温冷痛，具有回阳益火、温中散寒功效。《医学启源》言附子："去脏腑沉寒一也，补助阳气不足二也，温暖脾胃三也。"黑附子为盐制而成，可降低附子的毒副作用，减少对局部皮肤的刺激。党参健脾益气生津；川芎为血中气药，气中血药，性味辛香走窜，上行头目可祛风，下入血海善调经，而外用更善祛风胜湿，行气祛寒；丹参活血化瘀，养血安神。现代药理研究发现，党参具有免疫调节作用，其含有的苍术内酯Ⅲ具有明显的抗炎活性；丹参有扩张血管、增加血流量的作用。穴位贴敷疗法常用到一些促渗剂，包括烧酒、冰片、肉桂、薄荷等，而脐疗方中使用的就是冰片。冰片，清香宣散。现代药理研究发现：冰片可透过血脑屏障，还可促进某些亲水性物质共同透过血脑屏障；此外，冰片在角质层也有促透作用，可能是由于改变了脂质分子的排列和流动性，增加了皮下毛细血管扩张，使药物易于进入血液循环。脐疗方中诸药辛散有序，气血同调，攻补兼施，温而不燥，补而不滞。在近年的研究与临床应用中，神阙穴已成为研究热点。神阙穴位于中焦、下焦之间，是肾间动气之处，故与脾、胃、肾关系最为密切。西医学研究认为，脐为腹壁最后闭合处，其下无脂肪组织，角质层薄，屏障功能差，故渗透性强。药物可自此快速弥散入血而通达全身，脐下腹膜有丰富的静脉网，与门静脉互通而直达肝脏。综上，神阙穴联合脐疗方，可充分吸收药物，直接作用于中焦，温中散寒，健脾暖肾，减少药物毒性刺激胃肠之弊。

2. 涌泉穴与吴茱萸

针对气机上逆、胃火上炎之口疮、口臭、反酸、呃逆及火热上行之证，我们常用吴茱萸研末，以食醋调和成黄豆大小丸状，每日白天贴于涌泉穴治疗。此法渊源久远，早在《本草纲目》中即记载了吴茱萸贴足心治疗口舌生疮的方法。涌泉穴是足少阴经井穴，五行属木，有滋水涵木、潜阳息风的作用，为养生要穴、阴阳相交之所。《灵枢·经脉》曰肾经"上贯肝膈，入肺中，循喉咙，挟舌本……从肺出络心，注胸中"。药予涌泉，能贯中焦而入心肺，使药力循经，补其虚损，调和阴阳平衡。吴茱萸性温，味辛苦，辛开苦降，有温中、理气、引火的作用。涌泉穴位于人体底端，针对火热上行的疾病，以吴茱萸外敷可达引火下行、引火归原之功。食醋色黑，性酸敛入肝、肾经，可制约吴茱萸发散之性而增药效。贴敷时间选在白天，是基于中医学"天人相应""因时用药"的思路与方法。原因是昼夜人体阳气变化不同。《灵枢·顺气一日分为四时》有言："以一日分为四时，朝则为春，日中为夏，日入为秋，夜半为冬。朝则人气始生，病气衰，故旦慧；日中人气长，长则胜邪，故安；夕则人气始衰，邪气始生，故加；夜半人气入脏，邪气独居于身，故甚也。"西医学也发现疾病在不同阶段的病情变化差异非常大。白天人体阳气盛而阴气弱，机体运化代谢旺盛，此时刺激用药事半功倍。此外，白天走路的动作，亦可以起到按摩、刺激足底穴位的作用。

三、贴敷并发症的处理

贴敷部位皮肤出现轻度潮红、微微发热、轻度发痒等为正常现象，可不进行处理。穴位敷药局部皮肤出现的色素沉着现象可在一段时间后自行消退。胶布过敏，改用防过敏的针灸胶贴。如出现少量细小水疱，直径 < 0.5cm 一般不予特殊处理，待其自然吸收。红肿、灼热明显伴有小水疱，可予复方黄连油外涂，每天 3 ～ 4 次以减轻症状。出现水疱直径 > 0.5cm，可用安尔碘局部皮肤消毒，并用一次性注射器抽出水疱底部液体，局部外用复方黄连油；水疱溃破注意保护创面，同时涂百多邦软膏，防止感染。出现变应性接触性皮炎，尽量避免搔抓、摩擦，忌用热水或碱性皂液洗涤及其他刺激，同时外涂抗过敏药膏。出现严重全身性皮肤过敏症状，立即停止贴敷。在出现上述情况时，患者应注意保持局部皮肤的干燥，可用清水轻柔洗净药膏，并禁抓挠贴敷处皮肤，避免加重对皮肤的进一步刺激。

预防并发症的发生，可根据气温及个人皮肤情况调整药物的用量，尤其是白芥子，皮肤易过敏可用全熟或半生半熟的白芥子药贴，同时注意调整药物及姜汁浓度，并酌情缩短贴敷时间，贴后局部出现热辣烧灼感明显可提前揭除药膏，防止皮肤的进一步损伤。在治疗过程中，患者应尽量穿着纯棉柔软透气衣物，听从医护人员的嘱托及时去除药贴；治疗期间应禁食生冷、海鲜、辛辣刺激性食物；根据局部反应及时去除药贴，不要随意延长贴敷时间；对于文化程度低，年龄相对较大的患者应使用通俗易懂的语言反复讲解。治疗前，护理人员应对患者全面评估，包括心理、贴敷部位皮肤完好度、合作程度，针对不同患者进行相应告知指导。护理人员要加强工作责任心，按时为患者去除药贴，在出现并发症时应及时为患者处理，并进行心理疏导，同时加强自身相关中医药知识学习，提高专业技能水平，以更好地为患者服务。

穴位贴敷疗法历史悠久，集合了针刺和中药治疗之所长。优点在于制备简单，用法舒适，不良反应小，药力专注，疗效确切。消化系统疾病患者胃肠功能较为薄弱，自身修复能力差，其中老幼虚弱之人难以药物内服吸收者，或不肯服药、外出难以口服药物者，尤适宜此法。与口服药物相比，穴位贴敷疗法避免了肠道内消化酶对部分药物活性的破坏和肝肠循环的效应，经皮给药降低了药物的不良反应，具有良好的应用前景。需注意的是，有些药物对皮肤刺激较大，如附子、芥子、生姜等，应用时应减少剂量或改变用药方式。此外，不同患者对药物的耐受程度存在个体差异，用药需注意患者的耐受情况和皮肤情况，避免皮肤糜烂破溃。穴位贴敷疗法疗效确切，但具体的吸收途径、有效成分的作用机制、不良反应的探索和规范的适应证等均有待进一步研究，对消化系统疾病及其他系统疾病的应用规范也值得多加探讨和总结经验。

参考文献

[1] 施一春，张眸庆，沈醉，等．针灸辅助质子泵抑制剂治疗难治性胃食管反流病 63 例临床观察 [J]. 中医杂志，2016，57（24）：2113-2116.

[2] 刘谦，夏兴洲，许晓芳，等．针灸对食管运动障碍 NERD 患者临床症状及食管动力的影响研究 [J]. 重庆医学，2013，42（17）：1929-1931.

第四节 消化系统常用西药分类简介

一、抗酸药

代表药物 1：铝碳酸镁片（500mg）

用法用量：成人在饭后 1～2 小时，睡前或胃部不适时嚼服 500～1000mg。

推荐服法：500～1000mg 片 / 次，3～4 次 / 日，嚼服。治疗胃和十二指肠溃疡时，1000mg/ 次，4 次 / 日，嚼服。在症状缓解后，至少维持 4 周。

不良反应：大剂量服用可导致软糊状便和大便次数增多，偶见便秘、口干和食欲不振。长期服用可导致血清电解质变化。

注意事项：

（1）儿童用量请咨询医师或药师。

（2）急腹症患者应在医师指导下使用。

（3）妊娠期前 3 个月，严重心、肾功能不全者，高镁血症、高钙血症者慎用。

药物相互作用：服药后 1～2 小时内应避免服用其他药物，因氢氧化铝可与其他药物结合而降低吸收，影响疗效。

代表药物 2：磷酸铝凝胶（20mg）

用法用量：

（1）通常 2～3 次 / 日，或在症状发作时服用 20～40mg/ 次，并于使用前充分振摇均匀，亦可伴开水或牛奶服用。

（2）根据不同适应证在不同的时间给予不同的剂量：食管疾病于饭后给药；食管裂

孔、胃食管反流、食管炎于饭后和晚上睡觉前服用；胃炎、胃溃疡于饭前半小时前服用；十二指肠溃疡于饭后 3 小时及疼痛时服用。

不良反应：本品偶可引起便秘，可给予足量的水加以避免。建议同时服用缓泻剂。

注意事项：每袋磷酸铝凝胶含蔗糖 2.7g，糖尿病患者使用本品时，不超过 1 袋。

药物相互作用：本品将减少或延迟四环素类抗生素、呋塞米、地高辛、异烟肼、抗胆碱能药及吲哚美辛等药物的吸收，故应重视本品和这类药物的给药间隔，一般为 2 小时。本品与泼尼松龙、阿莫西林、丙吡胺及西咪替丁并用，可能引起相互作用。

二、H₂ 受体拮抗剂

代表药物：西咪替丁片（0.2g）

用法用量：口服。成人 0.2g/ 次，2 次 / 日，24 小时内不超过 4 次。

不良反应：

（1）长期用药或加大剂量时可出现男性乳房肿胀、泌乳现象、性欲减退、腹泻、眩晕或头痛、肌痉挛或肌痛、皮疹、脱发等。

（2）偶见的不良反应有：①精神紊乱，多见于老年或重病患者，停药后 48 小时内能恢复。②咽喉痛热。③不明原因的出血或瘀斑以及异常倦怠无力。④粒细胞减少或其他异常血象，多见于并发症严重的患者。

注意事项：

（1）本品连续使用超过 7 天症状未缓解，应咨询医师或药师。

（2）下列情况慎用：严重心脏及呼吸系统疾患、系统性红斑狼疮、器质性脑病、肝肾功能损害。

药物相互作用：

（1）本品与氢氧化铝、氧化镁等抗酸药合用时，吸收可能减少，故一般不提倡合用。

（2）本品与硝西泮（硝基安定）、地西泮（安定）、茶碱、普萘洛尔、苯妥英钠、阿司匹林等同用时，均可使这些药物的血药浓度升高，作用增强，出现不良反应，故不宜同用。

（3）本品与氨基糖苷类抗生素如庆大霉素等同用时可导致呼吸抑制或呼吸停止。

三、质子泵抑制剂

代表药物 1：奥美拉唑肠溶片（20mg）

用法用量：口服，不可咀嚼。

（1）消化性溃疡：20mg/ 次，1 ～ 2 次 / 日，每日晨起吞服或早晚各一次。胃溃疡疗程通常为 4 ～ 8 周，十二指肠溃疡疗程通常 2 ～ 4 周。

（2）反流性食管炎：20 ～ 60mg/ 次，1 ～ 2 次 / 日，晨起吞服或早晚各一次，疗程通常为 4 ～ 8 周。

（3）胃泌素瘤（佐林格 - 埃利森综合征）：60mg/ 次，1 次 / 日，以后每日总剂量可根据病情调整为 20 ～ 120mg/ 日。若日总剂量超过 80mg 时，应分 2 次服用。

不良反应：本品耐受性良好，常见不良反应是腹泻、头痛、恶心、腹痛、胃肠胀气及便秘，偶见血清氨基转移酶（ALT、AST）增高、皮疹、眩晕、嗜睡、失眠等。这些不良反应通常是轻微的，可自动消失，与剂量无关。

注意事项：

（1）本品在以下情况下请勿使用：吞咽困难或疼痛、呕血、便血或黑便。这些可能是严重情况的征兆，请咨询医师。

（2）肝功能不全或血象不正常的患者请在医师指导下使用。

（3）假如出现烧心持续或加重的症状，请停用本品并去医院就诊。

（4）孕期、哺乳期妇女慎用。

药物相互作用：

（1）应避免与口服咪唑类抗真菌药，如酮康唑、伊曲康唑、咪康唑及氟康唑等，同时使用。

（2）奥美拉唑与克拉霉素联合用药可增加中枢神经系统（主要是头痛）及胃肠道不良反应的发生率。

（3）应避免与地西泮（安定）、苯妥英钠、华法林、硝苯地平、地高辛、西沙必利、奎尼丁、环孢素、咖啡因和茶碱同时使用。

代表药物 2：雷贝拉唑钠肠溶胶囊（10mg）

用法用量：通常成人每日 1 次口服 10mg，根据病情也可每日每次口服 20mg。在一般情况下，胃溃疡、吻合口溃疡、反流性食管炎患者给药以 8 周为限，十二指肠溃疡患者给药以 6 周为限。

不良反应：严重的不良反应（类似药物）有：①休克：有报告指出，类似药物（奥美拉唑、兰索拉唑）偶会引起过敏反应或休克。因此，当见有异常状况时，应中止用药，并采取适当的措施。②血象：有报告指出，类似药物（奥美拉唑、兰索拉唑）偶会导致全血细胞减少、血小板减少、粒细胞缺乏症、溶血性贫血。此外，有时可见粒细胞减少、贫血。因此，当出现此类异常状况时，应中止给药，并采取适当的措施。

注意事项：

（1）下列患者应谨慎使用：①有药物过敏史的患者。②肝功能障碍的患者。

（2）给予本药时，在病情严重及属于复发性、顽固性病例的情况下，可以1日1次给予20mg。

（3）使用本药时有可能掩盖由胃癌引起的症状，故应在确诊是非恶性肿瘤的前提下再行给药。

（4）治疗时应密切观察其临床动态，根据病情将用药量控制在治疗所需的最低限度内。鉴于对本药尚无足够的长期使用经验，故不宜用于维持治疗。

（5）本药为肠溶微丸，服用时应咽下，而不要咀嚼或咬碎。

药物相互作用：雷贝拉唑钠通过细胞色素P450（CYP450）代谢酶系统进行代谢。健康试验者研究表明，雷贝拉唑钠临床上没有明显的与其他的通过CYP450系统代谢的药物有相互作用。雷贝拉唑钠能够产生持续性的抑制胃酸分泌的作用。由于雷贝拉唑钠使胃中酸度下降，因此，与那些吸收与胃pH值有关的药物有相互作用。例如，正常受试者如果每天同时服用酮康唑与20mg雷贝拉唑钠，会使酮康唑的生物利用度减少大约30%；同时服用地高辛，会使地高辛的AUC和C_{max}值分别增加19%和29%。因此，患者在同时服用上述药物和雷贝拉唑钠时应进行监测。

四、胃黏膜保护剂

代表药物1：枸橼酸铋钾片（0.3g，相当于铋110mg）

用法用量：口服。0.3g/次，4次/日，前3次于三餐饭前半小时，第4次于晚餐后2小时服用；或2次/日，早晚各服0.6g。连续服28日为1个疗程。如再继续服用，应遵医嘱。

不良反应：无明显不良反应。服药期间舌苔及大便呈灰黑色，停药后即自行消失。

注意事项：

（1）下列情况须慎用：①肝功能不全者。②儿童。③急性胃黏膜病变时。

（2）如服用过量或发生严重不良反应时应立即就医。

（3）服用本品期间不得服用其他铋制剂且不宜大剂量长期服用。

（4）服药时不得同时食用高蛋白饮食（如牛奶等），如需合用，应至少间隔半小时。

（5）治疗期间不应饮用酒精饮料或含碳酸的饮料，少饮咖啡、茶等。

（6）用药过量时，应急救，洗胃、重复服用活性炭悬浮液及轻泻药，监测血、尿中铋浓度及肾功能，对症治疗。当血铋浓度过高并伴有肾功能紊乱时，可用二巯丁二酸或二巯丙醇的络合疗法治疗，严重肾衰竭者须进行血液透析。

药物相互作用：不得与抗酸药同时服用。

代表药物 2：硫糖铝混悬液

用法用量：口服。5 ~ 10mL/ 次，2 ~ 4 次 / 日，疗程 4 ~ 6 周，或遵医嘱。

不良反应：可有便秘或腹泻现象；偶有恶心、口干等。

注意事项：

（1）出现便秘时可加服少量镁乳等轻泻剂。

（2）胃痛较剧的患者，可加适量抗胆碱药物，待疼痛减轻后，再单独服用本品。

（3）消化性溃疡为慢性病，受多种因素的影响，易复发，在取得疗效后，应继续服本品数月，在治疗期间亦应注意饮食和保暖。

（4）长期大剂量服用本品，可能会造成体液中磷的缺乏。

（5）肝肾功能不全者或透析患者慎用或不用。

（6）甲状腺功能亢进或抗维生素 D 缺乏性佝偻病等血磷酸盐过少的患者，不宜长期服用本品。

药物相互作用：制酸剂能影响硫糖铝疗效，服本品前半小时内不宜服用制酸剂。

五、胃肠解痉药

代表药物：曲美布丁片（0.2g）

用法用量：口服。0.1 ~ 0.2g/ 次，3 次 / 日，根据年龄、症状适当增减剂量，或遵医嘱。

不良反应：偶有口渴、口内麻木、腹鸣、腹胀、便秘、心动过速、困倦、眩晕、头痛、皮疹，丙氨酸氨基转移酶（ALT）、天门冬氨酸氨基转移酶（AST）升高等，发生率约为 0.4%。

注意事项：出现皮疹患者应停药观察。

药物相互作用：

（1）对胃运动的调节作用：离体豚鼠胃前庭部环状肌标本加入 5 ~ 10g/mL 本品可使其自律运动的振幅减小；此外，还可以增加同一标本在 28℃时的不规则微弱运动的频率和振幅，使其趋于规律的节律性收缩。当给切断胸部迷走神经的麻醉犬静脉注射 3mg/kg 本品后，可使其胃的不规则运动趋于规律化。对有消化系统疾病患者的胃幽门部运动，静脉注射 1mg/kg 本品后，发现可抑制运动功能亢进肌群的运动，同时，也发现可增进运动功能低下肌群的运动。

（2）对消化道系统推进性运动的诱发作用：人空肠内 4 ~ 6mg/kg 用药后发现，可诱发成人消化系统生理性消化道推进运动。

（3）对胃排空功能的改善：有经常性原因不明上腹部消化道不适感的慢性胃炎患者，

口服 200mg 本品后，可使胃排空功能的减弱得到改善，同时，还可使胃排空功能亢进得到抑制。

（4）对肠运动的调节作用：对离体豚鼠结肠标本进行实验，在 5 ～ 10g/mL 时，对肌肉紧张度低下（低负荷时）有增加紧张的作用，对肌肉紧张度亢进（高负荷时）有降低紧张、减小振幅的作用。对过敏性肠炎综合征患者因心理劳累负荷引起的大肠运动亢进，服用 300mg 本品能够抑制亢进；对于新斯的明负荷引起的运动亢进患者，50mg 静脉给药可抑制回肠、上行结肠、S 状结肠运动至负荷前水平。

（5）对食管下端括约压（LESP）的调节作用：对麻醉狗的食管下端括约压实验表明，0.6mg/kg 静脉给药能降低四肽促胃泌素负荷引起的内压上升，同时也能使肠促胰液素引起的内压降低得到回升。

（6）对消化道平滑肌的直接作用：对离体豚鼠胃前庭部环状肌标本的实验发现，在阿托品、酚妥拉明、心得安以及河豚毒等的存在下，本品仍有对消化道平滑肌的直接作用。对离体豚鼠回肠的实验发现，本品可以非竞争抑制由于乙酰胆碱引起的收缩作用；并且还发现切除麻醉犬胸部迷走神经后，对消化道运动仍有直接作用。

（7）末梢性镇吐作用：对狗的实验发现，本品虽对阿扑吗啡诱发的呕吐抑制作用较弱，但对因硫酸铜诱发的呕吐，在静脉注射 3mg/kg 或口服 60mg/kg 后，可以明显延长诱发呕吐所需时间。

六、助消化药

代表药物：复方消化酶胶囊

用法用量：口服。1 ～ 2 粒 / 次，3 次 / 日，饭后服。

不良反应：呕吐、泄泻、软便；可能发生口内不快感。

注意事项：对本品过敏者禁用；儿童用量请咨询医师或药师；服用时可将胶囊打开，但不可嚼碎药片。

药物相互作用：本品中胃蛋白酶能使蛋白质分解成蛋白胨和多肽；木瓜酶可水解动植物蛋白，提高蛋白质利用率；淀粉酶能直接使淀粉分解为易于吸收的糊精与麦芽糖；熊去氧胆酸能增加胆汁酸分泌，提高胰酶活性，促进食物中脂肪乳化；纤维素酶能降解植物细胞壁，促进营养物质的消化吸收，并能激活胃蛋白酶；胰酶及胰脂肪酶能将脂肪降解为甘油和脂肪酸，将蛋白质分解为蛋白胨，将淀粉分解为糊精和糖，从而促进食物消化，祛除肠内气体，消除腹部胀满。

七、促胃肠动力药

代表药物 1：枸橼酸莫沙必利分散片（5mg）

用法用量：口服。5mg/ 次，3 次 / 日，饭前或饭后服用，或遵医嘱。

不良反应：主要表现为腹泻、腹痛、口干、皮疹及倦怠、头晕等；偶见嗜酸性粒细胞增多，甘油三酯升高，丙氨酸氨基转移酶（ALT）、天门冬氨酸氨基转移酶（AST）、碱性磷酸酶（AKP）、γ- 谷氨酰转肽酶（GGT）升高。

注意事项：服用一段时间（通常为 2 周），消化道症状没有改变时，应停止服用。

药物相互作用：与抗胆碱药物（如硫酸阿托品、溴化丁基东莨菪碱等）合用可能减弱本品的作用。

代表药物 2：多潘立酮（10mg）

用法用量：口服。

（1）成人：3 ～ 4 次 / 日，10mg/ 次，必要时剂量可加倍或遵医嘱。

（2）儿童：3 ～ 4 次 / 日，每次每千克体重 0.3mg，本品应在饭前 15 ～ 30 分钟服用。

不良反应：

（1）偶见轻度腹部痉挛、口干、皮疹、头痛、腹泻、神经过敏、倦怠、嗜睡、头晕等。

（2）有时血清泌乳素水平会升高，出现溢乳、男子乳房女性化等，但停药后即可恢复正常。

注意事项：

（1）对本品过敏者禁用。

（2）嗜铬细胞瘤、乳腺癌、机械性肠梗阻、胃肠出血等疾病患者禁用。

（3）建议儿童使用多潘立酮混悬液。

（4）孕妇慎用。

（5）心脏病患者（心律失常）以及接受化疗的肿瘤患者应用时须慎重，有可能加重心律紊乱。

药物相互作用：

（1）抗胆碱能药品如痛痉平、溴丙胺太林、山莨菪碱、颠茄片等会减弱本品的作用，不宜同服。

（2）本品与对乙酰氨基酚、氨苄西林、左旋多巴、四环素等同用时，会使这些药物的吸收率增加。

（3）本品与地高辛合用时会使后者的吸收减少。

八、泻药

代表药物 1：乳果糖口服溶液

用法用量：

（1）肝性脑病：①脑昏迷前期和肝昏迷起始剂量为口服溶液每日 30 ~ 50mL，每日 3 次。②维持剂量根据个人情况而定，应注意避免腹泻。

（2）便秘：便秘治疗剂量可根据个人反应来调节，下表可作参考。如果 48 小时内未见效果，可以增加剂量；如果出现腹泻，应减少剂量。用量见表 1。

表 1　便秘治疗参考剂量

	成人			儿童 7 ~ 14 岁（mL/d）	儿童 1 ~ 6 岁（mL/d）	婴儿（mL/d）
	严重病例（mL/d）	中度病例（mL/d）	轻度病例（mL/d）			
起始剂量	30 ~ 45	15 ~ 30	15	15	5 ~ 10	5
维持剂量	15 ~ 25	10 ~ 15	10	10	5 ~ 10	5

最好有规律地服药。如每日 1 次，早餐后服用；或将每日的剂量分成 2 次，早、晚各服 1 次。

不良反应：用药最初几天可能会胃肠胀气，随着治疗的继续进行，这些症状即会消失。剂量过大时，会出现腹泻，此时要减少剂量直至找到合适的剂量。

注意事项：乳果糖口服溶液（杜秘克）含有极少量半乳糖，需低半乳糖饮食的患者请勿服用（此类病例极少见）。乳果糖口服溶液（杜秘克）还含有极少量乳糖，不能耐受乳糖者应禁服。治疗便秘常用剂量下，糖尿病者可服用本品。治疗肝昏迷时采用高剂量，糖尿病患者则应慎服。

药物相互作用：如正在服用其他药品，使用本品前请咨询医师或药师。

代表药物 2：复方聚乙二醇电解质散（Ⅳ）

用法用量：

（1）配制：取本品 A、B 剂各一包，同溶于 125mL 温水中成溶液。

（2）服用方法及用量：①功能性便秘治疗：成人每次服用 125mL 溶液，1 日 2 次；老人开始时 1 日 1 次，必要时同成人剂量，或遵医嘱。②肠道准备：250mL/ 次，每隔 10 ~ 15 分钟服用 1 次，直至排出水样清便。最多口服 3000mL。

不良反应：本品在便秘治疗时，不良反应表现为腹泻、阵发性腹痛。在肠道准备时，大量服用可能出现恶心、腹胀，偶有腹部痉挛、呕吐和肛门不适。极少数可能出现荨麻疹、流鼻涕、皮炎等过敏性反应。停药后上述不良反应立即消失。

注意事项：

（1）服用中，不应在溶液中加入任何附加成分，如调味品。

（2）严重的溃疡性结肠炎患者慎用。

（3）应在确实排除禁忌证中的疾病后再使用本品。

（4）本品用于肠道清洁时，应注意：①服药前 3～4 小时至检查完毕，患者不得进固体食物。在服药的近 3 小时内，不准进食固体食物。②服药后约 1 小时，肠道运动加快，患者可能会感到腹胀或不适，若症状严重，可加大间隔时间或暂停给药，直到症状消失后再恢复用药，至排出水样清便。③严格遵守本品的配制方法。④最好于手术前或检查前 4 小时开始服用，服药时间为 3 小时，排空时间为 1 小时；也可在手术或检查的前一天晚上服用。请仔细阅读说明书并遵医嘱使用。

药物相互作用：如正在服用其他药品，使用本品前请咨询医师或药师。

九、止泻药

代表药物：蒙脱石散

用法用量：将本品倒入 50mL 温水中，摇匀后服用。

（1）儿童：1 岁以下，1 袋 / 日；1～2 岁，1～2 袋 / 日；2 岁以上，2～3 袋 / 日。均分 3 次服用，或遵医嘱。

（2）成人：1 袋 / 次，3 次 / 日。

（3）急性腹泻服用本品治疗时，首次剂量加倍。

不良反应：偶见便秘，大便干结。

注意事项：

（1）治疗急性腹泻，应注意纠正脱水。

（2）如需服用其他药物，建议与本品间隔一段时间。

（3）过量服用，易致便秘，小儿服用时尤其注意。

药物相互作用：如正在服用其他药品，使用本品前请咨询医师或药师。

十、微生态制剂

代表药物：双歧杆菌三联活菌胶囊

用法用量：口服。成人 2～3 粒 / 次，小儿 1 粒 / 次，2～3 次 / 日。

不良反应：未见不良反应。

注意事项：

（1）婴儿服用可以剥开胶囊倒出药粉，用温水送服。

（2）对本品过敏者禁用。

（3）如服用过量或发生严重不良反应时应立即就医。

药物相互作用：

（1）本品为长型双歧杆菌、嗜酸乳酸杆菌、粪肠球菌经适当配合而成的活菌制剂。

（2）三者组成了一个在不同条件下都能生长，作用快而持久的联合菌群。

（3）在整个肠道黏膜表面形成一道生物屏障，阻止致病菌对人体的侵袭、抑制有害菌产生的内毒素，维持人体肠道正常的生理功能。

第六章　生活调护

胃肠病病位在胃、肠，但与肝、脾关系密切。胃肠病发生多与外邪侵袭、饮食不节、情志失调、素体虚弱等因素有关，长期迁延不愈导致胃肠络脉失养、气血瘀滞、精亏不荣、形体消瘦、脑神失养，因此胃肠病宜从情志、饮食等几个方面进行防治与调护。

第一节　情志调护

人有五志，五志过激则为百病源头。《素问·举痛论》指出："怒则气上，喜则气缓，悲则气消，恐则气下……惊则气乱……思则气结。"外邪侵扰，情志不随，饮食所伤，起居无常等常可导致情志不疏，气机郁滞。清·何梦瑶《医碥》指出："百病皆生于郁……郁而不舒，则皆肝木之病矣。"肝藏血与主疏泄功能相互为用，从而保持气机舒畅条达，通而不滞，散而不郁。心主神志，对于情志的调控尤为重要。如《景岳全书·郁证》云："凡五气之郁则诸病皆有，此因病而郁也。至若情志之郁，则总由乎心，此因郁而病也。"神伤抑郁表现为情绪低落、言语减少、忧郁寡欢、表情淡漠、悲观失望、沉默不语、倦怠思卧、善太息、失眠多梦等症状。"怒郁者，方其大怒气逆之时，则实邪在肝……思郁者……思则气结，结于心而伤于脾，及其既甚则上连肺胃……忧郁病者则……悲忧惊恐而致郁者。"脾居于中焦，在体合肉，主四肢，其华在唇，主运化水谷，转输饮食精微于周身，统血并参与水液代谢。脾与胃相表里，共同完成饮食的消化吸收，并称为气血生化之源，为后天之本。脾胃升降的气机运动，受到肝气疏泄的调节。只有肝气疏泄正常，气机调畅，脾胃才能升清降浊有序，饮食才能得以消化吸收和输布。肝主疏泄，调畅气机，影响气血运行，从而起到调节情志的作用。小肠接受由胃传下来的初步消化的食物，将饮食水谷化为精微和糟粕两部分，将水谷精微加以吸收，再通过脾的升清和散精作用上输心肺，输布全身，将糟粕传导大肠形成大便，大肠将糟粕排出体外，并将参与水液的再吸收。而络脉则是脏腑功能得以正常发挥的基础。所以脾胃、脉络失常可以出现脘腹胀满、痞闷疼痛、纳呆食少、恶心呕吐等饮食方面的症状。又因为脾主肌肉、四肢，又与水液代谢有关，所以可以引起肢体倦怠、形体消瘦、形寒肢冷、水肿等症状；络息成积，还可以见到肿块等内形的异常。脾胃为后天之本，主后天之精的生成，功能异常可导致神疲乏力、少气懒言、面色无华等失于精气荣养的表现。脾胃与肝胆关系密切，脾胃病影响到肝胆，还可以出现神志异常。"胃不和，则卧不安。"脾胃功能异常，还可以影响睡眠，出现精神状态的异常表现。因病因病机不同，脾胃病也可以因情志因素而发作，出现刺痛，攻撑作痛，出血等不同表现。饮食不节、七情内伤、寒邪犯胃等多种病因可引起本病，但饮食伤胃、情志不畅为其主要发病原因，所以做好情志调护至关重要。

一、情志调适

忧愁思虑太过，脾弱肝旺，或恼怒过度，肝气郁而化火，肝火横逆犯胃，可致胃失和降。所以要舒畅心情。《金匮要略》曰："夫治未病者，见肝之病，知肝传脾，当先实脾。"胃肠病，虽病在胃肠，但与肝木相关。肝主疏泄。若情志不畅，气机郁结则影响肝木疏泄，进而影响胃肠功能。情志舒畅有利于肝脏协调、气血通达。相反，七情失调会使脾胃气机升降失合，三焦气化不利，妨碍营养物质消化吸收。故此，胃肠病，情志调适至关重要。在日常生活中，要避免长期精神焦虑、情绪紧张；保持心情舒畅，解除精神负担；重视内心调节，及时排解不良情绪。

二、改善睡眠

《灵枢·大惑论》言："卫气不得入于阴，常留于阳，留于阳则阳气满，阳气满则阳蹻盛，不得入于阴则阴气虚，故目不瞑矣。"而《素问·六节藏象论》载："脾、胃、大肠、小肠、三焦、膀胱者，仓廪之本，营之居也。"故改善睡眠质量可调理脾胃，需做到以下几个方面。

1. 保证良好的睡眠环境，选择舒适、合理的床上用具。

2. 采用合适的睡姿。平时睡眠不宜采取左侧卧位，仰卧位时手不宜放在胸前区，一般采用右侧卧位或平卧位。

3. 午休。可以在 13 点前后小憩 15～20 分钟以养心气。午休可使身体和精神两方面放松，午睡可减轻生活压力。

4. 睡前放松。睡前可用温水泡脚，温度在 40℃左右，时间在 15 分钟到半小时为宜，睡前避免从事刺激性工作及娱乐，也不要过分从事脑力活动，睡前宜减慢呼吸节奏，放松心情，听舒缓音乐等。

5. 早睡早起。《内经》云："十一脏取决于胆。"人体脏腑的功能取决于胆气的生发，如果胆气能够生发起来，身体就不会受到影响。23 点至凌晨 1 点是子时，胆经经气最旺。人在睡眠中可以蓄养胆气，数天不睡觉就会消耗胆气。因此，如客观条件不允许，不能实现 21 点入睡，也尽量在 23 点前入睡。《素问·灵兰秘典论》云："大肠者，传导之官，变化出焉。"卯时 5 ～ 7 点大肠经经气最旺。早上 5 ～ 7 点起床可以有效保证每晚睡眠充足，又可以顺应脏腑功能。这时早起活动一下，也方便排便。

第二节　饮食调护

胃肠病通常是发生于胃肠道所有疾病的总称，包括发生于脾胃、大肠、小肠的功能性和器质性病变，临床上多以反复或交替出现的腹痛、腹泻、便秘、腹胀、呕吐、呃逆、嗳气等症状为特点，或以一种症状为主，或数种症状兼见存在。

脾胃同居中焦，而又互为表里。胃主受纳和腐熟水谷，脾主运化并输布精微。小肠别清浊，大肠擅传导。脏腑相互协调，交互为用，方能运转中焦而畅通周身气机，从而百病不生；或即使发病，往往病轻而易瘥。饮食不节，或暴饮暴食、宿食停滞，或寒温失宜、寒积胃腑，或偏食辛辣，湿热中阻，损伤脾胃，或饮食不洁之物，病邪从口而入，均可致使胃失和降而患病，故饮食调护对于防治脾胃病至关重要。

一、饮食有节

饮食伤胃，胃主受纳腐熟水谷，其气以和降为顺。若饮食不节，暴饮暴食，则损伤脾胃，饮食停滞，致使胃气失和，胃中气机阻滞，不通则痛；或五味过极、辛辣无度，或恣食肥甘厚味，或饮酒如浆，则伤脾碍胃，蕴湿生热，阻滞气机，以致胃气阻滞，不通则痛。故《素问·痹论》曰："饮食自倍，肠胃乃伤。"胃肠病饮食要特别注意节、洁两大基本原则，要做到一日三餐，饮食要规律，忌暴饮暴食，忌饥饱失常（过饥则气血克伐，过饱则肠胃乃伤），养成"早餐吃好，午餐吃饱，晚餐吃少"的健康饮食观。饮食也要有时间观念。葛洪《抱朴子养生论》曰"不饥强食则脾劳，不渴强饮则胃胀"，既不能"过午不食"，也不能"时时都食"，"食少节身方为根本"。进食时，要寒温适中，要进食清洁无污染的食物，防止病从口入，尤其防止摄入霉变、腐烂、变质食物，减少进食腌制、过夜及冷冻食物。

二、饮食禁忌

首先，五味过极、辛辣无度、饮酒过量都可以伤脾碍胃，导致脾胃气机壅滞。所以饮食口味要适度，饮酒要少量，尤其对脾胃虚弱患者，浓度高的烈性酒，可刺激胃肠，影响胃肠功能；而葱、姜、蒜、辣椒、胡椒粉、咖喱、花椒、胡椒等会刺激胃肠黏膜，使其充血、水肿，甚至糜烂溃疡，蠕动加快，胃液过多分泌，引起胃疼、腹痛、腹泻、痔疮等胃肠疾病。其次，忌食油腻、酸涩、过甜食物。最后，忌食寒凉、生冷食物。寒邪进入人体易伤脾胃阳气，导致气血凝滞不通，对脾胃伤害较大。

三、保健调理

脾胃虚弱者，给予患者茯苓山药粥、百合薏米山药粥、银耳百合汤等健脾养胃，使后天脾胃之气得养。久病脾虚及肾可给予患者食枸杞子、桂圆。肝胃不和或脾胃虚弱皆可致胃肠络气瘀滞，络脉失养，在调护时应注意选用理气通络及补虚荣络之品。胃阴不足者宜选用沙参、麦冬、石斛、玉竹及太子参等益气养阴的药物做药膳。若畏寒怕冷、胃脘部有冷感者，则需要温中散寒，适合生姜、花椒、羊肉、牛肉等温阳食物和配料。

脾胃气虚、纳食不化者，可用健脾胃萝卜饼。脾胃虚寒、腹胀食少、呕吐不利者可服用豆蔻粥，以肉豆蔻 5～10g，生姜 2 片，粳米 50g 煮粥。食欲不振，腹胀、嗳气者可服用山楂萝卜汤。脾（胃）络气滞者可服用砂仁藕粉。脾（胃）络瘀阻者可服用鸡蛋炖三七。

第三节　起居调护

起居养生需要劳逸结合。劳与逸是起居生活的两个方面，劳即劳动，逸即安逸，两者都是人体的生理需要。人们在生活中必须有劳有逸，既不能过劳，也不能过逸。合理从事一些体力劳动，有利于活动筋骨，通畅气血，强健体魄，增强体质。但劳累过度，可内伤脏腑，成为致病原因。同样适当休息也是生命活动的需求。适度安逸，能消除疲劳，调节身心，恢复体力和精力。若过于安逸，同样可以致病。若贪逸无度，气机郁滞，人体功能活动就会衰退。因此，要劳逸结合，相互协调，劳与逸可以穿插交替进行，如劳动强度轻重要适宜，脑力劳动与体力劳动要结合。神为生命之主，形为生命之基。中医学强调形神合一的生命观。起居养生要求动静相宜，动以养形，静以养神，动静相宜，则形神共养。

一、适时寒温

脾胃疾病的发展与生活方式密切相关。要慎起居，适寒温，规律作息，注意根据季节的变化合理增减衣物。要顺四时，调阴阳，避时邪，养形神，即顺应四时阴阳寒暑的变化以及四季生长化收藏的规律，来调养形神，防止疾病发生，以保持身体健康。

二、戒烟戒酒

吸烟可以使血管收缩、肠液反流，破坏胃黏膜屏障，所以要严格戒烟，避免或减少烟草所含的有害物质对胃肠道的直接刺激。

饮酒在现在社会是一种极为普遍的行为，饮酒特别是酗酒带来的人体健康问题也越来越突出，导致胃炎、胃溃疡、胰腺炎、酒精肝，甚至肝硬化等疾病。乙醇吸收的主要部位在胃和小肠，其吸收的速度非常快，饮酒后最短 5 分钟即可在血液中检测到乙醇，30～90 分钟便可达到最高浓度。乙醇能引起胃泌素和组织胺的释放，刺激胃腺体增加胃酸、胃液的分泌，导致胃黏膜充血，引发胃肠功能紊乱。乙醇主要在肝脏代谢，其在肝脏代谢的过程中可导致肝细胞膨胀、变性、坏死，降低肝脏对脂肪的氧化能力，易使饮酒者患脂肪肝，甚至酒精性肝硬化。

三、定时排便

要养成定时排便的习惯，尤其避免长期便秘或腹泻。定时排便能将肠道内的毒素及时清理，减少肠道有害细菌的繁殖，保持肠道内正常菌群，从而促进肠道收缩蠕动，保持肠道健康。

四、足部药浴

足浴是脾胃养生保健的典范，针对不同的病情，可选用适当的药品，如寒邪较重，可采用干姜、肉桂各 30g，香附、高良姜各 50g，用 2000mL 清水煮沸后，入适量温水泡洗双足，每天早晚各 1 次，每次 20 分钟。

第四节　运动调护

几千年来，我国历代医家和养生家都积极提倡动形养生保健，被一致推崇的运动项目有散步、太极拳、引导、吐纳、按摩、五禽戏、八段锦、易筋经等动功、静功。生命在于运动。运动是生命的依托，是生命赖以生存的基础。适当习练功法可以调养精神，锻炼意志，活动肢体，强健筋骨，从而强壮人体五脏六腑、四肢百骸，达到强身健体、预防疾病、延年益寿的目的。适当的体育锻炼能改善高级神经中枢和调节自主神经功能，增强胸、腹部的肌肉运动，改善胃肠道的血液循环和调整消化吸收功能，促进溃疡愈合。中国工程院吴以岭院士集传统锻炼养生操之精华，以养生八字理论为指导，创编了独具特色养生操——中华通络操。中华通络操对脾胃病证的调理有重要的实用价值。

孙思邈享年101岁（亦有记载享年142岁），京兆华原（今陕西铜川市耀州区）人，唐代著名医学家。他钻研诸子百家，善谈老庄，兼通佛典，精于医药。孙思邈崇尚养生，他将儒家、道家以及佛教的养生思想与中医学的养生理论相结合，提出养生十三法：发常梳、目常运、齿常叩、漱玉津、耳常鼓、面常洗、头常摇、腰常摆、腹常揉、摄谷道、膝常扭、常散步、脚常搓。生命在于运动，只有保持机体气血通畅，才能做到身体健康无恙。孙思邈曰："养性之道，常欲小劳，但莫大疲及强所不能堪耳。且流水不腐，户枢不蠹，以其运动故也。"保持机体气血流畅，运动是最好的方法，效果好于服药。运动有主动运动和被动运动。"常欲小劳"即为主动运动。孙氏还指出，运动不可过量，要做到适度，要在身体允许的范围之内运动，切莫"大疲及强所不能堪"。

龚廷贤善于总结继承家传诊疗实践经验，并虚心向他人学习，博采众家之长，贯通医理。龚廷贤一生行医60多年，其著作丰富了中医宝库。其有《摄养诗》一首："惜气存精更养神，少思寡欲勿劳心。食惟半饱无兼味，酒止三分莫过频。每把戏言多取笑，常含乐意莫生嗔。炎凉变诈都休问，任我逍遥过百春。"《摄养诗》是他根据自己的从医经验总结出的养生保健方法，诗句高雅又实用。全诗除了在饮食问题上对人们加以提醒外，反复向人们讲述养生先养心这一养生保健的重要原则，以浅显易懂的语言告诫人们：要健康长寿，就要做到精神振奋、心态平衡，避免欲念、悲愤、忧思缠身伤心，亦可在其他具体养生保健行为的辅助下，延缓衰老进程，益寿延年。

作为中医络病学学科的创立者，吴以岭针对现代的生活及疾病特点，强调养生调摄，防病于未然，在络病理论"络以通为用"原则指导下，融合儒、释、道、医各家养生精髓，创立了中华通络操。该操自创编以来，获得来自中医学、运动医学、传统体育学等多学科专家的一致好评。中华通络操以传统武术、功法导引（导气令和，引体令柔）为基础，将导引动作、呼吸吐纳、精神调节相结合，依据"导引吐纳，形神调节"等动作要求，结合经络气血运行规律，通过肢体关节的运动，达到促进体内经络气血的运行、激发体内的正气、通络防病的效果。

中华通络操招式名如下。

1. 十指花开——通气血

本节具有疏通经络、调理气血的健身作用，能够激发人体阳气，促进体内气血运行；同时上肢又是人体心经的循行部位，练习此节可以改善心经的气血，还可有效预防冠心病、心绞痛等心脑血管疾病。

2. 拂尘晃腰——调脾胃

本节重在调理中焦，活动腰腹部和脊椎，能够起到强腰健脊，促进胃肠蠕动，增强脾胃功能的作用。经常练习此节可补肾养精，强健脾肾，养生保健，延年益寿。在日常练习中，对癌症患者在常规治疗后所导致的食欲不振、恶心、呕吐等胃肠道反应，有明显改善效果；对腰部不适的人群也有比较好的改善作用。

3. 上举下按——宣肺气

本节调理上焦，重在锻炼心肺功能，导引宗气，调理气机，宣发肺气，可改善呼吸功能和心肌供血。秋、冬、春季节练习，对感冒、流感有预防作用。心血管高危人群及健康人群坚持练习此节，可以疏通体内气血，增强血管弹性，能有效预防冠心病的发作和发生。

4. 展臂独立——养心肾

本节同时调理上下焦，具有上下结合、平衡阴阳的特点，可以调理心肾，使阴阳相合，心肾相交，具有益肾强心的作用。坚持练习此节对身体虚弱、久病体虚的人群有较好的改善作用。如果兼有睡眠较差的情况，练习本节还可明显改善睡眠，缓解压力，促进精神和体力的恢复。

5. 提膝弓步——强腰脊

本节活动全身筋骨，重在腰膝关节，可以有效锻炼筋骨，强健腰脊，改善关节的灵活度；可通利全身关节，强筋壮骨，增强体质。练习本节可预防腰椎、颈椎疾病，能明显改善老年患者或者亚健康人群的体质，对于缺乏运动的人群尤为适合。

6. 剑指踢腿——疏肝经

肝肾同源，肝藏血主筋，肾藏精主骨。本节通过对肢体的锻炼，调理肝肾，疏肝气促血行，护肾精健腰膝。患有慢性疾病以及体质较弱的人群，练习本节能够明显改善手足寒冷、腰膝酸软、腰腿无力、肩周炎、腰椎病等以及各种亚健康症状。

7. 太极八卦——柔筋骨

本节重在疏通经络、平衡阴阳，调节全身经络功能、通畅全身气血。长练此节可以有效恢复肢体功能和协调性，预防心脑血管病等各种慢性疾病的发生，并有利于病后体虚、中风后遗症、癌症治疗后的康复，适用于因经络不通、阴阳失和、气血运行迟缓所导致的机体不适，可预防疾病的产生，促进病后机体功能的恢复。

8. 击掌托按——调阴阳

本节为中华通络操的收势功法，可使气血平和，精神内敛，形与神俱，延年益寿。长期练习具有调和脏腑、增强体质、通行气血、舒畅身心、平衡阴阳、静息安神的作用，可有效预防疾病的发生，促进慢性疾病的康复。

第七章　疏肝与脾胃证治常用中药

刘增祥运用"一疏、二调、三辨"的辨治思维，在组方用药方面重疏肝，法四逆，药用轻灵。刘增祥主张用药药量宜轻、药性宜平、药味宜甘，慎用温燥、伤阴、破气、攻下、苦寒、滋腻之品，以免加重脾胃负担。药理的现代论述与传统药物应用理论有差异，但却有着词异效同之处。故此，他将用药经验与现代药理研究相结合，对疏肝调脾和胃常用中草药按药用功能属性分类，以使遣药组方便于掌握，力臻达到理、法、方、药的完整与统一。

第一节　理气调中药

一、疏肝理气

1. 柴胡

【药材基源】为伞形科多年生草本植物柴胡和狭叶柴胡的干燥根。

【性味归经】苦、辛，微寒。归肝、胆、肺经。

【药物功效】疏散退热，疏肝解郁，升举阳气。

【临床应用】用于伤寒邪在少阳，寒热往来、胸胁苦满、口苦、咽干、目眩等症。用于肝气郁结、胁肋胀痛，或头痛、月经不调、痛经等症。用于气虚下陷所致的脱肛、子宫脱垂以及短气倦乏等症。

【文献撷要】

《滇南本草》："伤寒证发汗用柴胡，至四日后方可用；若用在先，阳证引入阴经，当忌用。"

《神农本草经》："主心腹，去肠胃中结气，饮食积聚，寒热邪气，推陈致新。"

【现代研究】缓解抑郁症，保护胃黏膜，抗消化性溃疡，杀灭幽门螺杆菌。

【临证体会】柴胡有南、北之分。南柴胡侧重于疏肝解郁，北柴胡侧重于解肌退热。

四逆散、柴胡疏肝散、逍遥散等诸多疏肝调肝方剂中均有柴胡，说明柴胡确为疏肝解郁之常用药。笔者常把柴胡作为疏肝解郁首选之品。疏肝解郁用醋柴胡较好，解肌退热用生柴胡为宜。若肝阳上亢者慎用，或配伍黄芩以佐之。柴胡用量为 10 ～ 30g，小剂量长于升散引经，中剂量长于疏肝解郁，大剂量长于解肌退热。

2. 香附

【药材基源】为莎草科多年生草本植物莎草的干燥根茎。

【性味归经】辛、微苦、微甘，平。归肝、脾、三焦经。

【药物功效】疏肝解郁，理气宽中，调经止痛。

【临床应用】

（1）用于肝气郁滞所致的胁肋作痛、脘腹胀痛及疝痛等症。本品味辛能散，微苦能降，微甘能和，性平而不寒不热，善于疏肝解郁，调理气机，具有行气止痛之功。用治胁痛，可与柴胡、白芍、枳壳等配伍；治肝气犯胃，中焦气行不畅，可与木香、佛手等同用；若寒凝气滞，胃脘疼痛，常与高良姜配伍，即良附丸；至于寒疝腹痛，可与小茴香、乌药等同用。

（2）用于月经不调、痛经及乳房胀痛等症。香附为妇科常用之品，尤适用于肝气郁结而致的月经不调，并伴有乳胀、腹痛等症。可配伍当归、川芎、白芍、柴胡等以疏肝行滞，调和气血。如乳房结块、经前作胀，可配柴胡、当归、瓜蒌、青橘叶等以行气和营，疏肝散结。

【文献撷要】《本草正义》："香附，辛味甚烈，香气颇浓，皆以气用事，故专治气结为病。"

【现代研究】抗抑郁，抗肿瘤，抑菌消炎，增加胆汁流量，松弛胃肠平滑肌。

【临证体会】香附为疏肝理气、调经止痛之良药。《本草纲目》称它为"气病之总司，女科之主帅"。在柴胡疏肝散中亦有此品，可见其为助柴胡疏肝解郁调治脾胃病的常用之品。但因此药有耗气之虞，脾胃气虚明显者不宜多用。

3. 佛手

【药材基源】为芸香科常绿小乔木或灌木佛手的干燥果实。

【性味归经】辛、苦、酸，温。归肝、脾、胃、肺经。

【药物功效】疏肝理气，和胃止痛，燥湿化痰。

【临床应用】

（1）用于肝郁气滞所致的胁痛、胸闷，及脾胃气滞所致的脘腹胀满、胃痛纳呆、嗳气呕恶等症。佛手气清香而不烈，性温和而不峻，既能疏理脾胃气滞，又可疏肝解郁、行气止痛。本品行气之功颇佳，但止痛作用偏弱。用以疏肝解郁，可配香附、郁金；用以和中化滞，可配木香、枳壳。

（2）用于咳嗽痰多之症。本品燥湿化痰之力较为缓和，不似陈皮之偏于苦燥，但有疏肝行气之功，故在临床上一般不用于外感咳嗽初起，而常用于咳嗽日久而痰多者，尤宜于咳嗽不止、胸膺作痛之症，可与丝瓜络、郁金、枇杷叶等药配伍同用。

【文献撷要】

《本草便读》："理气快膈，惟肝脾气滞者宜之。"

《本经逢原》："专破滞气。治痢下后重，取陈年者用之。"

【现代研究】抗抑郁，抗焦虑，抗肿瘤，抑制胃肠平滑肌痉挛。

【临证体会】佛手理气止痛，尤擅醒脾开胃，助运止呕，对纳食减少、脘腹胀满、恶心泛呕等消化不良伴有肝气不舒者尤佳，为疏肝开胃助消化常用之品。

4. 川楝子

【药材基源】为楝科落叶乔木川楝的干燥成熟果实。

【性味归经】苦，寒；有小毒。归肝、小肠、膀胱经。

【药物功效】疏肝泻热，行气止痛，杀虫。

【临床应用】

（1）用于肝气郁滞或肝胃不和所致的胁肋作痛、脘腹疼痛以及疝气痛等症。本品有行气止痛之功，因其苦寒性降，兼能疏泻肝热，以证见热象者较为适宜。本品与延胡索配伍，可增强止痛作用，如金铃子散。若见寒象者，如寒疝少腹胀痛，可配小茴香、吴茱萸、木香以散寒理气止痛，如导气汤。

（2）用于虫积腹痛。本品既能杀虫，又能止痛，可配槟榔、使君子等同用。

此外，本品外用可治头癣。取川楝子适量，焙黄研末，用熟猪油或麻油调成油膏，涂于患处。涂药前先用温开水加入少量食盐，将患处洗净。

【文献撷要】

《用药法象》："入心及小肠，止上下部腹痛。"

《本草纲目》："治诸疝、虫、痔。"

【现代研究】促进胆汁、胃液分泌，抑制疼痛，抗肿瘤。

【临证体会】川楝子泻肝解郁止痛，对于肝郁热结者最为适宜，是脘腹胁肋胀痛证属肝胃郁热者的必选之品。川楝子和郁金均具有疏肝泻热之功，二药配伍，泻肝解郁止痛力增，常做对药用于肝胃郁热之脘胁疼痛。川楝子和延胡索，一偏行气，一偏活血，二者相伍，行气活血、散瘀止痛尤佳，亦常做对药用于气滞血瘀之脘胁胀痛。

5. 柿蒂

【药材基源】为柿树科落叶乔木柿的干燥宿存花萼。

【性味归经】苦、涩，平。归胃经。

【药物功效】降逆止呃。

【临床应用】用于胃失和降所致的呃逆之症。本品性平苦降，不寒不热，可视证情不同而选配相应的药物。如胃寒气逆者，可配丁香、生姜温中降逆止呃，即柿蒂汤；若属胃热呃逆，亦可与芦根、竹茹等清胃药配伍同用。

【文献撷要】

《本草备要》："止呃逆。"

《本草求真》："柿蒂味苦气平，虽与丁香同为止呃之味，然一辛热而一苦平，合用深得寒热兼济之妙。"

【现代研究】镇静，抑制顽固性呃逆，抑制平滑肌收缩，增强胃肠道消化功能。

【临证体会】柿蒂性偏微温，善降逆气，为治胃寒呃逆之要药。若治胃热呃逆须配竹茹、枇杷叶、芦根等清热降逆之品，此时用量不宜大。腹泻以及糖尿病患者不宜使用。

6. 玫瑰花

【药材基源】为蔷薇科植物玫瑰的干燥花蕾。

【性味归经】甘、微苦，温。归肝、脾经。

【药物功效】行气解郁，和血止痛。

【临床应用】

（1）用于肝胃不和所致的胁痛脘闷、胃脘胀痛等症。本品能行气解郁，疏肝和胃，可与佛手、香附、郁金等品同用。

（2）用于月经不调、经前乳房胀痛以及损伤瘀痛等症。本品既能疏肝理气，又有和血散瘀之功。用于调经，可配当归、川芎、白芍、泽兰等品；用于损伤瘀痛，可与鸡血藤、延胡索、赤芍等配伍。

【文献撷要】

《药性考》："行血破积，损伤瘀痛。"

《本草纲目拾遗》："和血行血，理气治风痹……噤口痢……治乳痈……肿毒初起……肝胃气痛。"

【现代研究】抗抑郁，抗疲劳，抗氧化，解毒，利胆，养颜，营养心肌。

【临证体会】玫瑰花行气解郁、柔肝醒脾，适用于脾胃病肝胃不和、脘胁胀痛者，特别是胃神经症、肠易激综合征用之最为适宜。

二、除胀理气

1. 陈皮

【药材基源】为芸香科常绿小乔木橘及其同属多种植物的干燥成熟果皮。

【性味归经】辛、苦，温。归脾、肺经。

【药物功效】理气健脾，燥湿化痰。

【临床应用】

（1）用于脾胃气滞所致的脘腹胀满、嗳气、恶心呕吐等症。陈皮气香性温，能行能降，具有理气运脾、调中快膈之功。脘腹胀满或疼痛，常与枳壳、木香等配伍；胃失和降，恶心呕哕，可配生姜同用，即橘皮汤；如呕吐而见痰热之象者，可配竹茹、黄连等品；如肝气乘脾所致的腹痛泄泻，可配白术、白芍、防风同用，即痛泻要方；若脾胃气虚而消化不良者，常与党参、白术、炙甘草等药配伍，如异功散。

（2）用于湿浊中阻所致的胸闷腹胀、纳呆倦怠、大便溏薄、舌苔厚腻以及痰湿壅滞、肺失宣降、咳嗽痰多气逆等症。陈皮为脾、肺二经之气分药，既能理气，又能燥湿。对于前者，常配苍术、厚朴以燥湿健脾，如平胃散；对于后者，常配半夏、茯苓以燥湿化痰，如二陈汤。

【文献撷要】

《名医别录》："下气，止呕咳，除膀胱留热，下停水，五淋，利小便，治脾不能消谷，气冲胸中，吐逆霍乱，止泄，去寸白。"

【现代研究】双向调节胃肠平滑肌，促进胃液分泌，助消化，利胆排石。

【临证体会】陈皮为除胀理气调中的常用药，在古方柴胡疏肝散中即用此药，后世医家亦常用之。其药性偏温燥，故津亏实热者用之当配泻热之品。本品配泻则泻，配补则补，配燥则燥。

2. 枳实

【药材基源】为芸香科小乔木酸橙及其栽培变种或甜橙的干燥幼果。

【性味归经】辛、苦、酸，微寒。归脾、胃经。

【药物功效】破气消积，化痰散痞。

【临床应用】

（1）用于食积停滞、腹痛便秘以及泻痢不畅、里急后重之症。枳实苦泻辛散，行气之力较猛，故能破气除胀，消积导滞。如食积不化，见脘腹胀满、嗳腐气臭者，可配山楂、麦芽、神曲等以消食散积；若热结便秘，腹痛胀满，可配厚朴、大黄以行气破结，泻热通便，即小承气汤；如脾胃虚弱，运化无力，食后脘腹痞满作胀者，常与白术配伍，即枳术丸，消补兼施，健脾消痞；如湿热积滞，泻痢后重者，可配大黄、黄连、黄芩等药以泻热除湿，消积导滞，如枳实导滞丸。

（2）用于痰浊阻塞气机、胸脘痞满之症，取本品行气消痰以通痞塞之功。如胸阳不振，寒痰内阻，见胸痹而兼心下痞满、气从胁下上逆者，可配薤白、桂枝、瓜蒌等同用，如枳实薤白桂枝汤；若心下痞满，食欲不振，神疲体倦者，可配厚朴、半夏曲、白术等品，如枳实消痞丸；如病后劳复，身热、心下痞闷者，可配栀子、淡豆豉，即枳实栀子豉汤。

此外，本品还可用于胃扩张、胃下垂、脱肛、子宫脱垂等，宜配补气药同用；近年发现又有升高血压的作用。

【文献撷要】

《神农本草经》："主大风在皮肤中，如麻豆苦痒，除寒热结，止利，长肌肉，利五脏，益气轻身。"

《名医别录》："除胸胁痰癖，逐停水，破结实，消胀满，心下急，痞痛，逆气，胁风痛，安胃气，止溏泄，明目。"

【现代研究】抑制胃液分泌，抗溃疡，抗菌消炎，促进胃肠蠕动。

【临证体会】枳实为脾胃气分药，主降胃肠之气，擅破痰湿之积，多首疏肝解郁、调脾和胃方中均用此药，故凡积滞内停、胃肠胀气者用之甚佳。但该药破气，能伤正气，故胃肠气滞兼有脾胃不足者，当配参、术等益气培中之品。

另外，枳实与枳壳，系一物二种，均可理气除胀，然导滞除胀、理胃肠之气常用枳实，宽胸利膈、理胸膈之气常用枳壳。

3. 木香

【药材基源】为菊科多年生草本植物木香的干燥根。

【性味归经】辛、苦，温。归脾、胃、大肠、胆、三焦经。

【药物功效】行气止痛，健脾消食。

【临床应用】

（1）用于脾胃气滞所致的食欲不振、食积不化、脘腹胀痛、肠鸣泄泻及下痢腹痛、里急后重等。木香气芳香而辛散温通，擅于调中宣滞、行气止痛。对脘腹气滞胀痛，木香为常用之品，可与枳壳、川楝子、延胡索等配用；治湿热泻痢，常配黄连以清热治痢，行气止痛；若食积气滞，湿热互阻，下痢后重者，可与槟榔、枳壳、大黄、黄连等配伍，如木香槟榔丸。

（2）用于脾运失常，肝失疏泄。如见湿热郁蒸，胁肋胀痛，口苦苔黄，甚或发生黄疸，可与疏肝理气的柴胡、郁金、枳壳及清热利湿的大黄、茵陈、金钱草等同用。

（3）用于脾胃气虚，运化无力，脘腹胀满，不思饮食，或呕吐腹泻，喜温喜按，舌苔白腻等，可与党参、白术、砂仁等配伍，如香砂六君子汤。本品与补虚药同用，可奏补而不滞之效。

【文献撷要】

《日华子本草》："治心腹一切气，膀胱冷痛，呕逆反胃，霍乱，泄泻，痢疾，健脾消食，安胎。"

《本草纲目》："木香乃三焦气分之药，能升降诸气。"

【现代研究】增强胃动力，保护胃黏膜，解痉止痛，抑制幽门螺杆菌。

【临证体会】木香通调胃肠，既能行气止痛，又可健脾消食，故胃肠气滞、脘腹胀痛、消化不良皆可用之。在滋补剂中加用少许木香，可防止滋补腻膈。脾胃气虚和阴虚津亏者慎用，或酌加补气滋阴之品。

4. 乌药

【药材基源】为樟科灌木或小乔木乌药（天台乌药）的干燥块根。

【性味归经】辛，温。归肺、脾、肾、膀胱经。

【药物功效】行气止痛，温肾散寒。

【临床应用】

（1）用于寒郁气滞所致的胸闷、胁痛、脘腹胀痛、寒疝腹痛及痛经等。乌药辛开温散，善于疏通气机，能顺气畅中，散寒止痛。治胸闷，胁痛，可配薤白、瓜蒌皮、郁金、延胡索等同用；治脘腹胀痛，可配木香、吴茱萸、枳壳等同用；治寒疝，小腹痛引睾丸，可配小茴香、木香、青皮等以散寒行气止痛，如天台乌药散；治经行腹痛，可配香附、当归、木香等以理气活血，调经止痛，如乌药汤。

（2）用于肾阳不足、膀胱虚寒引起的小便频数及遗尿，常与益智仁、山药同用，有温肾缩尿之功，如缩泉丸。

【文献撷要】

《本草拾遗》："主中恶心腹痛、蛊毒……宿食不消、天行疫瘴，膀胱、肾间冷气攻冲背膂，妇人血气，小儿腹中诸虫。"

《本草纲目》："脚气，疝气，气厥头痛，肿胀喘急，止小便频数白浊。"

【现代研究】双向调节胃肠平滑肌，促进消化液分泌。

【临证体会】乌药顺气散寒止痛，对脘腹气滞有寒者尤宜，还适用于气滞寒凝的疝气及痛经。

乌药、木香、香附均为常用理气调中药，但临证选药时各有侧重。乌药多用于气滞寒凝证，木香多用于气滞食积证，香附多用于气滞肝郁证。

5. 厚朴

【药材基源】为木兰科落叶乔木厚朴或凹叶厚朴的干燥干皮、根皮及枝皮。

【性味归经】苦、辛，温。归脾、胃、肺、大肠经。

【药物功效】燥湿消痰，下气除满。

【临床应用】

（1）用于湿阻、食积、气滞而致脾胃不和、脘腹胀满之症。厚朴苦燥辛散，温能祛寒，长于行气、燥湿、消积。本品为消除胀满之要药，凡湿阻、食积、气滞所致的脘腹胀满均适用，以治实胀为主。《斗门方》治心腹胀满，单用厚朴姜汁炙焦黑为末，陈米饮送服。复方应用，可随症配伍有关药物：若湿阻中焦，舌苔厚腻，可配苍术、陈皮，如平胃散；若积滞便秘，可配大黄、枳实，如大承气汤、小承气汤；至于虚寒胀满，应配人参、甘草、生姜等益气、温中方药中，寓攻于补，方为妥善。

（2）用于咳嗽气喘痰多者。厚朴能下肺气，消痰涎而平咳喘。如《伤寒论》桂枝汤证而见喘息者，于桂枝汤中加厚朴、杏仁。

【文献撷要】

《名医别录》："消痰下气，疗霍乱及腹痛胀满。"

《药性论》："主疗积年冷气，腹内雷鸣，虚吼，宿食不消，除痰饮，去结水，破宿血，消化水谷，止痛。大温胃气，呕吐酸水，主心腹满。"

【现代研究】保护胃肠黏膜，增加胃肠蠕动，促进消化功能，调节肠道菌群。

【临证体会】厚朴苦能下气，辛能散结，温能燥湿，善散胃中滞气，除脘腹胀满。脾胃气虚或郁热津伤者慎用，若用则须配益气生津之品。

6. 砂仁

【药材基源】为姜科多年生草本植物阳春砂、绿壳砂或海南砂的干燥成熟果实。

【性味归经】辛，温。归脾、胃、肾经。

【药物功效】化湿开胃，温脾止泻，理气安胎。

【临床应用】

（1）用于湿阻中焦及脾胃气滞之证。砂仁辛散温通，善于化湿行气，为醒脾和胃之良药，凡脾胃湿阻及气滞所致的脘腹胀痛、不思饮食、呕吐泄泻等均可应用。湿阻者，可配厚朴、苍术、豆蔻；气滞食积者，可配木香、枳实、白术，即香砂枳实丸；脾虚气滞者，配党参、白术等，如香砂六君子丸。

本品有温中作用，故对脾寒泄泻颇为适宜，可单用为末吞服，或配干姜、附子等温里药。

（2）用于妊娠恶阻，胎动不安。本品能行气和中而达止呕安胎之效。妊娠中虚气滞而致呕吐、胎动不安者，可与白术、紫苏梗等配伍。

【文献撷要】

《日华子本草》："治一切气，霍乱转筋，心腹痛。"

《药性论》："主冷气腹痛，止休息气痢，劳损。消化水谷，温暖脾胃。"

【现代研究】促进胃动力，保护胃黏膜，抗炎，镇痛，抗溃疡。

【临证体会】砂仁理气和中，醒脾消食，开胃止呕，常用于脾胃病，症见脘腹胀满、呕吐纳呆。脾胃气滞与枳实、木香配伍较好；脾胃虚弱与党参、炒白术配伍为宜；又因砂仁能理气安胎，凡安胎方药必用砂仁。

第二节 补虚调中药

一、益气补虚

1. 党参

【药材基源】为桔梗科多年生草本植物党参及同属多种植物的干燥根。

【性味归经】甘，平。归脾、肺经。

【药物功效】健脾益气，生津养血。

【临床应用】

（1）用于中气不足。本品为常用的补中益气药，适用于中气不足导致的食少便溏、四肢倦怠等症，多与白术、茯苓、炙甘草同用。

（2）用于肺气亏虚。本品有益肺气的功效，故适用于肺气亏虚引起的气短咳嗽、言语无力等症，可配伍黄芪、五味子等药同用，以增强疗效，如补肺汤。

（3）用于热病伤津、气短口渴。本品能益气生津，如配伍麦冬、五味子同用，可治气津两伤之证。

（4）用于血虚萎黄、头晕心慌。本品有补气养血的功效，可配伍熟地黄、当归等药同用，如八珍汤。

此外，本品也可与解表药、泻下药同用，治体虚外感或里实正虚之证，可以扶正祛邪。

【文献撷要】

《本草从新》："补中益气，和脾胃，除烦渴，中气微虚，用以调补，甚为平妥。"

《本草正义》："力能补脾养胃，润肺生津，健运中气，本与人参不甚相远，其尤可贵者，则健脾运而不燥，滋胃阴而不滞，润肺而不犯寒凉，养血而不偏滋腻，鼓舞清阳，振动中气，而无刚燥之弊。"

【现代研究】抗缺氧，抗衰老，抗溃疡，增强人体免疫力，调节胃肠运动，抑制胃酸分泌，降低胃蛋白酶活性。

【临证体会】党参不仅善于补脾胃、健中气，还能滋阴血、生津液，在参类补气药中应用最多。故此，笔者在治脾胃病需要补脾培中时首选党参，以脾胃虚弱消化吸收功能障碍所致的气血两虚者最为适宜。但党参补益力缓，如气虚重症当改用人参峻补以扶正。用党参及其他参类药时注意反藜芦，畏五灵脂。

2. 黄芪

【药材基源】为豆科多年生草本植物膜荚黄芪或蒙古黄芪的干燥根。

【性味归经】甘，微温。归脾、肺经。

【药物功效】补气升阳，固表止汗，利水消肿，生津养血，行滞通痹，托毒排脓，敛疮生肌。

【临床应用】

（1）用于脾肺气虚或中气下陷之证。脾为生化之源，肺主一身之气，脾肺气虚则出现食少便溏、气短乏力等。如兼中气下陷，则能导致久泻脱肛、子宫下垂；如气虚不能摄血，则能引起便血、崩漏。黄芪能补脾肺之气，为补气要药且有升举阳气的作用，故可用于上述诸证，需随不同的气虚表现而进行相应的配伍。如与人参同用，能增强补气功效，可治病后气虚体弱；配白术能补气健脾，可治脾气虚弱，食少便溏或泄泻；配当归能补气生血，可治气虚血亏；配附子能补气助阳，可治气虚阳衰，畏寒多汗；与人参、白术、升麻等同用，能补气升阳，可治中气下陷、久泻脱肛、子宫下垂，如补中益气汤；与人参、龙眼肉、酸枣仁等同用，又可用治气虚不能摄血的便血、崩漏，如归脾汤。

（2）用于卫气虚所致表虚自汗。本品能益卫气，故有固表止汗功效。如黄芪配伍煅牡蛎、浮小麦、麻黄根，可止自汗，即牡蛎散。本品也可用治阴虚引起的盗汗，但应与生地黄、黄柏等滋阴降火药同用，如当归六黄汤。

（3）用于气血不足所致痈疽不溃或溃久不敛。本品可补气且有良好的托毒生肌功效，常与当归、川芎、皂角刺同用，如透脓散，治痈疽不溃；与当归、人参、肉桂等配伍同用，可以生肌敛疮，如十全大补汤。

（4）用于浮肿尿少。本品有补气利尿退肿功效，故适用于气虚失运、水湿停聚引起的肢体面目浮肿、小便不利之症，多与防己、白术等同用，如防己黄芪汤。

此外，黄芪还可用于气虚血滞导致的肢体麻木、关节痹痛或半身不遂以及气虚津亏的消渴等病证。如配伍桂枝、白芍、生姜、大枣，即黄芪桂枝五物汤，可治肢体麻木；配伍羌活、防风、当归、片姜黄等，可治肩臂风湿痹痛，如蠲痹汤；以本品为主药，再配伍当归、川芎、桃仁、红花等活血化瘀药，即补阳还五汤，可治中风后遗症半身不遂；至于消渴证，多与生地黄、麦冬、天花粉等养阴生津药同用，可起到益气生津的功效。

【文献撷要】

《珍珠囊》："黄芪甘温纯阳，其用有五：补诸虚不足，一也；益元气，二也；壮脾胃，三也；去肌热，四也；排脓止痛，活血生血，内托阴疽，为疮家圣药，五也。"

《日华子本草》："助气，壮筋骨，长肉，补血……血崩，带下。"

【现代研究】抗衰老，抗疲劳，抑菌，抑瘤，调节内分泌，促进溃疡愈合。

【临证体会】黄芪为补气佳品，有补气固表、升举清阳、利尿托毒、敛疮生肌之功效，在保护心肌、调节血压、提高人体免疫力等方面具有很好的疗效。该药在古方中多有应用，当今更是广泛地应用于临床各科。应用黄芪当区别生黄芪和炙黄芪。益气固表，托毒敛疮用生黄芪；健脾培中，益气升阳用炙黄芪。

黄芪与党参皆为补气之要药。黄芪善走肌表，为治表虚之主药；党参善补五脏，为治里虚之主药。黄芪补气易于助火，气弱偏阳虚者用之较宜；党参补气兼能益阴，气虚偏阴虚者用之为好。若气虚重症，二者常常相须为用。

3. 白术

【药材基源】为菊科多年生草本植物白术的干燥根茎。

【性味归经】苦、甘，温。归脾、胃经。

【药物功效】益气健脾，燥湿利水，止汗安胎。

【临床应用】

（1）用于脾气虚弱，运化失常所致食少便溏、脘腹胀满、倦怠无力等症。本品为补气健脾的要药，常与人参、茯苓、炙甘草同用，治脾虚气弱之证，即四君子汤。如脾胃虚寒，脘腹冷痛，大便泄泻，可配党参、干姜、炙甘草同用，即理中汤。如脾虚而有积滞，食欲不振，脘腹痞满，可以攻补兼施，用白术健脾，配合枳实消除痞满，即枳术丸。

（2）用于脾虚不能运化，水湿停留，而为痰饮水肿等症。本品既可补气健脾，又可燥湿利水，故为治痰饮水肿之良药。如配伍桂枝、茯苓、炙甘草即苓桂术甘汤，可以祛痰饮；配伍陈皮、大腹皮、茯苓皮等，可以消水肿。

（3）用于脾虚气弱，肌表不固而自汗。本品益气补脾，有固表止汗作用。

（4）用于妊娠脾虚气弱，胎气不安之证。本品补气健脾，而有安胎之效。如有内热者，可配黄芩以清热安胎；兼气滞，胸腹胀满者，可配紫苏梗、砂仁、陈皮等理气药；兼气虚，少气无力者，可配党参、茯苓、炙甘草等补气药；兼血虚，头晕心慌者，可配熟地黄、当归、白芍等补血药；兼胎元不固，腰酸腹痛者，多与杜仲、续断、阿胶等同用，以增强保胎作用。

【文献撷要】

《珍珠囊》："除湿益气，和中补阳，消痰逐水，生津止渴，止泻痢，消足胫湿肿……得枳实，消痞满气分；佐黄芩，安胎清热。"

《本经逢原》："白术……生用则有除湿益燥、消痰利水，治风寒湿痹，死肌痉疸，散腰脐间血及冲脉为病，逆气里急之功；制熟则有和中补气，止渴生津，止汗除热，进饮食，安胎之效。"

【现代研究】对肠管双向调节，防治溃疡，保肝，抗菌。

【临证体会】白术为补脾燥湿之要药，为健脾调中常用之品。但本品带有燥性，阴虚内热或口干舌燥者不宜应用。白术生用、炒用、炒焦用有不同的治疗侧重。健脾通便常用生白术且与枳实同用，健脾补虚常用炒白术且与炒山药同用，健脾止泻常用焦白术且与炒扁豆同用。

另外，白术与苍术同有健脾之功。但白术以益气健脾为主，用于脾气虚证；而苍术以燥湿健脾为主，用于脾湿实证。若脾虚湿困，须补运兼施，宜二术同用。

4. 山药

【药材基源】为薯蓣科多年生蔓生草本植物薯蓣的干燥根茎。

【性味归经】甘，平。归脾、肺、肾经。

【药物功效】补脾养胃，生津益肺，补肾涩精。

【临床应用】

（1）用于脾虚气弱，食少便溏或泄泻。本品既补脾气，又益脾阴且兼涩性，能止泻，常与人参、白术、茯苓等同用，如参苓白术散。

（2）用于肺虚喘咳。本品能补肺气，益肺阴，故适用于肺虚久咳或虚喘，可配伍党参、麦冬、五味子等药同用。

（3）用于肾虚遗精、尿频、妇女白带过多。本品能补肾且兼有固涩作用，如六味地黄丸即以本品配伍熟地黄、山茱萸同用，可治肾虚遗精；又如缩泉丸即以本品与益智仁、乌药同用，可治肾虚尿频。至于妇女白带过多，往往与脾虚有湿或肾虚不固有关，如脾虚有湿者，多以本品配伍党参、白术、车前子等健脾利湿药同用；如白带发黄而有湿热者，当加黄柏；如肾虚不固者，多配伍熟地黄、山茱萸、菟丝子等补肾收涩药同用。

此外，本品用治消渴有效，可补气养阴而止渴，可配伍黄芪、葛根、知母、天花粉等同用，如玉液汤。

【文献撷要】

《神农本草经》："主伤中，补虚羸，除寒热邪气，补中，益气力，长肌肉。"

《本草正》："健脾补虚，滋精固肾，治诸虚百损，疗五劳七伤。第其气轻性缓，非堪专任，故补脾肺必主参、术，补肾水必君萸、地，涩带浊须破故同研，固遗泄仗菟丝相济。"

【现代研究】调节脾胃功能，抗衰老，调节免疫，降糖，降脂。

【临证体会】

（1）山药既补脾建中又可益肺固肾，其药属性平和，应用甚广，而其用量宜大。本药生用或炒用药性有异，一般来说益气培中用炒山药，益气养阴用生山药。

（2）山药与白术同为健脾补气调中药。若补中益气、燥湿健脾用白术，若补中益气兼补肺肾用山药。

5. 茯苓

【药材基源】为多孔菌科真菌茯苓的干燥菌核。

【性味归经】甘、淡，平。归心、脾、肾经。

【药物功效】利水渗湿，健脾宁心。

【临床应用】

（1）用于小便不利、水肿及停饮等水湿证。茯苓利水而不伤气，药性平和，为利水渗湿要药，凡水湿、停饮均适用。本品常与猪苓、泽泻同用以加强利水渗湿作用，并随湿热、寒湿等不同性质，配伍有关药物，如湿热配车前子、木通，寒湿配附子、干姜等。又茯苓既能利水渗湿，又能健脾，故脾弱运迟、水湿停蓄者用之，有标本兼顾之效。停饮所致的头眩、心悸、咳嗽，亦以本品为要药。本品与白术同用，健脾利湿之功益彰，如五苓散、苓桂术甘汤等。

（2）用于脾虚证。脾虚体倦，食少便溏者，本品常与党参、白术、甘草等补脾药同用，即四君子汤。

（3）用于心悸、失眠。本品能宁心安神，常与朱砂、酸枣仁、远志等安神药同用。

【文献撷要】

《本草求真》："最为利水除湿要药。书曰健脾，即水去而脾自健之谓也。"

《医林琐语》："茯苓一味，为治痰主药。痰之本，水也，茯苓可以利水；痰之动，湿也，茯苓又可以行湿。"

【现代研究】镇静，抗菌，抗衰老，抗疲劳，抗氧化，抗肿瘤，调节免疫，降低胃酸，预防溃疡。

【临证体会】由于茯苓具有健脾宁心之作用，可以补脾胃之气，调心脾两虚，故笔者将此药列为益气补虚调中药。本品补益心脾，利水消肿，既能扶正又能祛邪，可治疗脾虚湿盛所致的胀满诸症以及心脾两虚导致的失眠多梦等症状。

6. 炒白扁豆

【药材基源】为豆科1年生缠绕草本植物扁豆的干燥成熟种子。

【性味归经】甘，微温。归脾、胃经。

【药物功效】健脾化湿，和中消暑。

【临床应用】

（1）用于脾虚有湿，体倦乏力、食少便溏或泄泻，以及妇女脾虚湿浊下注、白带过多。本品补脾不腻，除湿不燥，故为健脾化湿良药，多配伍人参、茯苓、白术等药，如参苓白术散。

（2）用于暑湿吐泻。夏伤暑湿，脾胃失和，能导致吐泻。本品能健脾化湿和中，故有消暑之效，如《备急千金要方》单用本品水煎服，治暑湿吐泻；也可与香薷、厚朴等祛暑除湿药配伍，如香薷散。

【文献撷要】

《本草图经》："主女子带下。"

《本草纲目》："止泄泻，消暑，暖脾胃，除湿热，止消渴。"

【现代研究】增强免疫力，预防糖尿病，抗氧化，防癌抗癌，抑制痢疾杆菌，抗病毒。

【临证体会】炒白扁豆健脾化湿，补脾而不滋腻，化湿而不燥烈，能调养正气而无壅滞，故笔者将本品归类为益气补虚调中药。古方参苓白术散、香薷饮、缩脾饮等方剂均用此药。临证凡脾虚便溏者应用本品皆为适宜，且常与炒白术、炒山药同用。

7. 甘草

【药材基源】为豆科多年生草本植物甘草、胀果甘草或光果甘草的干燥根及根茎。

【性味归经】甘，平。归心、肺、脾、胃经。

【药物功效】补脾益气，清热解毒，祛痰止咳，缓急止痛，调和诸药。

【临床应用】

（1）用于脾胃虚弱，中气不足，气短乏力，食少便溏。本品有补脾益气的功效，多配伍人参、白术、茯苓等补气健脾药，如四君子汤。

（2）用于咳嗽气喘。本品能润肺，故有一定的止咳平喘作用，如配伍麻黄、杏仁即三拗汤，治风寒犯肺之喘咳；上方加生石膏，即麻杏石甘汤，治肺有郁热之喘咳。

（3）用于痈疽疮毒，食物或药物中毒。本品有良好的解毒功效，如配伍桔梗，即桔梗汤，治咽喉肿痛；配伍金银花、蒲公英等清热解毒药，治痈肿疮毒；用治食物中毒、药物中毒以及农药中毒，可单用本品煎汤服，或与绿豆同用，以加强疗效。

（4）用于脘腹或四肢挛急作痛。本品有缓急止痛的功效，如小建中汤配伍桂枝、芍药、饴糖等，治脾胃虚寒，脘腹挛急作痛；配伍芍药，治营血受伤，四肢挛急作痛，或脚挛急不伸，如芍药甘草汤。

此外，本品还有缓和药性、调和百药的功效。如本品与附子、干姜同用，能缓和附子、干姜之热，以防伤阴；与石膏、知母同用，能缓和石膏、知母之寒，以防伤胃；与大黄、芒硝同用，能缓和大黄、芒硝的泻下作用，使泻而不速；与党参、白术、熟地黄、当归等补药同用，能缓和补力，使作用缓慢而持久；与半夏、干姜、黄连、黄芩等热药、寒药同用，又能起协调作用。

【文献撷要】

《本草图经》："能解百毒，为众药之要。孙思邈论云：有人中乌头、巴豆毒，甘草入腹即定。方称大豆解百药毒，尝试之不效，乃加甘草为甘豆汤，其验更速。"

《用药法象》："阳不足者，补之以甘，甘温能除大热……腹中急痛，腹皮急缩者，宜倍用之。其性能缓急，而又协和诸药，使之不争，故热药得之缓其热，寒药得之缓其寒，寒热相杂者，用之得其平。"

【现代研究】保护肝脏，保护神经，抗炎，抗菌，抗病毒，抗肿瘤。

【临证体会】古人云十方九草，无草不成方，《伤寒论》112 方中有 70 首方使用了甘草，可见甘草的应用是十分广泛的。甘草生用清火解毒，炙用补脾调中。故益气补虚调中须用炙甘草，凡脾胃气虚，中气不足，心中动悸，咳嗽痰喘，腹痛挛急者均可应用。在诸多处方中，该药为使药以调和药性，特别是在调治脾胃病方药中，可缓和大黄、芒硝等泻下之峻猛。但甘草可令人中满，故湿阻脘腹呕吐者不宜应用。另外，该药还能致水钠潴留而发生水肿，故不宜长期大量使用。

按十八反，该品反大戟、芫花、甘遂、海藻，临证应用时需加注意。

二、滋阴补虚

1. 石斛

【药材基源】为兰科多年生常绿草本植物金钗石斛及同属多种植物的茎。

【性味归经】甘，微寒。归胃、肾经。

【药物功效】益胃生津，滋阴清热。

【临床应用】

（1）用于热病伤津或胃阴不足，舌干口渴。本品善养胃阴，生津液。如《时病论》清热保津法附方，用鲜石斛配伍鲜地黄、麦冬、天花粉等养阴清热生津药，治热病津伤烦渴。另有祛烦养胃汤，以本品与南沙参、麦冬、玉竹等同用，治胃阴不足，津亏口渴。

（2）用于阴虚津亏，虚热不退。本品能滋肾阴，清虚热，可配伍生地黄、白薇、麦冬等药。

此外，本品还有明目及强腰膝的作用。如石斛夜光丸，即以本品配伍菊花、菟丝子、枸杞子、熟地黄等药，治视力减退；配伍熟地黄、枸杞子、牛膝等药，可治肾阴亏损，腰膝软弱。

【文献撷要】

《神农本草经》："治伤中，除痹，下气，补五脏虚劳羸瘦，强阴，久服厚肠胃。"

《本草纲目拾遗》："清胃除虚热，生津已劳损，以之代茶，开胃健脾。"

【现代研究】抗氧化，抗肿瘤，抗菌，促进胃液分泌，加强肠蠕动，提高免疫力，改善糖尿病。

【临证体会】石斛是滋阴圣品，为滋养胃阴常用之要药。该药对慢性胃炎等脾胃病属胃阴不足或胃液分泌减少者尤为适宜。因该药对幽门螺杆菌有一定的抑制作用，故可作为提高灭活幽门螺杆菌效果的辅助用药。

2. 玉竹（葳蕤）

【药材基源】为百合科多年生草本植物玉竹的干燥根茎。

【性味归经】甘，微寒。归肺、胃经。

【药物功效】养阴润燥，生津止渴。

【临床应用】用于肺胃阴伤之燥热咳嗽、舌干口渴。玉竹甘凉柔润，能养肺胃之阴而除燥热，虽作用缓和，但不滋腻敛邪。如加减葳蕤汤，以本品配伍薄荷、淡豆豉、白薇等，有滋阴解表的作用，可治阴虚之体感冒风热而发热咳嗽、咽痛口渴等症；玉竹麦冬汤，以本品配伍麦冬、沙参、甘草，治肺胃阴伤，燥热咳嗽，舌干少津；益胃汤，以之配伍沙参、麦冬、生地黄等，治温病后期损伤胃阴而致口舌干燥，食欲不振。

【文献撷要】

《本草纲目》："主风温自汗灼热，及劳疟寒热。"

《本草新编》："其功甚缓，不能救一时之急，必须多服始妙。近人用之于汤剂之中，冀目前之速效，难矣。且葳蕤补阴必得人参补阳，乃阴阳既济之妙，所收之功用实奇……盖人参得葳蕤益力，葳蕤得人参鼓勇也。"

【现代研究】消炎润肤，滋阴降糖，安神强心，改善睡眠，增强免疫力。

【临证体会】玉竹滋阴润肺，生津养胃，善治肺胃阴虚燥热，脾胃病见胃阴不足、虚热消谷、烦热寐差、胃痛善饥用之尤为适宜，常与玄参、麦冬等相须为用。

3. 麦冬

【药材基源】为百合科多年生草本植物麦冬的干燥块根。

【性味归经】甘、微苦，微寒。归肺、心、胃经。

【药物功效】养阴生津，润肺清心。

【临床应用】

（1）用于燥咳痰黏、劳嗽咯血。麦冬为常用的养肺阴润肺燥的药物，故适用于肺阴不足而有燥热之证。如清燥救肺汤，以本品配伍桑叶、杏仁、阿胶、生石膏等药，治温燥伤肺，干咳气逆、咽干鼻燥等症；二冬膏即麦冬、天冬等分，加蜂蜜收膏，治肺阴亏损、劳热咯血以及燥咳痰黏。

（2）用于胃阴不足，舌干口渴。麦冬能益胃生津，多配伍沙参、生地黄、玉竹等同用，以养阴生津止渴，治胃阴不足之症。

（3）用于心烦失眠。麦冬有清心除烦安神的功效，配伍生地黄、竹叶心、黄连等，可治温病邪热入营，身热夜甚，烦躁不安，如清营汤；配伍酸枣仁、生地黄等，可治阴虚有热，心烦失眠，如天王补心丹。

此外，本品还可用于肠燥便秘，有润肠通便的功效。如增液汤，即以本品与生地黄、玄参同用，治阴虚肠燥，大便秘结。

【文献撷要】

《神农本草经》："治心腹结气，伤中，伤饱，胃络脉绝，羸瘦，短气。"

《本草拾遗》："去心热，止烦热。"

《珍珠囊》："治肺中伏火。"

【现代研究】抗血栓，抗肿瘤，抗衰老，调节免疫。

【临证体会】麦冬养阴生津润燥，对于脾胃病胃阴不足，症见咽干口渴、虚烦不眠、大便秘结者为常用之要药。麦冬配玉竹，滋阴润燥效果倍增。若用黄芪又恐生热时，可选配麦冬，气阴互补，相得益彰。麦冬可单独或配枸杞子泡水代茶饮以滋阴补肾。

4. 沙参

【药材基源】沙参有南沙参和北沙参两类。南沙参为桔梗科沙参属多年生草本植物轮叶沙参或沙参的干燥根；北沙参为伞形科植物珊瑚菜的干燥根。

【性味归经】甘，微寒。归肺、胃经。

【药物功效】清肺养阴，益胃生津。

【临床应用】

（1）用于肺热阴虚引起的燥咳或劳嗽咯血。本品能清肺热，补肺阴，如沙参麦冬汤，以本品与麦冬、玉竹、冬桑叶等同用，治燥热伤阴，干咳少痰，咽干口渴；《卫生易简方》以北沙参与知母、川贝母、麦冬、鳖甲等同用，治阴虚劳热，咳嗽咯血。

（2）用于热病伤津，舌干口渴，食欲不振。本品有益胃生津的功效，如益胃汤，即以本品配伍麦冬、生地黄、玉竹等，治上述病证；如热病伤津较重，咽干口渴，舌绛少津，常以鲜沙参与鲜地黄、鲜石斛同用。

【文献撷要】

《神农本草经》："主血积惊气，除寒热，补中，益肺气。"

《本草纲目》："清肺火，治久咳肺痿。"

《饮片新参》："北沙参……养肺胃阴，治劳咳痰血。"

【现代研究】抗炎，抗肿瘤，抗氧化，保肝脏，调节免疫。

【临证体会】沙参既养胃生津又润肺止咳，多用于脾胃病特别是萎缩性胃炎阴液不足而见咽干口渴者，常与麦冬、玉竹同用。南沙参、北沙参都能清养肺胃，但肺胃阴虚有痰者用南沙参较好，肺胃阴虚、燥热明显者用北沙参为宜。注意本品不宜与藜芦同用。

5. 百合

【药材基源】为百合科多年生草本植物卷丹、百合或细叶百合的干燥肉质鳞叶。

【性味归经】甘，微寒。归肺、心经。

【药物功效】养阴润肺，清心安神。

【临床应用】

（1）用于肺热咳嗽，劳嗽咯血。百合甘而微寒，能清肺润肺而止咳嗽，如百花膏，即百合与款冬花同用，治肺热久咳，痰中带血；百合固金汤以百合配伍生地黄、玄参、川贝母等，治劳热咳嗽，咽痛咯血。

（2）用于虚烦惊悸，失眠多梦。百合有清心安神的功效，如百合知母汤、百合地黄汤，以本品与知母或生地黄配伍，治热病后余热未清所致上述病症。

【文献撷要】

《神农本草经》："主邪气腹胀、心痛，利大小便，补中益气。"

《日华子本草》："安心，定胆，益智，养五脏。"

【现代研究】抗抑郁，抗疲劳，抗肿瘤，抗过敏，抗溃疡，镇静，保肝，提高免疫力。

【临证体会】百合滋阴润燥，清心安神。现代药理研究显示其有抗抑郁、抗疲劳作用。有医家认为本品乃为治神经衰弱之强壮滋补药。此药不仅在治疗脾胃病方面经常使用，而且对于神经衰弱、睡眠质量差、体质虚弱者亦有很好疗效，尤其是津虚液亏、虚烦惊悸、神志恍惚、失眠多梦者最为适宜，并且多与知母、炒酸枣仁合用。临证因"胃不和"而致"卧不安"者均可酌情选用，但对伴有脾虚腹泻者则不宜用。

第三节　祛实调中药

一、泻下通腑

1. 大黄

【药材基源】为蓼科多年生草本植物掌叶大黄、唐古特大黄或药用大黄的干燥根及根茎。

【性味归经】苦，寒。归脾、胃、大肠、肝、心包经。

【药物功效】泻下攻积，清热泻火，凉血解毒，逐瘀通经，利湿退黄。

【临床应用】

（1）用于肠道积滞，大便秘结。大黄苦寒沉降，有较好的泻下作用，为治疗积滞便秘的要药。因其苦寒泻热，故治热结便秘尤为适宜。温热病热结便秘、高热不退、神昏谵语者，可用本品通腑泻热，常与芒硝、厚朴、枳实等配伍，以加强攻下作用，即大承气汤；若里实热结而气血虚者，可与党参、当归等益气养血药配伍，如黄龙汤；热结阴伤者，可与生地黄、玄参、麦冬等养阴生津药配伍，如增液承气汤；脾阳不足，冷积便秘者，可与党参、附子、干姜等益气温阳药配伍，如温脾汤。

此外，热痛初起，肠道湿热积滞不化，亦可用大黄通便，祛湿热积滞。

（2）用于血热妄行之吐血、衄血及火邪上炎所致的目赤、咽痛、牙龈肿痛等症。其苦寒沉降之性，可使上炎之火得以下泻，临床上可与黄连、黄芩等泻火药同用，如泻心汤。大黄与枯矾研末涂口腔，可治口疮。

（3）用于热毒疮疡及烧伤。取其清热解毒，并借通便作用，使热毒下泻，如双解贵金丸，治背疽初起、便秘脉实者，以大黄配白芷内服；大黄牡丹皮汤治肠痈，以大黄配芒硝、牡丹皮、桃仁等同用。本品亦可外用，如外敷痈肿的如意金黄散中即有大黄。治疗烧伤，可单用大黄粉，或配地榆粉用麻油调敷。

（4）用于瘀血证，如妇女瘀血经闭、产后恶露不下、癥瘕积聚及跌打损伤等。大黄能活血祛瘀，为治疗瘀血证的常用药，无论新瘀、宿瘀，均可应用，可单用或与其他活血祛瘀药同用。如下瘀血汤治产妇腹痛、腹中瘀血着脐者，以本品配桃仁、蟅虫；《和剂局方》治跌打损伤，瘀血在内，胀满，以大黄与当归研末，酒调服。

此外，本品亦适用于黄疸、淋证等湿热证，因大黄苦寒泄降，能清泻湿热。治黄疸，常配茵陈、栀子，即茵陈蒿汤；治淋证，常配木通、车前子、栀子等，如八正散。

【文献撷要】

《神农本草经》："下瘀血，血闭寒热，破癥瘕积聚，留饮宿食，荡涤肠胃，推陈致新，通利水谷，调中化食，安和五脏。"

《本草纲目》："下痢赤白，里急腹痛，小便淋沥，实热燥结，潮热谵语，黄疸，诸火疮。"

【现代研究】泻下，保肝，利胆，抗肿瘤，抗急性胰腺炎，改善肾功能，保护胃黏膜，抑制幽门螺杆菌。

【临证体会】大黄素有"荡涤之将军"之称，能直达下焦，荡涤胃肠积滞，清泻胃肠积滞，还能活血化瘀，常用于胃肠宿食燥粪，大便不通，是通胃肠、泻腑实的首选之品，凡胃肠实热积聚、大便燥结、瘀血内停者皆可应用。

大黄有生大黄、熟大黄、酒大黄和大黄炭之不同。生大黄泻下峻猛，用于胃肠湿热积滞、大便不通者；熟大黄泻下作用缓和，能减轻泻下时的腹痛，适用于体虚便滞兼有瘀血者；酒大黄善通络化瘀血，常用于血热妄行之出血及瘀血肿痛；大黄炭泻下力弱而收敛止血力强，常用于肠道积滞带血或外伤出血等。大黄后下与不后下的区别在于药效发挥和不良反应的大小。后下通便作用更强，但可致胃肠刺激、泻下加重和腹痛不适；不后下则可减缓泻下不良反应，减少或避免刺激胃肠而引起不适。故泻下通腑时用生大黄且后下，非泻下通腑时用熟大黄、酒大黄或大黄炭且不后下。

2. 芒硝（玄明粉）

【药材基源】为硫酸盐类矿物芒硝族芒硝，经加工精制而成的结晶。

【性味归经】咸、苦，寒。归胃、大肠经。

【药物功效】泻下通便，润燥软坚，清火消肿。

【临床应用】

（1）用于实热积滞、大便燥结。芒硝能泻热通便，润燥软坚，常与大黄相须为用，以增强泻下热结的作用，如大承气汤、调胃承气汤。

（2）用于咽痛、口疮、目赤及疮病。本品多外用以清热，如治疗咽痛、口疮的冰硼散，即以芒硝与硼砂、朱砂、冰片同用；治疗咽喉病的西瓜霜，是以芒硝置西瓜中制成；芒硝化水，可用以滴眼，洗疮口；治乳痈可用芒硝外敷，以消肿块，亦可作回乳之用。

【文献摘要】

《神农本草经》："除寒热邪气，逐六腑积聚，结固留癖，能化七十二种石。"

《珍珠囊》："芒硝其用有三：去实热，一也；涤肠中宿垢，二也；破坚积热块，三也。"

【现代研究】泻下，抗炎，利尿，利胆，抗肿瘤。

【临证体会】芒硝清肠通便，润燥软坚，能荡涤肠胃实热而除燥屎，可用于胃肠实热、燥粪坚结者。但本品泻下之力峻猛，若无实热燥粪不宜使用。

芒硝常与大黄相须为用，芒硝长于软胃肠燥粪之坚实，大黄擅于荡涤胃肠实热之积滞。

3. 火麻仁

【药材基源】为桑科一年生植物大麻的干燥成熟果实。

【性味归经】甘，平。归脾、胃、大肠经。

【药物功效】润肠通便。

【临床应用】用于老人、产妇或体弱者由于津枯血少所致的肠燥便秘。其润燥滑肠通便，可与当归、熟地黄、杏仁等养血滋阴润燥之品同用，如益血润肠丸。又本品与大黄、厚朴、白芍等同用为丸，可治疗热邪伤阴或素体火旺，大便秘结及痔疮便秘、习惯性便秘等，如麻子仁丸。

【文献摘要】

《药品化义》："麻仁味甘，能润肠，体润能去燥，专利大肠气结便秘。凡年老血液枯燥，产后气血不顺，病后元气未复，或禀弱不能运行，皆治。"

【现代研究】镇静，抗炎，通便，抗溃疡，抗氧化，降血脂，降血压，抗衰老。

【临证体会】火麻仁润燥滑肠通便且兼有补益之功，为润肠缓下之品，适宜于体虚便秘、老年习惯性便秘、妇人产后血虚便秘等。

4.郁李仁

【药材基源】为蔷薇科落叶灌木欧李、郁李或长柄扁桃的干燥成熟种子。

【性味归经】辛、苦、甘，平。归脾、大肠、小肠经。

【药物功效】润肠通便，下气利水。

【临床应用】

（1）用于肠燥便秘。郁李仁质润多脂，能润肠通便，功效类似火麻仁而较强，常与其他润肠药同用，如五仁丸。

（2）用于水肿腹满、脚气浮肿。本品能利水消肿，可与桑白皮、赤小豆、白茅根同用，如《太平圣惠方》郁李仁汤。

【文献撷要】

《神农本草经》："主大腹水肿，面目四肢浮肿，利小便水道。"

《用药法象》："专治大肠气滞，燥涩不通。"

【现代研究】促进胃肠蠕动，缓泻，抗炎，镇痛，降压，扩张血管。

【临证体会】郁李仁润肠下气通便且兼能行水，亦为润肠缓下之品，适宜于肠燥气滞、大便不通、腹水胀满者。郁李仁、火麻仁均为润下药。火麻仁润燥滑肠通便兼能补益，多用于肠燥液亏便秘见气血不足者，郁李仁润燥下气通便尚能行水，多用于肠燥液亏便秘见有气滞水停者。

二、消导助运

1.山楂

【药材基源】为蔷薇科落叶灌木或小乔木山里红或山楂的干燥成熟果实。

【性味归经】酸、甘，微温。归脾、胃、肝经。

【药物功效】消食健胃，行气散瘀，化浊降脂。

【临床应用】

（1）用于食滞不化、肉积不消、脘腹胀满、腹痛泄泻等症。本品味酸而甘，微温不热，功擅助脾健胃，促进消化，为消油腻肉食积滞之要药。如《简便方》治食肉不消，即单用本品煎服；治食滞不化，常与神曲、麦芽等配伍，以增强消食化积之力；如兼见脘腹胀痛，可加木香、枳壳等品以行气消滞；若因伤食而引起腹痛泄泻，可用焦山楂10g研末，开水调服，有消食止泻之功。

（2）用于产后瘀阻腹痛、恶露不尽，男子疝气偏坠胀痛等症。山楂能入血分而活血散瘀消肿。对前者，本品常与当归、川芎、益母草等配伍；对后者，可与小茴香、橘核等同用。

此外，近年临床常以生山楂用于高血压病、冠心病及高脂血症的治疗。

【文献撷要】

《本草纲目》："化饮食，消内积，癥瘕，痰饮，痞满吞酸，滞血痛胀。"

《随息居饮食谱》："醒脾气，消肉食，破瘀血，散结消胀，解酒化痰，除疳积，已泻痢。"

【现代研究】健脾开胃，化浊降脂，祛瘀降压。

【临证体会】焦山楂消食化瘀，以消食助消化为主；生山楂消食化瘀，以化瘀调血脂为主。

2. 神曲

【药材基源】本品为鲜辣蓼、鲜青蒿、鲜苍耳草、赤小豆、苦杏仁等中药加入面粉或麸皮混合后，经发酵而成的曲剂。

【性味归经】甘、辛，温。归脾、胃经。

【药物功效】健脾消食和胃。

【临床应用】用于食积不化、脘腹胀满、不思饮食及肠鸣泄泻。本品能消食健胃和中，用治上述证候时，常与山楂、麦芽等品配伍同用。

此外，对丸剂中有金石药品，难于消化吸收者，可用神曲糊丸以助消化，如磁朱丸。

【文献撷要】

《药性论》："化水谷宿食、癥结积滞，健脾暖胃。"

《珍珠囊》："养胃气，治赤白痢。"

【现代研究】促进食物水解和提高胃肠动力，从而增强消化功能，调节胃肠菌群。

【临证体会】神曲又名六神曲，功擅消食和胃，用于饮食积滞、消化不良以及伤食腹泻等。

3. 麦芽

【药材基源】本品为一年生禾本科植物大麦的成熟果实经发芽干燥的炮制加工品。

【性味归经】甘，平。归脾、胃经。

【药物功效】行气消食，健脾开胃，回乳消胀。

【临床应用】

（1）用于食积不化、消化不良、不思饮食、脘闷腹胀等。本品能助淀粉性食物的消化，尤适用于米、面、薯、芋等食物积滞不化者，常与山楂、神曲、鸡内金等配伍同用。若脾胃虚弱而运化不良者，亦可在运用补脾益气药时，酌配本品，可使补而不滞。

（2）用于妇女断乳，或乳汁郁积所致的乳房胀痛等。麦芽有回乳之功，可每天用生、炒麦芽各30～60g，煎汁分服，有一定效果。

此外，本品又能疏肝，如遇肝郁气滞或肝脾不和之证，可作为辅助药。

【文献撷要】

《药性论》："破冷气，去心腹胀满。"

《本草纲目》："消化一切米面诸果食积。"

【现代研究】麦芽应分生麦芽、炒麦芽和焦麦芽。生麦芽助消化，疏肝气；炒麦芽健脾胃，除胀满；焦麦芽消谷物，化食积。

【临证体会】麦芽健胃消食，用于饮食积滞，消化不良等。

焦山楂、焦神曲、焦麦芽合称焦三仙，其中焦山楂重在消肉食，焦神曲重在消酒食，焦麦芽重在消面食，三药合用能明显增强和改善消化功能，临证凡饮食积滞、消化不良者皆常应用。需要指出的是麦芽尚能疏肝，大量生用可断乳回奶，故哺乳妇女不宜用。

4. 炒莱菔子

【药材基源】为十字花科 1 年生或 2 年生草本植物萝卜的干燥成熟种子。

【性味归经】辛、甘，平。归脾、胃、肺经。

【药物功效】消食除胀，降气化痰。

【临床应用】

（1）用于食积不化，中焦气滞，脘腹胀满，嗳腐吞酸，或腹痛泄泻，泻而不畅等症。本品功擅消食化积，能除胀行滞，常与山楂、神曲、陈皮等品配伍，可增强消食和中之力，如保和丸；若食积停滞而兼有脾虚证候者，可在前方中加白术以消补并施，如大安丸。

（2）用于痰涎壅盛、气喘咳嗽属于实证者。本品有降气消痰之功，常与白芥子、紫苏子配合同用，即三子养亲汤。

【文献撷要】

《日华子本草》："水研服吐风痰，醋研消肿毒。"

《本草纲目》："下气定喘，治痰，消食除胀，利大小便，止气痛，下痢后重，发疮疹。"

【现代研究】增强胃肠平滑肌节律性收缩，用于习惯性便秘及术后腹胀，炒则增强疗效。

【临证体会】炒莱菔子消食导滞，理气除胀，消食以消面食积滞为主，但体虚者用之不宜，并且不宜与参类同用。若用生莱菔子则重在降气化痰，故调治脾胃病当用炒莱菔子为宜。

5. 鸡内金

【药材基源】为雉科动物家鸡的干燥沙囊内壁。

【性味归经】甘，平。归脾、胃、小肠、膀胱经。

【药物功效】健胃消食，涩精止遗，通淋化石。

【临床应用】

（1）用于消化不良、食积不化以及小儿疳积等。本品消食力量较强且有运脾健胃之功。对消化不良病情较轻者，可单用本品炒燥后研末服用，有一定疗效；用治食积不化、脘腹胀满，常与山楂、麦芽等配伍；治小儿脾虚疳积，可与健脾益气之品如白术、山药、茯苓等同用。

（2）用于遗尿、遗精等。鸡内金有固精止遗作用，对前者，常与桑螵蛸、覆盆子等配伍；对后者，可配合莲肉、菟丝子等同用。

此外，本品尚有化坚消石之功，可用于泌尿系结石及胆结石，常与金钱草配用。

【文献撷要】

《名医别录》："主小便利，遗溺，除热止烦。"

《本草纲目》："治小儿食疟，疗大人淋漓，反胃，消酒积，主喉闭乳蛾，一切口疮、牙疳诸疮。"

【现代研究】含胃激素，可增加胃液分泌和胃肠消化能力，加快胃排空速率。

【临证体会】鸡内金善于消食磨积，是一味功专力宏的消导良药，凡食积不化、腹胀反胃等皆可用之。该药对结石如胆结石以及泌尿系结石也有较好疗效。消食导滞用炒鸡内金，消石排石用生鸡内金。

6. 槟榔

【药材基源】为棕榈科常绿乔木槟榔的干燥成熟种子。

【性味归经】辛、苦，温。归胃、大肠经。

【药物功效】杀虫，消积，行气，利水，截疟。

【临床应用】

（1）用于多种肠道寄生虫病。本品能驱杀绦虫、姜片虫、钩虫、蛔虫、蛲虫等多种肠寄生虫，并有泻下之功，有助于驱除虫体。本品对绦虫病疗效较佳，对驱杀猪肉绦虫尤为有效；如与南瓜子配合同用，可增强驱杀牛肉绦虫之力。

（2）用于食积气滞、腹胀便秘以及泻痢后重。本品辛散苦泄，既能行气消积以导滞，又能缓泻而通便，常与木香、青皮、大黄等品配伍同用，如木香槟榔丸。

（3）用于水肿、脚气肿痛等。本品有行气利水之功。治水肿实证，本品常与商陆、茯苓皮、泽泻等配伍，如疏凿饮子；对脚气肿痛证属寒湿者，常与木瓜、吴茱萸、陈皮、紫苏叶等配用，如鸡鸣散。

此外，本品尚可用于疟疾，如常用截疟方剂截疟七宝饮的组成中即有本品。

【文献撷要】

《药性论》："宣利五脏六腑壅滞，破坚满气，下水肿，治心痛、风血积聚。"

《本草纲目》："治泻痢后重，心腹诸痛，大小便气秘，痰气喘急，疗诸疟，御瘴疠。"

【现代研究】促进胃肠运动，加速消化排气，提高肠道收缩力，润肠通便。

【临证体会】槟榔降气破滞，通行导滞，杀虫消积，常用于食积气滞、脘腹胀满、下痢后重、虫积腹痛。消食导滞用焦槟榔且用量不宜太大，一般为 10 ～ 15g。杀虫消积用生槟榔且用量较大，具体用量应据病情酌情掌握。有资料报道该药用量大可致呕吐、嗜睡、抽搐。

第四节　化湿调中药

1. 苍术

【药材基源】为菊科多年生草本植物茅苍术或北苍术的干燥根茎。

【性味归经】辛、苦，温。归脾、胃、肝经。

【药物功效】燥湿健脾，祛风散寒，明目。

【临床应用】

（1）用于湿阻中焦证。苍术芳香燥烈，有较强的燥湿健脾作用。凡湿阻中焦，运化失司，而见脘腹胀满，食欲不振，恶心呕吐，倦怠乏力，舌苔浊腻者，本品实为要药。本品常与厚朴、陈皮等行气燥湿的药物配伍，如平胃散。对于痰饮、水肿等脾湿偏盛之证，亦可应用本品。

（2）用于风寒湿痹，脚膝肿痛、痿软无力等。本品辛散温燥，能祛风湿，治痹证以寒湿偏胜者为宜。因其兼能发汗，故亦适用于外感表证。风寒湿邪偏盛，肢体酸痛较甚者，可与羌活、防风、细辛等配伍。若湿热下注，足膝肿痛、痿软无力者，可与黄柏配伍，寒温同用，即二妙散。

此外，本品尚能明目，用于夜盲症及眼目昏涩（如角膜软化症），可单用，或与猪肝、羊肝蒸煮同食。

【文献摘要】

《珍珠囊》："诸肿湿非此不能除……能健胃安脾。"

《本草正义》："脾家郁湿，或为膜胀，或为肿满，或为泄泻疟利，或下流而足重胕肿……但有舌苔白垢浊腻见症，茅术一味，最为必需之品。"

【现代研究】促进胃肠运动，加速消化排气，提高肠道收缩力，润肠通便。

【临证体会】苍术燥湿健脾，祛风胜湿，对凡是湿邪为患者皆可应用，湿邪困脾症见脘腹胀满、头蒙不清、四肢困重者用之尤宜，可配砂仁、茯苓、草豆蔻。苍术与炒苍术功效不同，使用时也要有所区别。苍术药性偏温燥，用于治疗关节疼痛、屈伸不良、活动受限等寒湿痹证。炒苍术药性温燥减低，但健脾作用较强，用于治疗脾胃寒湿引起的恶心腹胀、食欲不振、大便稀薄等。

2. 藿香

【药材基源】为唇形科多年生草本植物广藿香的干燥地上部分。

【性味归经】辛，微温。归脾、胃、肺经。

【药物功效】芳香化浊，和中止呕，发表解暑。

【临床应用】

（1）用于湿阻中焦证。本品芳香行散，能化湿浊，凡湿阻中焦，中气不运，见脘腹胀满、食欲不振、恶心呕吐者均可应用，常与苍术、厚朴、半夏等同用，如不换金正气散。

（2）用于暑湿证及湿温证初起。藿香性温而不燥，化浊又能发表，对暑月外感风寒，内伤生冷而致恶寒发热、头痛脘痞、呕恶泄泻者，可与紫苏叶、半夏、厚朴等同用，如藿香正气散。湿温初起，湿热并重者，本品可与清热祛湿的滑石、黄芩、茵陈等同用，如甘露消毒丹。

（3）用于呕吐。藿香既能化湿浊，又能和中止呕，治脾胃湿浊引起的呕吐最为适宜，单用有效，若配伍半夏，止呕效果更好。对其他呕吐，亦可随证配伍，如湿热者配黄连、竹茹；脾胃虚弱者，配党参、甘草；妊娠呕吐，配砂仁、半夏等。

【文献撷要】

《本草图经》："治脾胃吐逆，为最要之药。"

《本草正义》："藿香芳香而不嫌其猛烈，温煦而不偏于燥热，能祛除阴霾湿邪而助脾胃正气，为湿困脾阳，倦怠无力，饮食不甘，舌苔浊垢者最捷之药……藿香虽不燥烈，然究是以气用事，惟舌有浊垢而漾漾欲泛者最佳。若舌燥光滑，津液不布者，咸非所宜。"

【现代研究】促进胃分泌，增强消化能力，解除胃肠痉挛，抗菌止泻。

【临证体会】藿香作为化湿和中的主要药物，对脾胃病湿浊蕴脾、脾运失和，症见脘腹胀满、恶心呕吐、腹泻便稀、舌苔滑腻者用之最佳。本品能祛暑解表，故夏伤暑湿导致胃肠型感冒者亦常用之。藿香常与佩兰为药对配合使用。

3. 佩兰

【药材基源】为菊科多年生草本植物佩兰的干燥地上部分。

【性味归经】辛，平。归脾、胃、肺经。

【药物功效】芳香化湿，醒脾开胃，发表解暑。

【临床应用】

（1）用于湿阻中焦证。佩兰气味芳香，其化湿和中功效与藿香相似，治湿阻脾胃之证，每相须为用，并配伍苍术、厚朴、豆蔻等；以其能化湿且性平而不温燥，脾经湿热，口中甜腻、多涎、口气腐臭者，亦适用。

（2）用于外感暑湿或湿温初起。本品化湿并能解暑，治暑湿证常与藿香、荷叶、青蒿等同用；湿温初起，可与滑石、薏苡仁、藿香等同用。

【文献撷要】

《素问·奇病论》："津液在脾，故令人口甘也，此肥美之所发也……治之以兰，除陈气也。"

【现代研究】健脾开胃，调气生血，发汗解暑，抑制病毒，止痛止痒。

【临证体会】佩兰化湿醒脾，用于湿热郁蒸而致的口中异味尤为适宜。《内经》兰草汤单用本品治疗口甘之"脾瘅"。湿邪困脾，消化不良者用之亦佳。佩兰常与藿香相须并用，二者都能芳香化浊，解暑和中。藿香长于解暑理气，和胃止呕；佩兰侧重解暑和中，醒脾化湿。

4. 半夏

【药材基源】为天南星科多年生草本植物半夏的干燥块茎。

【性味归经】辛，温；有毒。归脾、胃、肺经。

【药物功效】燥湿化痰，降逆止呕，消痞散结。

【临床应用】

（1）用于脾不化湿、痰涎壅滞所致的痰多、咳嗽、气逆等。本品具温燥之性，能燥湿而化痰，并具止咳作用，为治湿痰的要药，常与陈皮、茯苓配伍，以增强燥湿、化痰的功效，如治痰要方二陈汤。若兼有寒象，痰多清稀者，可配温肺化饮之品如细辛、干姜等；若见有热象，痰稠色黄者，则须与清热化痰药同用，如黄芩、知母、瓜蒌等。

（2）用于胃气上逆、恶心呕吐。半夏既能燥湿以化痰，又能降逆以和胃。本品长于治疗寒饮呕吐，常与生姜同用，如小半夏汤。本品又可用于多种病证的呕吐，如大半夏汤以之配人参、白蜜，治胃虚呕吐；如属胃热呕吐，则可配黄连、竹茹等清胃之品；至于妊娠呕吐，可与紫苏梗、砂仁等理气安胎、和胃止呕之品同用。

（3）用于胸脘痞闷、梅核气以及瘰疬痰核、痈疽肿毒等。半夏有辛散消痞、化痰散结之功。治痰热互结所致的胸脘痞闷、呕吐等，本品可配黄连、瓜蒌，如小陷胸汤；治气郁痰结、咽中如有物阻的梅核气证，无热象者，常与厚朴、紫苏叶、茯苓等药同用，如半夏厚朴汤；对于治瘰疬痰核，可与昆布、海藻、浙贝母等软坚散结药同用；用治痈疽发背及乳疮，《肘后方》以生半夏研末，用鸡蛋白调敷患处。

此外，本品能燥湿和胃，与和胃安神之秫米配伍，可用于治疗胃不和而卧不安，如半夏秫米汤。

【文献撷要】

《药性论》："消痰，下肺气，开胃健脾，止呕吐，去胸中痰满。生者摩痈肿，除瘤瘿气。"

《本经逢原》："半夏……同苍术、茯苓治湿痰；同瓜蒌、黄芩治热痰；同南星、前胡治风痰；同芥子、姜汁治寒痰；惟燥痰宜瓜蒌、贝母，非半夏所能治也。"

【现代研究】燥湿化痰，抑制胃酸，降逆止呕，抗肿瘤。

【临证体会】半夏为燥湿化痰、降逆止呕之要药且可消痞散结，故将其列为化湿调中药，常用于痞满呕吐、反胃吐食等脾胃病症。然半夏因炮制不同，其药效有异。姜半夏长于降逆止呕，清半夏善于化湿祛痰，法半夏优于燥湿和胃，生半夏多于外科应用。

第五节　散寒调中药

1. 干姜

【药材基源】为姜科多年生草本植物姜的干燥根茎加工而成。

【性味归经】辛，热。归脾、胃、肾、心、肺经。

【药物功效】温中散寒，回阳通脉，温肺化饮。

【临床应用】

（1）用于脾胃寒证，症见脘腹冷痛、呕吐泄泻等。干姜能祛脾胃寒邪，助脾胃阳气，凡脾胃寒证，无论是外寒内侵之实证，或阳气不足之虚证均适用。本品可单用，如《备急千金要方》治中寒水泻，《外台秘要》治脘腹卒痛，均以干姜为末，水饮调服。复方应用，本品一般可配伍其他温中药。若胃寒呕吐，可配伍降逆止呕的半夏，半夏干姜散即是其例；若脾胃虚寒者，应与补脾益气的人参、白术、甘草配伍，如理中丸。

（2）用于亡阳证。干姜辛热，通心助阳，祛除里寒，与附子同用，能辅助附子以增强回阳救逆功效，并可减低附子的毒性。四逆汤中用之，即是此义。

（3）用于寒饮伏肺，见咳嗽气喘、形寒背冷、痰多清稀。本品能温散肺寒而化痰饮，常与麻黄、细辛、五味子等同用，如小青龙汤。

【文献撷要】

《珍珠囊》："其用有四：通心助阳，一也；去脏腑沉寒痼冷，二也；发诸经之寒气，三也；治感寒腹痛，四也。"

《本草求真》："干姜大热无毒，守而不走，凡胃中虚冷，元阳欲绝，合以附子同投，则能回阳立效，故书有'附子无姜不热'之句，仲景四逆、白通、姜附汤皆用之。且同五味则能通肺气而治寒嗽，同白术能燥湿而补脾，同归芍则能入气而生血。故凡因寒内入，而见脏腑痼蔽，关节不通，经络阻塞，冷痹寒痢，反胃隔绝者，无不藉此以为拯救。"

【现代研究】镇痛，消炎，抗菌，止泻，抗肿瘤，抗氧化，改善局部血液循环。

【临证体会】干姜擅除中焦里寒，温脾胃之阳，为脾胃虚寒、吐利冷痛之要药。古人云"附子无姜不热"，干姜往往与附子配对，相须为用，阴虚有热者及孕妇和血压高者忌用。姜性温热，一物五用。新鲜的姜切片鲜用即为生姜，有"呕家圣药"之称，常用于胃寒呕吐、恶心反胃、风寒外感；生姜洗净，用竹刀刮取皮层晒干即为生姜皮，功善行水，常用于皮肤水肿；鲜姜晒干即为干姜，功善温中回阳，为中焦虚寒、吐利痞满之要药；生姜用纸润湿入火煨熟即为煨姜，用于脾胃虚寒、腹痛呕吐；干姜炮焦即为炮姜，专于温中摄血，为治中焦虚寒、脾不统血之要药。前人还有"生姜走而不守，干姜能走能守，炮姜守而不走"之说。

2. 高良姜

【药材基源】为姜科多年生草本植物高良姜的干燥根茎。

【性味归经】辛，热。归脾、胃经。

【药物功效】温胃止呕，散寒止痛。

【临床应用】用于脘腹冷痛、呕吐、泄泻等。高良姜善于温散脾胃寒邪，止痛，止呕，古方有单用者。本品一般可配温中行气药，如二姜丸，以本品与炮姜同用；寒凝肝气郁滞者，配香附，即良附丸；胃寒呕吐者，配半夏、生姜；胃气虚者，再配益气和胃药。

【文献撷要】

《名医别录》："主暴冷，胃中冷逆，霍乱腹痛。"

《本草汇言》："高良姜，祛寒湿，温脾胃之药也……若老人脾肾虚寒，泄泻自利，妇人心胃暴痛，因气怒，因寒痰者，此药辛热纯阳，除一切沉寒痼冷，功与桂附同等……若治脾胃虚寒之证，须与参、芪、半、术同行，尤善。单用多用，辛热走散，必耗冲和之气也。"

【现代研究】促进胃液分泌，调节胃肠道运动，利胆，抗菌，抗炎，镇痛。

【临证体会】高良姜善内攻走里，常用于寒凝气滞而致的腹痛、呕吐、泄泻。高良姜与干姜均能温散中焦寒邪，但高良姜适宜寒滞胃脘引起的脾胃实寒证；干姜适宜脾胃阳虚引起的脾胃虚寒证。

3. 吴茱萸

【药材基源】为芸香科落叶灌木或小乔木吴茱萸、石虎或疏毛吴茱萸的干燥近成熟果实。

【性味归经】辛、苦，热；有小毒。归肝、脾、胃、肾经。

【药物功效】散寒止痛，降逆止呕，助阳止泻。

【临床应用】

（1）用于脘腹冷痛、疝痛、头痛及虚寒泄泻。吴茱萸能温中散寒，又善解肝经之郁滞，有良好的止痛作用。治脘腹冷痛，本品可配干姜、木香；治寒疝腹痛，可配乌药、小茴香。若治中焦虚寒、肝气上逆所致的头痛、吐涎沫，可配人参、生姜等，如吴茱萸汤；至于脾肾虚寒之久泻、五更泻，可用本品与补骨脂、肉豆蔻、五味子同用，即四神丸。

（2）用于寒湿脚气疼痛，或上冲入腹。本品既能散寒燥湿，又能下降逆气，常与木瓜同用，如苏长史茱萸汤，即以此两味药治疗脚气入腹，困闷欲死，腹胀；又《证治准绳》鸡鸣散治脚气疼痛，亦以此两味药为主药。

（3）用于呕吐吞酸。此乃取其疏肝下气之功以止呕逆。若胃寒者，可配生姜、半夏；肝郁化火者，以黄连为主药，配伍少量吴茱萸，即左金丸，可奏辛开苦降之效。

此外，本品研末醋调敷足心，可引火下行，治疗口舌生疮。

【文献撷要】

《神农本草经》："温中，下气，止痛，咳逆，寒热，除湿，血痹。"

《名医别录》："去痰冷，腹内绞痛，诸冷实不消，中恶，心腹痛，逆气，利五脏。"

【现代研究】镇痛，抑菌，降压，抗溃疡。

【临证体会】吴茱萸温中降浊，调和肝胃，常用于寒湿气滞引起的脘腹冷痛、食后欲吐、干呕吞酸等。若肝胃郁热呕吐吞酸者，可用吴茱萸配黄连即左金丸化裁调治，疗效显著。

4. 荜茇

【药材基源】为胡椒科藤本植物荜茇的干燥近成熟或成熟果穗。

【性味归经】辛，热。归胃、大肠经。

【药物功效】温中散寒，下气止痛。

【临床应用】用于胃寒呕吐、呃逆，及腹痛、泄泻等。荜茇辛热，能温散肠胃寒邪，可单用，或与其他温中药同用以增强疗效。

此外，本品还可用于龋齿疼痛，以荜茇粉涂于痛处，可以止痛；亦可与等量胡椒粉，化蜡制成麻子大丸药，塞入龋齿孔中。

【文献撷要】

《本草纲目》："辛热耗散，能动脾肺之火，多用令人目昏，食料尤不宜之……荜茇为头痛、鼻渊、牙痛要药。"

【现代研究】抗焦虑，抗菌，消炎，缓解胃肠痉挛。

【临证体会】荜茇大辛大热，温中止痛，为治胃肠冷痛之专药。无论实寒还是虚寒引起的脘腹疼痛均可应用。但本品以祛实寒为主，当虚寒引起的脘腹疼痛时当配参、术等补虚之品。

5. 肉桂

【药材基源】为樟科常绿乔木肉桂的干燥树皮。

【性味归经】辛、甘，大热。归肾、脾、心、肝经。

【药物功效】补火助阳，引火归原，散寒止痛，温通经脉。

【临床应用】

（1）用于肾阳不足，命门火衰，见畏寒肢冷、腰膝软弱、阳痿、尿频；及脾肾阳衰，见脘腹冷痛、食少便溏。肉桂辛热纯阳，能温补命门之火，益阳消阴，为治下元虚冷之要药，常与附子、熟地黄、山茱萸等温补肝肾药同用，如桂附地黄丸；脾肾阳衰者，配附子、干姜、白术等以温补脾肾，如桂附理中丸；若下元虚冷，虚阳上浮，见上热下寒者，可用以引火归原。

（2）用于脘腹冷痛、寒湿痹痛、腰痛以及血分有寒之瘀滞经闭、痛经等。肉桂既能散沉寒，又能通血脉，无论寒凝气滞，或寒凝血瘀所致的痛证均可应用，可单味研末冲服，或配伍其他散寒止痛药。若血分有寒，血行不畅者，可配伍当归、川芎等活血通经的药物。

（3）用于阴疽及气血虚寒、痈肿脓成不溃，或溃后久不收敛等外科疾患，用之能散寒温阳，通畅气血。治阴疽，本品可配熟地黄、鹿角胶、麻黄等，如阳和汤；气血虚者，可配黄芪、当归等，如托里黄芪汤。

此外，气衰血少之证，常以少量肉桂配入补气养血药中，有温运阳气、鼓舞气血生长的功效。如十全大补汤、人参养荣汤中应用本品，即是此意。

【文献摘要】

《本草汇言》："肉桂，治沉寒痼冷之药也。凡元虚不足而亡阳厥逆，或心腹腰痛而吐呕泄泻，或心肾久虚而痼冷怯寒，或奔豚寒疝而攻冲欲死，或胃寒蛔出而心膈满胀，或气血冷凝而经脉阻遏，假此味厚甘辛大热，下行走里之物，壮命门之阳。"

【现代研究】镇静，镇痛，抗菌，健胃，抗溃疡，促进肠运动。

【临证体会】肉桂温里补阳，引火归原，多用于肾阳不足、脾失温煦之脘腹冷痛、四肢不温、上热下寒等。因本品可抗菌、健胃、抗溃疡、促进胃肠运动，故对慢性胃炎、胃溃疡有着较为明显的治疗作用。

6. 丁香

【药材基源】为桃金娘科常绿乔木丁香的干燥花蕾。

【性味归经】辛，温。归脾、胃、肺、肾经。

【药物功效】温中降逆，补肾助阳。

【临床应用】

（1）用于胃寒呕吐、呃逆以及少食、腹泻等。丁香温中散寒，善于降逆，为治疗胃寒呕吐、呃逆之要药。治虚寒呃逆，本品常与人参、生姜同用，如丁香柿蒂汤；治胃寒呕吐，可与半夏同用；治脾胃虚寒，吐泻食少，可与砂仁、白术同用。

（2）用于肾阳不足所致的阳痿、脚弱。本品能温肾助阳，可与附子、肉桂、巴戟天等同用。

【文献撷要】

《蜀本草》："疗呕逆甚验。"

《日华子本草》："治口气、反胃，鬼疰蛊毒及疗肾气、奔豚气、阴痛，壮阳，暖腰膝。"

【现代研究】消炎，杀螨，抗病毒，抗溃疡，调节胃肠运动。

【临证体会】丁香为治虚寒呃逆之要药，脾胃病证属虚寒呃逆、脘腹冷痛者用之较佳，如丁香柿蒂散。丁香用公丁香较好，其气香力足，但用量不宜大，量大易致恶心，一般用量不超 10g，且注意与郁金相畏。

7. 附子

【药材基源】本品为毛茛科植物乌头子根的加工品。

【性味归经】辛、甘，大热；有毒。归心、肾、脾经。

【药物功效】回阳救逆，补火助阳，散寒止痛。

【临床应用】

（1）用于亡阳证。本品能上助心阳，中温脾阳，下补肾阳，"为回阳救逆第一品"。治久病体虚，阳气衰微，阴寒内盛，或大汗、大吐、大泻所致亡阳证，本品多与干姜、甘草同用，以回阳救逆，如四逆汤；治久病气虚欲脱，或出血过多，气随血脱者，每配人参用，如参附汤。

（2）用于虚寒性的阳痿宫冷、脘腹冷痛、泄泻、水肿等症。本品辛甘温煦，有峻补元阳、益阳消阴之效。若治肾阳不足、命门火衰所致的阳痿宫冷、腰膝冷痛、夜尿频多，本品常与肉桂、山茱萸、熟地黄等同用，如右归丸；治肾阳虚寒湿内盛的脘腹冷痛，大便溏泄，常与党参、白术、干姜同用，如附子理中汤；治脾肾阳虚的阴寒水肿，多与白术、茯苓、生姜同用；治脾阳不足、寒湿内阻的阴黄证，可与茵陈、白术、干姜同用；治阳虚感寒，可配麻黄、细辛同用。

（3）用于寒痹证。本品辛散温通，有较强的散寒止痛作用，凡风寒湿痹、周身骨节疼痛者，每多用之。本品尤善治寒痹痛剧者，多与桂枝、白术、甘草同用。

【文献撷要】

《神农本草经》："主风寒、咳逆、邪气、心腹冷痛、金疮，破癥坚积聚、血瘕、寒湿踒躄、拘挛膝痛、不能行步。"

《本草汇言》："附子，回阳气，散阴寒，逐冷痰，通关节之猛药也。诸病真阳不足，虚火上升，咽喉不利，饮食不入，服寒药愈甚者，附子乃命门主药，能入其窟穴而招之，引火归元，则浮游之火自熄矣。凡属阳虚阴极之侯，肺肾无热证者，服之有起死之殊功。"

【现代研究】强心，抗休克，抗寒冷，抗炎，镇痛，促进胃肠收缩，提高耐缺氧能力。

【临证体会】附子功补元阳，温暖脾肾，逐散寒湿，与补益药同用，可治一切内伤不足。脾胃病脾肾阳虚，阴寒内盛，症见脘腹冷痛、呕吐下利、水泛肿胀者，用附子配伍相应药物效果更佳，如温中健脾的附子理中汤类方药。附子非阴盛阳衰及孕妇当忌用。

8. 桂枝

【药材基源】本品为樟科植物肉桂的干燥嫩枝。

【性味归经】辛、甘，温，归心、肺、膀胱经。

【药物功效】发汗解肌，温通经脉，助阳化气，平冲降气。

【临床应用】

（1）用于外感风寒、头痛、发热、恶寒等。本品辛散温通，可外行肌表而奏解表之效，用于外感风寒，表虚有汗而表证不解，恶风、发热者，常与白芍配伍以调和营卫，如桂枝汤。若表实无汗之证，本品和营通阳可助麻黄发汗，两者相须为用，如麻黄汤。

（2）用于风寒湿痹，肩背肢节酸痛。桂枝能祛风寒湿邪，温经通络而缓解疼痛，常与附子配伍，如桂枝附子汤。

（3）用于心脾阳虚，阳气不行，水湿内停而致的痰饮证。本品能温化水湿，常与茯苓、白术等配伍，以温运脾阳，化湿利水。若见膀胱气化不行，小便不利、水肿等症，本品能温膀胱之气，常与茯苓、泽泻等配伍，以渗水利湿，如五苓散。

（4）用于胸痹、胸痛或心悸、脉结代之证。本品能温通胸中阳气，常与瓜蒌、薤白同用，如枳实薤白桂枝汤。桂枝这种通阳的作用又可用于心悸、脉结代之症以助阳复脉，多与炙甘草、人参、阿胶等配伍，如炙甘草汤。

（5）用于经寒瘀滞，经闭、痛经及癥瘕等。本品能温通血脉，散寒逐瘀，常与当归、川芎同用以通经活血，如温经汤；与牡丹皮、桃仁等配伍，以逐瘀消癥，如桂枝茯苓丸。

【文献撷要】

《本经疏证》："能利关节，温经通脉……盖其用之之道有六：曰和营，曰通阳，曰利水，曰下气，曰行瘀，曰补中。其功之最大，施之最广，无如桂枝汤，则和营其首功也。"

《珍珠囊》："去伤风头痛，开腠理，解表发汗，去皮肤风湿。"

【现代研究】解热镇痛，健胃利胆（促进胃肠蠕动，促进胆汁分泌）。

【临证体会】桂枝不仅能辛温解表，尚能助阳化气，调和营卫，平冲降逆。桂枝也常用于脾胃病证见营卫不和者，特别是脾胃虚寒时，在用温中暖胃药的同时配伍桂枝，疗效是确切的。如果脾胃虚寒，脘腹冷痛、大便溏薄、畏寒肢冷、关节重痛者，用桂枝合干姜、党参、茯苓健脾温阳、利水渗湿，效果更好。

第六节　清热调中药

1. 连翘

【药材基源】为木樨科落叶灌木连翘的干燥果实。

【性味归经】苦，微寒。归肺、心、小肠经。

【药物功效】清热解毒，消肿散结，疏散风热。

【临床应用】

（1）用于外感风热或温病初起，发热、头痛、口疮等证。连翘能清热解毒透邪，并善清心而散上焦之热，常与金银花相须为用，配伍牛蒡子、薄荷等药同用，如银翘散。连翘心长于清心泻火，治热邪陷入心包之高热、烦躁、神昏，常与犀角（水牛角代）、莲子心配伍，如清宫汤。

（2）用于各种疮毒痈肿，或瘰疬结核等。本品泻火解毒，能消痈散结，前人称其为疮家圣药。疗痈肿疮疖，本品可与野菊花、金银花、天花粉等解毒消肿之品同用；治瘰疬结核，多和夏枯草、玄参、浙贝母等配伍，以增强解毒消肿散结的作用。

【文献撷要】

《神农本草经》："主寒热，鼠瘘瘰疬，痈肿恶疮，瘿瘤，结热。"

《日华子本草》："通小肠，排脓，治疮疖，止痛，通月经。"

【现代研究】抗菌，抗炎，解热，镇吐，利尿，强心，降压，抗肝损伤。

【临证体会】连翘散结清热，功偏清解胸膈里热，少量可健脾胃，脾胃病用此药一般为 10 ~ 15g。结合现代药理研究和内窥镜下所见，慢性胃炎感染明显呈糜烂状态或充血水肿明显时常用此药。在健脾补益剂中，佐加连翘可以散结清热助消化。

2. 黄连

【药材基源】为毛茛科多年生草本植物黄连、三角叶黄连或云连的干燥根茎。

【性味归经】苦，寒。归心、肝、胆、脾、胃、大肠经。

【药物功效】清热燥湿，泻火解毒。

【临床应用】

（1）用于肠胃湿热所致的腹泻、痢疾、呕吐等。黄连祛中焦湿热，并具解毒作用，古时有单用本品治上述诸症的记载。若病情较重，或有其他兼症者，则多配入复方。如本品与木香同用，即香连丸，可调气行滞而除里急后重；若治痢疾、泄泻而身热者，常配伍葛根、黄芩等，如葛根芩连汤；对于肝火呕吐，配伍吴茱萸同用，即左金丸；对于胃热呕吐，可配伍半夏、竹茹等，如黄连橘皮竹茹半夏汤，可奏清热降逆止呕之效。

（2）用于热病，热盛火炽、壮热、烦躁，甚至神昏谵语等症。本品解毒泻火，并以泻心经实热火见长，多与黄芩、栀子等配伍，如黄连解毒汤。本品泻心火、解热毒的功效，还适用于心火亢盛、烦躁不眠及迫血妄行所致的吐血、衄血等症，常与黄芩、白芍、阿胶等配伍，如黄连阿胶汤。

（3）用于痈肿疮毒、疔毒内攻、耳目肿痛诸症。本品可泻火解毒，常配伍黄芩、栀子、连翘等药，如《外科正宗》的黄连解毒汤。对于耳目肿痛，本品亦可外用，研末或浸汁涂患处。

此外，对于胃火炽盛，消谷善饥，烦渴多饮的中消证，本品常配伍天花粉、生地黄等清热生津之品。

【文献撷要】

《珍珠囊》："其用有六：泻心脏火，一也；去中焦湿热，二也；诸疮必用，三也；去风湿，四也；赤眼暴发，五也；止中部见血，六也。"

《本草纲目》："去心窍恶血，解服药过剂烦闷及巴豆、轻粉之毒。"

【现代研究】抗菌，抗病毒，解热，镇痛，降压，抗心律失常，抗肿瘤，抑制胃酸分泌，抗消化溃疡，改善胃肠黏膜损伤。

【临证体会】黄连泻心、胃、肝、胆之实火，燥胃肠积滞之湿热，有广泛的抗菌作用，故为胃肠湿热所致痞满、呕吐、腹痛、泻痢常用之要药。本品少量应用尚有健胃、促进消化之功。脾胃病用黄连一般6g左右，且不宜常量久服。脾胃虚寒及阴虚津伤者忌用，服用黄连期间不宜喝茶水，不宜与庆大霉素等抗生素同用。

3. 牡丹皮

【药材基源】为毛茛科多年生落叶小灌木牡丹的干燥根皮。

【性味归经】苦、辛，微寒。归心、肝、肾经。

【药物功效】清热凉血，活血散瘀。

【临床应用】

（1）用于温热病热入血分而发斑疹及血热妄行所致的吐血、衄血等。本品能清热凉血，以祛血分郁热而收化斑、止血之效，常与犀角（水牛角代）、生地黄等配伍，如犀角地黄汤。

（2）用于温热病后期，阴分伏热发热，或夜热早凉以及阴虚内热等症。本品能退虚热，常与知母、鳖甲、生地黄等同用，如青蒿鳖甲汤。此种凉血退热功效，还适用于妇女月经先期、经前发热，通常与白芍、黄芩、柴胡等配伍，如宣郁通经汤。

（3）用于血滞经闭、痛经，或癥瘕等。本品能活血行瘀以通经散癥，常与桂枝、桃仁等同用，如桂枝茯苓丸。本品的活血行瘀作用亦适用于跌扑损伤、瘀滞疼痛，可与乳香、没药等配伍。

（4）用于痈肿疮毒及内痈。本品在方剂中可发挥清热凉血与活血行瘀的综合作用，能凉血消痈，治外痈可配伍金银花、连翘、白芷等药；治肠痈初起，多配伍大黄、桃仁、冬瓜仁等，如大黄牡丹皮汤。

【文献摘要】

《珍珠囊》："治无汗之骨蒸……肠胃积血及吐血、衄血。"

《本草纲目》："和血，生血，凉血，治血中伏火，除烦热。"

【现代研究】解热，镇静，解痉，镇痛，抑菌，抗炎。

【临证体会】牡丹皮清热凉血，化瘀止痛。脾胃病证见肝胃郁热、胃火炽盛时用之较宜。牡丹皮可致恶心、腹泻、经血增多，故脾胃虚寒、便溏腹泻、经血过多及孕妇忌用，其用量要适中。

4. 蒲公英

【药材基源】为菊科多年生草本植物蒲公英、碱地蒲公英或同属数种植物的干燥全草。

【性味归经】苦、甘，寒。归肝、胃经。

【药物功效】清热解毒，消肿散结，利尿通淋。

【临床应用】

（1）用于热毒痈肿疮疡及内痈等。蒲公英清热解毒、消痈散结的作用与紫花地丁相似且常同用。本品治痈肿疔毒，常配伍金银花、紫花地丁、野菊花等，如五味消毒饮；治乳痈可单用，鲜品内服或捣敷；亦可以本品配伍忍冬藤，捣汁服，用于火毒较盛之证。若本品配鱼腥草、芦根、冬瓜仁，可用于肺痈咳吐脓痰、胸痛等；配赤芍、牡丹皮、大黄等，可用于肠痈热毒壅盛之证；与板蓝根、玄参同用，则可治咽喉肿痛。

此外，单用本品或配伍菊花、龙胆草、黄芩等，又能治目赤肿痛。

（2）用于湿热黄疸及小便淋沥涩痛。本品能清热利湿和解毒。前者多与茵陈配伍，后者常和金钱草、茅根同用。

【文献撷要】

《本草分经》："专治乳痈、疔毒，亦为通淋妙品。"

《本草衍义补遗》："解食毒，散滞气，化热毒，消恶肿、结核、疔肿。"

【现代研究】抗菌，抗真菌，抗病毒，抗炎，抗氧化，抗肿瘤，抗幽门螺杆菌，调节免疫。

【临证体会】蒲公英清热消肿，兼散滞气，尚能健胃。结合现代药理研究，本品常用于治疗慢性胃炎、肝炎、胆囊炎、胃及十二指肠溃疡等。本品对胃脘胀痛、反酸、口臭等证属脾胃有热者用之更宜。

5. 知母

【药材基源】为百合科多年生草本植物知母的干燥根茎。

【性味归经】苦、甘，寒。归肺、胃、肾经。

【药物功效】清热泻火，滋阴润燥。

【临床应用】

（1）用于温热病，邪热亢盛、壮热、烦渴、脉洪大等肺胃实热证。知母有清热泻火除烦的作用，与石膏配伍有协同之效，如白虎汤。

（2）用于肺热咳嗽或阴虚燥咳、痰稠等。本品有清泻肺火、滋阴润肺之效，常与贝母同用以清肺化痰止咳，即二母散。

（3）用于阴虚火旺，肺肾阴亏所致的骨蒸潮热、盗汗、心烦等。知母有滋阴降火的作用，常同黄柏相须为用，配入养阴药中，如知柏地黄丸。

（4）用于阴虚消渴，症见口渴、饮多、尿多。本品有滋阴润燥、生津止渴的功效，同天花粉、五味子等配合使用可增强疗效，如玉液汤。

【文献撷要】

《神农本草经》："主消渴热中，除邪气。"

《本草纲目》："知母之辛苦寒凉，下则润肾燥而滋阴，上则清肺金而泻火，乃二经气分药也。"

【现代研究】解热，抗菌，抗炎，镇静，降脂，降糖，抗氧化，抗肿瘤。

【临证体会】知母滋阴降火、润燥滑肠，对于脾胃病阴虚有热兼有大便秘结者尤为适宜，脾胃虚寒、大便溏泄者忌服。本品用治脾胃病时当生用，若取其入肾泻火时当用盐知母。

6. 白芍

【药材基源】为毛茛科多年生草本植物芍药的干燥根。

【性味归经】苦、酸，微寒。归肝、脾经。

【药物功效】养血调经，敛阴止汗，柔肝止痛，平抑肝阳。

【临床应用】

（1）用于月经不调、经行腹痛、崩漏、自汗、盗汗。本品能养血调经，常用于妇科疾病。如调经的基本方四物汤，即由白芍配伍当归、川芎、熟地黄组成。经行腹痛可加香附、延胡索；崩漏不止可加阿胶、艾叶炭。本品又能敛阴止汗，如配伍桂枝、甘草、生姜、大枣，即桂枝汤，可调和营卫，治外感风寒、表虚自汗而恶风；配伍牡蛎、龙骨、柏子仁等，可以敛阴止汗，治阴虚阳浮之盗汗。

（2）用于肝气不和，胁肋脘腹疼痛，或四肢拘挛作痛。本品能养血柔肝、缓急止痛，如逍遥散以本品配伍当归、白术、柴胡等，治血虚肝郁，胁肋疼痛。芍药甘草汤以本品与甘草同用，治肝脾失和，脘腹挛急作痛和血虚引起的四肢拘急作痛。痛泻要方以本品配伍防风、白术、陈皮，治腹痛泄泻。芍药汤以本品配伍木香、槟榔、黄连等治下痢腹痛。

（3）用于肝阳上亢，头痛、眩晕。本品能平抑肝阳，多配伍生地黄、牛膝、代赭石等，治肝阳上亢引起的头痛、眩晕，如建瓴汤。

【文献撷要】

《本草纲目》："止下痢腹痛后重。"

《本草求真》："赤芍与白芍药主治略同，但白则有敛阴益营之力，赤则只有散邪行血之意；白则能于土中泻木，赤则能于血中活滞。"

【现代研究】抗炎，镇静，解痉，降压，养血，保肝。

【临证体会】白芍苦酸微寒，柔肝止痛，补血敛阴，为治诸痛之良药，凡脾胃病肝郁气滞、肝脾不调之胸胁痛、脘腹痛、挛急痛、泻痢痛等皆可应用。然此药性微寒，对于虚寒之证当配以温阳补虚之品。

7. 栀子

【药材基源】为茜草科常绿灌木栀子的干燥成熟果实。

【性味归经】苦，寒。归心、肺、三焦经。

【药物功效】泻火除烦，清热利湿，凉血解毒；外用消肿止痛。

【临床应用】

（1）用于热病心烦、郁闷、躁扰不宁。本品善于消泻心、肺、胃经之火邪而除烦。本品每与淡豆豉合用以宣泻邪热，解郁除烦，如栀子豉汤；若火毒炽盛，高热烦躁，神昏谵语者，则须配伍黄连、连翘、黄芩等凉血解毒、泻火除烦之品，如清瘟败毒饮。

（2）用于肝胆湿热蕴结所致黄疸、发热、小便短赤等。本品有清利湿热、利胆退黄之效。本品若与茵陈、大黄合用，可以增强利湿退黄的作用，如茵陈蒿汤；若配伍黄柏，可增强清除湿热作用，如栀子柏皮汤。

（3）用于血热妄行的吐血、衄血、尿血等。本品有凉血止血的作用，每与白茅根、生地黄、黄芩同用。

此外，生栀子粉用水或醋调成糊状湿敷，对外伤性肿痛有消肿止痛作用，涂敷疖肿亦有疗效。

【文献撷要】

《药性论》："利五淋，主中恶，通小便，解五种黄病，明目。治时疾，除热及消渴、口干、目赤肿痛。"

《神农本草经》："主五内邪气，胃中热气面赤，酒泡，皶鼻，白赖，赤癞，疮疡。"

【现代研究】保肝利胆，保护胃功能，促进胰腺分泌，抗炎，抗疲劳，抗血栓。

【临证体会】栀子苦寒清降，泻三焦之火，凡热蕴胸膈、心烦懊忱、黄疸、淋闭等皆为要药。此药易伤脾阳，脾虚便溏者不宜。其用量因人而异且当注意便下情况，以防药后腹泻。脾胃病用该药时多用炒栀子为宜。

8. 葛根

【药材基源】为豆科多年生落叶藤本植物野葛的干燥根。

【性味归经】甘、辛，凉。归脾、胃、肺经。

【药物功效】解肌退热，生津止渴，透疹，升阳止泻，通经活络，解酒毒。

【临床应用】

（1）用于外感发热、头痛、无汗、项背强痛等。本品解肌发汗，治风寒表证常与桂枝、麻黄、白芍等同用；若风热表证兼有内热则宜配伍黄芩、石膏、柴胡等药以解肌清热，如柴葛解肌汤。

（2）用于麻疹初起，发热、恶寒、疹出不畅。本品性能解肌发散，可助麻疹透发，常与升麻同用，如升麻葛根汤。

（3）用于湿热泻痢及脾虚腹泻等。本品能升发清阳，鼓舞脾胃清阳之气上行而奏止泻之效。湿热泻痢，本品多与黄芩、黄连等配伍，如葛根芩连汤，治痢疾身热；若脾虚气弱的腹泻，则多配伍党参、白术、木香等药，如七味白术散。

（4）用于热病烦渴及消渴证口渴多饮。本品有生津功效，可单用或配伍麦冬、天花粉、生地黄等药，如玉泉散。

此外，现代用葛根治疗高血压脑病，对改善头痛、眩晕、项强、耳鸣、肢体麻木等症状有效，多与其他降压药配合应用。

【文献撷要】

《名医别录》："疗伤寒中风头痛，解肌发表，出汗，开腠理，疗金疮止痛，胁风痛。"

《神农本草经》："主消渴，身大热，呕吐，诸痹，起阴气，解诸毒。"

【现代研究】抗炎，镇静，解痉，降压，养血，保肝。

【临证体会】葛根甘辛性平，发表升阳，鼓舞胃气。对于脾虚泄泻、热泄热痢，本品均可调治，脾虚泄泻当配参、术，热邪泄泻当配芩、连。

第七节　制酸调中药

1. 海螵蛸

【药材基源】为乌贼科动物无针乌贼或金乌贼的干燥内壳。

【性味归经】咸、涩，温。归脾、肾经。

【药物功效】收敛止血，涩精止带，制酸止痛，收湿敛疮。

【临床应用】

（1）用于崩漏下血、肺胃出血、创伤出血。本品咸能入血，微温而涩，有收敛止血的功效。本品治妇女崩漏下血，多配伍茜草、棕榈炭、五倍子等，如固冲汤；治肺胃出血，常与白及等分为末服，即乌及散。本品单用研末外敷，可止创伤出血。

（2）用于遗精、带下。本品功能收敛，故可固精止带。本品治遗精，当配伍山茱萸、菟丝子、沙苑子等益肾固精药；治妇女赤白带下，可配伍白芷、血余炭，如白芷散。

（3）用于胃痛吐酸。本品有制酸止痛功效，多与浙贝母同用，即乌贝散。

（4）用于湿疮、湿疹及溃疡多脓。本品外用能收湿敛疮，治湿疮、湿疹，本品可与黄柏、青黛等研末外敷；治溃疡多脓，可单用研末外敷，也可配伍煅石膏、煅龙骨、枯矾、白芷、红升丹、冰片，共研细末，撒敷患处。

【文献撷要】

《日华子本草》："疗血崩。"

《神农本草经》："主女子漏下赤白经汁、血闭、阴蚀肿痛，寒热，惊气，癥瘕，无子。"

【现代研究】制酸止痛，加速溃疡愈合。

【临证体会】海螵蛸收敛制酸，用于治疗胃炎、胃溃疡、胃酸过多，效果较著，但久服易致大便秘结，应适当配伍润肠药以使腑气通畅。

2. 浙贝母

【药材基源】为百合科多年生草本植物浙贝母的干燥鳞茎。

【性味归经】苦，寒。归肺、心经。

【药物功效】清热化痰止咳，解毒散结消痈。

【临床应用】

（1）用于肺虚久咳，痰少咽燥以及外感风热咳嗽，或痰火郁结、咳痰黄稠等症。川贝母与浙贝母都能清肺化痰而止咳，均可用于痰热咳嗽，常与知母同用，如二母散。浙贝苦寒，开泄力大，清火散结作用较强，多用于外感风热或痰火郁结的咳嗽，常与桑叶、牛蒡子、前胡、杏仁等宣肺祛痰药同用。

（2）用于瘰疬疮痈肿毒及乳痈、肺痈等。浙贝母清热散结功优，治瘰疬常与玄参、牡蛎等配伍，即消瘰丸；治疮痈、乳痈，常与蒲公英、天花粉、连翘等配伍；治肺痈，可与鱼腥草、鲜芦根、薏苡仁等同用。

近年来，浙贝母用于治疗甲状腺腺瘤，常配合夏枯草、海藻、昆布、莪术等品应用。

【文献撷要】

《名医别录》："疗腹中结实，心下满，洗洗恶风寒，目眩项直，咳嗽上气，止烦热渴，出汗。"

《本草会编》："治虚劳咳嗽、吐血咯血、肺痿肺痈、妇人乳痈、痈疽及诸郁之证。"

【现代研究】镇咳祛痰，松弛平滑肌，镇痛，降压，化痰，溶石，抗菌，止泻，抗肿瘤。

【临证体会】浙贝母宣肺化痰，清热散结，多用于痰瘀互结的实证。脾胃病之病因多为肝郁气滞，运化失和。肝郁气滞必见血瘀，运化失和定有痰生，痰瘀同源，故治当痰瘀同治。浙贝母祛痰散瘀兼而有之，脾胃病，如慢性胃炎合并肠上皮化生、异型增生以及消化道肿瘤等，每痰瘀互见，用浙贝母散结化瘀尤为适宜。该品与海螵蛸配伍即乌贝散，制酸止痛，收敛止血，可用于慢性胃炎、上消化道溃疡所致的胃脘疼痛、泛吐酸水、嘈杂似饥等。本品忌与附子、乌头配伍。

3. 白及

【药材基源】为兰科多年生草本植物白及的干燥块茎。

【性味归经】苦、甘、涩，微寒。归肺、肝、胃经。

【药物功效】收敛止血，消肿生肌。

【临床应用】

（1）用于咯血、吐血及外伤出血。白及能收敛止血，主要用于肺、胃出血之证，可单用研末，用糯米汤或凉开水调服，有一定疗效；亦可随症配伍相应的药物，如白及枇杷丸，以之配伍枇杷叶、藕节、阿胶珠及鲜地黄汁为丸，噙化，以治肺阴不足，干咳咯血之症；如乌及散，以之配合海螵蛸，用于胃出血。对于外伤出血，可单用本品或配石膏研末外敷。

（2）用于疮痈肿毒、手足皲裂。本品质黏而涩，又秉寒凉苦泄之性，用治疮痈，不论未溃已溃均可应用。对于疮痈初起，本品常配金银花、浙贝母、天花粉、皂角刺等以消散痈疖，如内消散；如疮痈已溃，久不收口，本品又有生肌之功，常研末外用；对手足皲裂，可研末用麻油调涂。

此外，本品又可用于肺痈，以咳吐痰、脓、血日渐减少时为宜，常配合清泄化痰之品，如金银花、桔梗、沙参、甘草等，亦是取其既能止血生肌，又能消散痈肿之功。

【文献撷要】

《本草纲目》："能入肺止血，生肌治疮。"

《神农本草经》："主痈肿、恶疮、败疽、伤阴、死肌、胃中邪气、贼风……痱缓不收。"

【现代研究】抗菌，抗病毒，抗肿瘤，抗氧化，止血，促创面愈合，促胃肠黏膜修复。

【临证体会】白及性微寒，质黏而涩，寒凉入血散热，为收敛、止血、制酸之良药。结合现代药理研究，临床脾胃病之胃酸过多、胃食管反流、上消化道溃疡等常选用此药，效果明显。本品忌与附子、乌头配伍。

4. 煅瓦楞子

【药材基源】为蚶科软体动物泥蚶、毛蚶或魁蚶的贝壳。

【性味归经】咸，平。归肺、胃、肝经。

【药物功效】消痰化痰，软坚散结，制酸止痛。

【临床应用】

（1）用于瘰疬、瘿瘤等。本品有消痰软坚之功，常与海藻、昆布等配伍，以治上述病证，如含化丸。

（2）用于癥瘕痞块。本品能化痰散结以消痞块，可单用煅、醋淬为丸服，即瓦楞子丸；也可与行气活血、散结消痞的莪术、三棱、鳖甲等配成复方应用。

近年来，也有用本品治疗肝脾肿大及消化道肿瘤者。

【文献撷要】

《山东中草药手册》："制酸止痛，治溃疡病。"

《医林纂要》："去一切痰积，血积，气块，破癥瘕，攻瘰疬。"

【现代研究】中和胃酸，减轻胃溃疡疼痛。

【临证体会】煅瓦楞子软坚散结，制酸止痛，凡脾胃病吐酸嘈杂、血瘀胃痛等均可用之。用治胃痛吐酸，本品可与海螵蛸、浙贝母、白及等配伍联用。

第八节　逆转调中药

1. 夏枯草

【药材基源】为唇形科多年生植物夏枯草的干燥果穗。

【性味归经】苦、辛，寒。归肝、胆经。

【药物功效】清肝泻火，明目，散结消肿。

【临床应用】

（1）用于肝火上炎，目赤肿痛、目珠疼痛、羞明流泪、头痛、眩晕等症。本品能清泻肝火，清头目，可单用，也可配伍石决明、菊花、蝉蜕等药同用。若目珠疼痛，痛久血伤，则须与当归、生地黄、白芍等补血养肝药配伍。

（2）用于痰火郁结所致的瘰疬、瘿瘤。本品能清热散结，可单用煎服或熬膏服，并可涂患部；或与玄参、牡蛎、昆布等配伍。夏枯草的清热散结作用，也可用于消散痈肿。

此外，本品可清泻肝火，现代常用于高血压及肿瘤类疾病的治疗。

【文献撷要】

《滇南本草》："祛肝风，行经络。治口眼㖞斜，止筋骨疼，舒肝气，开肝郁，治目珠胀痛，消散瘰疬、周身结核。"

《神农本草经》："治寒热、瘰疬、鼠瘘、头疮，破癥，散瘿结气、脚肿、湿痹。"

【现代研究】抗菌，抗炎，抗病毒，抗肿瘤，降糖，降压，清除自由基。

【临证体会】夏枯草长于疏肝胆之郁，畅气机之行，散痰火之结，脾胃病见气滞血瘀、痰火郁结、癥瘕积聚时常选此药。笔者认为慢性胃炎合并肠上皮化生、异型增生的病机，主要是热、痰、瘀交阻于胃腑所致，故此，就要清热、祛痰、散瘀，结合现代药理研究，此药与僵蚕、乌梅、浙贝母、三棱、莪术、半枝莲、白花蛇舌草等配伍，可用于调节逆转慢性胃炎合并肠上皮化生、异型增生，其临床疗效是确切的。

2. 白花蛇舌草

【药材基源】为茜草科一年生草本植物白花蛇舌草的干燥全草。

【性味归经】微苦、甘，寒。入胃、大肠、小肠经。

【药物功效】清热解毒，利湿通淋。

【临床应用】

（1）用于痈肿疮毒、咽喉肿痛、毒蛇咬伤等。本品有较强的解毒消痈功效，可内服和外用。本品与其他清热解毒药配伍，如配伍红藤、败酱草等，可治肠痈；同金银花、连翘、菊花等配伍，可用于痈肿。肿毒及毒蛇咬伤均可以本品外用捣敷患部，亦可配伍紫花地丁、半边莲等内服。

（2）用于热淋小便不利。本品能清热利湿，通利小便，可同半边莲、车前草、石韦等配伍。

（3）用于胃癌、食管癌、直肠癌等多种癌症。本品有清热解毒的作用，但疗效仍待进一步研究，通常与半枝莲等配伍。

【现代研究】抗菌，抗炎，抗肿瘤，抗氧化，抗胃溃疡，增强免疫活性。

【临证体会】白花蛇舌草清热解毒、散瘀消痈，对于脾胃病慢性胃炎合并肠上皮化生、异型增生者常选此药，消化道肿瘤也常选用此药且多与半枝莲配伍。此药用量一般偏大，多者用至60g，但脾胃虚寒者慎用或用量不宜偏大。

3. 三棱

【药材基源】为黑三棱科植物黑三棱的块茎。

【性味归经】辛、苦，平。归肝、脾经。

【药物功效】破血行气，消积止痛。

【临床应用】

（1）用于气滞血瘀所致的经闭、腹痛及癥瘕积聚等。本品功用与莪术同，但破血作用比莪术强，而行气止痛之力则较逊，每与莪术配伍，以治上述证候。如用于血瘀经闭腹痛之三棱丸，即本品与莪术同用。

（2）用于食积气滞、脘腹胀痛。三棱能行气消积，常与莪术、青皮、麦芽等配伍；若兼见脾胃虚弱之证，当配合党参、白术等益气补脾药同用。

【文献撷要】

《日华子本草》："治妇人血脉不调、心腹痛、落胎，消恶血，补劳，通月经，治气胀，消扑损瘀血，产后腹痛，血运，并宿血不下。"

《本草纲目》："三棱能破气散结，故能治诸病。其功可近于香附而力峻，故难久服。"

【现代研究】抗肿瘤，抗纤维化，降低全血黏度，抑制血小板凝聚。

【临证体会】三棱为血中之血药，入肝脾血分，功善破血祛瘀、行气消积，脾胃病癥瘕积聚常选此药，但当与健脾补气药同用。结合现代药理研究，慢性胃炎合并肠上皮化生、异型增生者，三棱连同莪术是必用之品。该药力较峻，故孕妇及妇人经期不宜使用。三棱不宜与芒硝相伍。

4. 莪术

【药材基源】为姜科多年生草本植物蓬莪术、广西莪术或温郁金的干燥根茎。

【性味归经】辛、苦，温。归肝、脾经。

【药物功效】行气破血，消积止痛。

【临床应用】

（1）用于气滞血瘀所致的经闭、腹痛及癥瘕积聚等。本品辛散苦泄，温通行滞，既能破血祛瘀，又能行气止痛。用于前者，本品可与三棱、川芎、牛膝等配伍；用于后者，可配三棱、丹参、鳖甲等。

（2）用于饮食不节，脾运失常所致的积滞不化、脘腹胀满疼痛。莪术行气消积之力较为峻猛且能止痛。用治食滞脘腹胀痛，本品常与三棱、木香、枳实、山楂等配伍；如兼见脾虚气弱证候者，应配合补气健脾药同用。

【文献撷要】

《开宝本草》："主心腹痛、中恶……霍乱冷气、吐酸水，解毒，食饮不消，酒研服之。又疗妇人血气、丈夫奔豚。"

《日华子本草》："得酒醋良。治一切气，开胃消食，通月经，消瘀血，止扑损痛下血及内损恶血等。"

【现代研究】抗炎，抗菌，抗病毒，抗肿瘤，抗纤维化，抗血栓，抗动脉硬化，降血糖，调血脂，镇痛。

【临证体会】莪术为血中之气药，入肝脾气分，功善行气破血、消积止痛，与三棱为药对，其药用适应证及宜忌点基本同三棱。三棱与莪术为对药，均为破血行气、消积止痛之品，凡气血阻滞，有形坚积之症，两药常相须配用。三棱入肝脾血分，能破血中之气，长于破血通经；而莪术入肝脾气分，能破气中之血，偏于破气消积。两药在功效上虽有所区别，但气血相互关联，治血先行气，气行血则行，故两药同用效果更佳。

5. 半枝莲

【药材基源】为唇形科植物半枝莲的干燥全草。

【性味归经】辛、苦，寒。归肺、肝、肾经。

【药物功效】清热解毒，化瘀利尿。

【临床应用】主热毒痈肿，咽喉疼痛，肺痈，肠痈，瘰疬，毒蛇咬伤，跌打损伤，吐血，衄血，血淋，水肿，腹水及癌症。

【文献撷要】

《南京民间药草》："破血通经。"

《广西药植图志》："消炎，散瘀，止血。治跌打伤、血痢。"

《南宁市药物志》："消肿，止痛。治跌打、刀伤、疮疡。"

【现代研究】抑制肿瘤细胞增殖，抗肿瘤血管生成，抑菌，调节免疫力。

【临证体会】半枝莲清热解毒、祛湿散瘀，切中慢性胃炎合并肠上皮化生、异型增生之病机，故此药常用于调节和逆转肠上皮化生及异型增生。

第九节　固涩调中药

1. 乌梅

【药材基源】为蔷薇科落叶乔木梅的干燥近成熟果实。

【性味归经】酸、涩，平。归肝、脾、肺、大肠经。

【药物功效】敛肺，涩肠，生津，安蛔。

【临床应用】

（1）用于肺虚久咳。本品能敛肺止咳，故可用于肺虚久咳。如《肘后方》以乌梅、罂粟壳等分为末，每服2钱，睡时蜜汤调下；《杂病源流犀烛》一服散，以之与罂粟壳、半夏、杏仁、阿胶等配伍，均有敛肺治久咳之效。

（2）用于久泻久痢。本品能涩肠止泻。如《证治准绳·女科》固肠丸，以之配伍肉豆蔻、诃子、罂粟壳等，治久泻不止；《太平圣惠方》乌梅丸，以之配伍黄连，治时气下痢不能食。

（3）用于虚热消渴。本品味酸，酸能生津，故有生津止渴之效。如《简要济众方》以乌梅加淡豆豉水煎服，治消渴烦闷；玉泉丸，以之配伍天花粉、麦冬、葛根、人参等，治虚热烦渴。

（4）用于蛔厥腹痛、呕吐。蛔得酸则伏，本品味酸，故有和胃安蛔之效。如《伤寒论》乌梅丸，以之配伍细辛、蜀椒、干姜、黄连等，治蛔虫引起的腹痛呕吐。

此外，本品内服还可止血，治崩漏下血；外敷能消疮毒，并治胬肉外突。

【文献撷要】

《神农本草经》："下气，除热烦满，安心，止肢体痛，偏枯不仁，死肌，去青黑痣，蚀恶肉。"

《本草纲目》："敛肺涩肠，止久嗽泻痢……蛔厥吐利。"

【现代研究】抗菌，抗肿瘤，抗纤维化，抗结石，抗惊厥，抗过敏，安蛔。

【临证体会】乌梅敛肺涩肠，生津止血，和胃安蛔。本品除用于安蛔驱虫，凡久泻、久痢、便血、胃酸缺乏、烦渴纳呆、崩漏、久咳等均可应用，特别是治疗慢性萎缩性胃炎胃酸减少、慢性肠炎、溃疡性结肠炎常选此药，调节逆转肠上皮化生、异型增生也选用此药。因该药涩肠止泻，故大便干燥者慎用。另有资料表明，乌梅可升高血糖，因此，糖尿病患者当慎用。

2. 椿皮

【药材基源】为苦木科落叶植物臭椿的干燥根皮或干皮。

【性味归经】苦、涩，寒。归大肠、胃、肝经。

【药物功效】清热燥湿，收涩止带，止泻，止血。

【临床应用】

（1）用于久泻、久病、便血。本品既能清热燥湿，又可涩肠止血。如《普济方》诃黎勒丸，以本品配伍诃子、母丁香，治休息痢；《丹溪心法》以本品配伍滑石，治湿气下痢、便血、白带；《证治准绳》单用本品研末，醋糊为丸服，治痔漏下血疼痛。

（2）用于崩漏、带下。本品有清热燥湿收涩之功效，如固经丸，以之配伍龟甲、香附、白芍、黄芩等，治妇女崩漏不止；樗树根丸，以之配伍黄柏、芍药、高良姜，治湿热下注，赤白带下。

此外，椿皮有杀虫功效，可治蛔虫病；还有燥湿杀虫止痒之作用，可外洗疮癣。

【文献撷要】

《日华子本草》："止泻及肠风，能缩小便。"

《食疗本草》："主疳痢，杀蛔虫。""女子血崩及产后血不止，月信来多，亦止赤带下。"

【现代研究】抗菌，抗肿瘤，抗溃疡，止血。

【临证体会】椿皮燥湿清热，涩肠止泻，多用于脾胃病之久泻久痢，以湿热者更为适宜。

3. 诃子

【药材基源】为使君子科落叶乔木诃子或绒毛诃子的干燥成熟果实。

【性味归经】苦、酸、涩，平。归肺、大肠经。

【药物功效】涩肠止泻，敛肺止咳，降火利咽。

【临床应用】

（1）用于久泻、久病、脱肛。本品能涩肠止泻，兼下气消胀，可根据证候的寒热不同而适当选择配伍。如诃子散，以之配伍黄连、木香、甘草，治久痢腹痛而有热者；诃子皮散，以之与干姜、罂粟壳、陈皮等配伍，治虚寒久泻或脱肛。

（2）用于肺虚喘咳或久咳失音。本品能敛肺下气止咳，又能清肺利咽开音。如诃子汤，以之配伍桔梗、甘草，治失音不能言语；诃子饮，以之配伍杏仁、通草、煨姜治久咳，语声不出。

【现代研究】抗菌，抗病毒，抗肿瘤，抗氧化，强心，止泻。

【临证体会】诃子酸涩止泻、下气降火，多用于脾胃病之久泻久痢。该药具有下气之力，故当配以补气升提之品且气虚者不宜多用。

4. 山茱萸

【药材基源】为山茱萸科小乔木山茱萸除去果核的干燥果肉。

【性味归经】酸、涩，微温。归肝、肾经。

【药物功效】补益肝肾，收敛固脱。

【临床应用】

（1）用于肝肾亏虚，头晕目眩、腰膝酸软、阳痿等。本品补益肝肾，既能补精，又可助阳。如六味地黄丸，以本品配伍熟地黄、山药、泽泻等，为治肝肾阴亏，头晕目眩、腰膝酸软等的基本方。又如草还丹，以之配伍补骨脂、当归、麝香，治肾阳不足，阳痿、滑精等症。

（2）用于遗精滑精、小便不禁、虚汗不止。本品有良好的收敛固涩作用，如六味地黄丸可用于阴虚遗精，草还丹可用于阳痿滑精。如治小便不禁，本品可配伍桑螵蛸、覆盆子、益智仁、沙苑子等。本品配伍人参、附子、龙骨、牡蛎等药治大汗不止，体虚欲脱，也有良好的功效。

此外，本品还可用于收敛止血。如固冲汤，以本品配伍海螵蛸、茜草炭、棕榈炭等，治妇女崩漏及月经过多。

【文献撷要】

《日华子本草》："暖腰膝，助水脏。"

《汤液本草》："滑则气脱，涩剂所以收之，山茱萸止小便利，秘精气，取其味酸涩以收滑也。"

【现代研究】调节免疫，抗衰老，抗氧化，抗肿瘤，降糖。

【临证体会】山茱萸补益肝肾，酸涩主收，既可滋阴，又可补阳，为治肝肾不足之要药。脾胃病见肝肾虚损诸症均可用此药补益固摄，脾肾两虚泄泻或久病虚脱者也常选此药以补涩止泻固脱。

5. 肉豆蔻

【药材基源】为肉豆蔻科高大乔木肉豆蔻的干燥种仁。

【性味归经】辛，温。归脾、胃、大肠经。

【药物功效】温中行气，涩肠止泻。

【临床应用】

（1）用于久泻不止。本品能温中行气，涩肠止泻，常与益气、助阳、固涩药同用。如养脏汤以之配伍人参、白术、肉桂等药，治脾胃虚寒，久泻不止；四神丸以之与补骨脂、吴茱萸、五味子等同用，治脾肾阳虚，五更泄泻。

（2）用于虚寒气滞，脘腹胀痛、食少呕吐。本品有温中行气开胃的功效。如《普济方》以之配伍木香、姜半夏，治胃寒食少呕吐及气滞胸脘作痛。

【文献撷要】

《日华子本草》："调中下气，止泻痢，开胃消食。"

《本草经疏》："肉豆蔻……辛味能散能消，温气能和中通畅，其气芬芳，香气先入脾，脾主消化，温和而辛香，故开胃，胃喜暖故也。"

【现代研究】 抗菌，抗炎，抗肿瘤，抗血小板凝聚，镇静，止泻。

【临证体会】 肉豆蔻温脾开胃，对于脾胃病胃肠虚寒气滞胀满、呕吐及泻痢均可用之，特别是脾肾阳虚五更泻必用之。对泻痢初期，有湿热积滞或久痢阴虚火旺者不宜使用。

第十节　通络调中药

1. 川芎

【药材基源】 为伞形科多年生草本植物川芎的干燥根茎。

【性味归经】 辛，温。归肝、胆、心包经。

【药物功效】 活血行气，祛风止痛。

【临床应用】

（1）用于月经不调、痛经、闭经、难产、产后瘀阻腹痛、胁肋作痛、肢体麻木以及跌打损伤、疮痈肿痛等。本品辛香行散，温通血脉，既能活血祛瘀以调经，又能行气开郁而止痛，前人称之为血中之气药，具通达气血的功效。本品每与当归配伍，增强活血散瘀、行气止痛之功，常用于血瘀气滞之证。如用于调经，本品可配合赤芍、香附等药；治难产，常配合牛膝、龟甲等品；治产后瘀阻，常与益母草、桃仁等配合同用；对肝郁气滞而致血行失畅的胁痛，可与柴胡、香附等药合用；对肢体麻木或伤痛，可与赤芍、红花等配用；对疮痈化脓、体虚不溃者，又可与黄芪、金银花、皂角刺等同用，如托里消毒散。

（2）用于头痛、风湿痹痛等。川芎祛风止痛之功颇佳，又秉升散之性，能上行头目，为治头痛之要药。对于外感风寒头痛，本品常配白芷、防风、细辛等品，如川芎茶调散；对风热头痛，可配菊花、石膏、僵蚕，即川芎散；对风湿头痛，可配羌活、藁本、防风等品，如羌活胜湿汤；治血瘀头痛，可与赤芍、红花、丹参、白芷等同用；治血虚头痛，可与当归、地黄、白芍、菊花等同用。若用治风湿痹阻、肢节疼痛之症，可与羌活、独活、桑枝、海风藤等祛风通络药配伍同用。

此外，近年临床常用本品治疗冠心病心绞痛及缺血性脑血管病。

【文献撷要】

《神农本草经》："主中风入脑，头痛，寒痹，筋挛缓急，金疮，妇人血闭，无子。"

《药性论》："治腰脚软弱、半身不遂，主胞衣不出，治腹内冷痛。"

【现代研究】抗肿瘤，抗自由基，抗凝血，抗纤维化，调节血小板，降低血液黏稠度，扩张血管，改善循环。

【临证体会】川芎辛温通散，走而不守，为血中之气药，凡血瘀络阻者均可应用。川芎还可调节肝郁气滞，古方柴胡疏肝散中即配伍此药。故此，笔者将川芎列为通络调中药的首选药味，在慢性胃炎方中皆用此药以活血通络，行气止痛。

2. 延胡索（元胡）

【药材基源】为罂粟科多年生草本植物延胡索的干燥块茎。

【性味归经】辛、苦，温。归肝、脾经。

【药物功效】活血，行气，止痛。

【临床应用】用于气血凝滞所致的心腹及肢体疼痛。本品秉辛散温通之性，既能活血，又能行气，具有良好的止痛功效，故广泛应用于身体各部位的疼痛。目前临床常以本品配伍川楝子，用于气滞血瘀，脘腹疼痛；配以小茴香，用于疝气痛；配以当归、川芎、白芍、香附等药，用于经行腹痛；配以瓜蒌、薤白、郁金、乌药等品，用于胸胁作痛；配以当归、桂枝、赤芍等，用于四肢或周身血滞疼痛；配以当归、川芎、乳香、没药等，用于跌打伤痛。

此外，近年临床上常用本品配合活血行气药治冠心病，能缓解心绞痛，并可用于心律失常。

【文献撷要】

《本草纲目》："活血利气，止痛，通小便。"

《开宝本草》："主破血，产后诸病因血所为者；妇人月经不调，腹中结块，崩中淋露，产后血运，暴血冲上，因损下血，或酒摩及煮服。"

【现代研究】镇痛，抗肿瘤，抗溃疡，抑胃酸，抗心血管疾病。

【临证体会】延胡索既行血中之气，又散气中之血，为活血通络、利气止痛之良药。中医认为不通则痛，通则不痛。故此，脾胃病症见疼痛者多选此药通络止痛。若遇虚证疼痛或血热妄行者则不宜应用此药。肝郁气滞引起的疼痛用醋延胡索疗效更好。

3. 郁金

【药材基源】为姜科多年生宿根草本植物温郁金、姜黄、广西莪术或蓬莪术的干燥块根。

【性味归经】辛、苦，寒。归心、肝、胆经。

【药物功效】活血止痛，行气解郁，凉血清心，利胆退黄。

【临床应用】

（1）用于肝气郁滞、血瘀内阻所致的胸腹胁肋胀痛、月经不调、痛经及癥瘕痞块等。本品能疏肝行气以解郁，并能活血祛瘀以止痛。治胸腹胁肋胀痛，本品可与丹参、柴胡、香附、枳壳等配用；治肝郁有热，经前腹痛，可与柴胡、香附、当归、白芍等配伍，如宣郁通经汤；对于胁下癥块，可与丹参、鳖甲、泽兰、青皮等同用。

（2）用于湿温病浊邪蒙蔽清窍、胸脘痞闷、神志不清以及痰气壅阻、闭塞心窍所致的癫痫或癫狂等。

（3）用于肝郁化热、迫血妄行所致的吐血、衄血、尿血及妇女经脉逆行等。兼有瘀滞现象者，本品可与生地黄、牡丹皮、栀子、牛膝等同用。

此外，本品又可用于黄疸、胆石症的治疗。

【文献撷要】

《本草备要》："行气，解郁……泄血破瘀……凉心热，散肝郁……治吐衄尿血，妇人经脉逆行。"

《本草纲目》："治血气心腹痛，产后败血冲心欲死，失心癫狂。"

【现代研究】抗肿瘤，降血脂，降低红细胞积聚，保肝，利胆。

【临证体会】郁金性寒清热，为血中之气药，常用于治疗气血凝滞引起的诸痛，常与延胡索配为对药，用于脾胃病气滞络阻引起的一切疼痛。郁金还有利胆开窍的作用，常与金钱草、海金沙、茵陈等配伍治疗黄疸、胆石症；常与石菖蒲、栀子、胆南星等配伍治疗痰热上蒙，神识不清。

4. 丹参

【药材基源】为唇形科多年生草本植物丹参的干燥根和根茎。

【性味归经】苦，微寒。归心、肝经。

【药物功效】活血祛瘀，通经止痛，清心除烦，凉血消痈。

【临床应用】

（1）用于月经不调、血滞经闭、产后瘀滞腹痛、心腹疼痛、癥瘕积聚以及肢体疼痛等。丹参能通行血脉，功擅活血祛瘀，善调妇女经脉不匀。因其性偏寒凉，本品对血热瘀滞者较为相宜；若遇瘀滞而兼有寒象者，亦可配合温里祛寒之品同用。用于上述妇科病证，本品常与活血通经药红花、桃仁、益母草等配伍；用于血瘀气滞所致的心腹、胃脘疼痛，可与行气之品如檀香、砂仁配伍，即丹参饮；用于癥瘕积聚，可与三棱、莪术、泽兰、鳖甲等配伍。对于肢体关节疼痛，使用丹参时，当辨证审因，选配适宜的药物。如属跌打损伤、瘀滞作痛，本品常合当归、红花、川芎等活血祛瘀止痛之品同用；如属热痹，关节红肿疼痛，则可与清热消肿、祛风通络之药如忍冬藤、赤芍、秦艽、桑枝等同用。

（2）用于疮痈肿痛。本品既能凉血，又能散瘀，以之与清热解毒药相配，有助于消除痈肿。如用治乳痈肿痛之消乳汤，即是用丹参、乳香等活血药与金银花、连翘等清热药配伍使用的例证。

（3）用于温热病热入营血，症见高热、时有谵语、烦躁不寐，或斑疹隐隐、舌红绛以及心悸怔忡、失眠等。丹参以活血凉血见长，又能养血安神。对于前者，本品常与生地黄、玄参、竹叶心等药同用，即取其凉营血而安神之功，如清营汤；对于后者，可与夜交藤配伍，以增强养血安神之效。

此外，近年临床常用本品治疗多种瘀血为患或血行不畅的病证，如用治肝脾肿大及冠心病，在缩小肝脾及缓解心绞痛发作方面，皆有一定疗效。

【文献撷要】

《滇南本草》："养心定志，安神宁心。治健忘怔忡，惊悸不寐。"

《神农本草经》："主心腹邪气……寒热积聚，破癥除瘕，止烦满，益气。"

【现代研究】抗高血脂，抗自由基，抗动脉硬化，抗血小板积聚，降低心肌耗氧量，抗心肌缺血，抗心律失常，抗溃疡，抗肿瘤，保肝。

【临证体会】丹参是一味药性平和、作用广泛、疗效显著的活血祛瘀药。对于丹参的药物作用，有人谓"一味丹参饮，功同四物汤"，充分说明了丹参在同类药中是非常突出的，可用于血瘀络阻诸证。根据笔者多年临床体会，除出血类疾病外，诸多疾病即使没有明显的血瘀征象，在辨证选方用药的基础上酌加适量丹参，可通过改善血液循环促进疾病康复。

5.三七

【药材基源】为五加科多年生草本植物三七的干燥根和根茎。

【性味归经】甘、微苦，温。归肝、胃经。

【药物功效】散瘀止血，消肿定痛。

【临床应用】

（1）用于各种出血。三七止血作用甚佳，并能活血化瘀，具有止血不留瘀的特长，对出血兼有瘀滞者尤为适宜。本品可单味应用，研末吞服；也可配合花蕊石、血余炭用以增强化瘀止血之力，即化血丹。对创伤出血，本品可研末外敷，能止血定痛。

（2）用于跌打损伤、瘀滞肿痛。本品有活血祛瘀、消肿止痛之功，尤长于止痛，可单独应用，亦可配合活血、行气药同用。

此外，近年用本品治冠心病心绞痛，有一定疗效。

【文献撷要】

《本草纲目》："止血散血定痛，金刀箭伤、跌扑杖疮、血出不止者，嚼烂涂，或为末掺之，其血即止。亦主吐血衄血，下血血痢、崩中经水不止、产后恶血不下，血运血痛，赤目痈肿，虎咬蛇伤诸病。"

【现代研究】抗炎，降脂，止血，抗血栓，抗纤维化，保护心肌细胞，保护脑组织，增强免疫力。

【临证体会】三七为止血药，可用于人体内外各部分出血。三七止血不留瘀，在止血的同时还化瘀，其临床应用比较广泛，脾胃病中溃疡类疾病用之尤为适宜，以偏寒兼虚者为宜，偏热无虚者当配清热凉血及相应药物。三七一般是研粉冲服或外用，其内服用量不宜大，日用量应在 6g 以下。

6. 水蛭

【药材基源】为水蛭科环节动物蚂蟥、水蛭或柳叶蚂蟥等的干燥全体。

【性味归经】咸、苦，平；有小毒。归肝经。

【药物功效】破血通经，逐瘀消癥。

【临床应用】用于血滞经闭、癥瘕积聚以及跌打损伤等瘀血阻滞等。水蛭功擅破血逐瘀，其力较猛，治经闭、癥瘕，常与桃仁、三棱、苏木等配伍以增强消散瘀结之力；对体虚者尚须佐以益气养血药，以防伤正，如化癥回生丹；治伤损瘀血内阻，心腹疼痛，大便不通，可与大黄、牵牛子同用，即夺命散。

此外，近年临床用本品配合活血祛瘀药，治疗血小板增多症，短期煎服，有一定疗效，亦是取其破血之功。

【文献撷要】

《本草衍义》："治伤折。"

《神农本草经》："主逐恶血、瘀血、月闭，破血癥积聚……利水道。"

【现代研究】抗凝血，抗血小板凝聚，抑制血小板形成，抗纤维化，促血管再生，促周围神经再生，保护脑组织，抗肿瘤，降血脂。

【临证体会】水蛭为破血逐瘀之品，能搜剔化瘀痛络。近代张锡纯临证倡用水蛭粉冲服治疗癥瘕积聚。笔者在治慢性胃炎合并肠上皮化生、异型增生时也酌情选用此药。若有出血或出血倾向者不宜用本品，孕妇忌服。

7. 刺猬皮

【药材基源】为刺猬科动物刺猬或短刺猬的皮。

【性味归经】苦、涩，平。归胃、大肠、肾经。

【药物功效】收敛止血，化瘀止痛，固精缩尿。

【临床应用】

（1）用于便血、痔漏。本品炒用，有收敛止血的功效。便血，本品可配伍木贼，研末酒服，即猬皮散；痔漏可与当归、槐角同用，研末蜜丸服，即猬皮丸。

（2）用于遗精、遗尿。本品能固精缩尿，可单用，炒研末服；也可配伍益智仁、龙骨等收敛固涩药。

此外，本品苦能泄降，有化瘀止痛的作用，可单用研末服，用治气滞血瘀而引起的胃脘疼痛。

【文献撷要】

《神农本草经》："主五痔阴蚀下血，赤白五色，血汁不止。"

《证类本草》引孟诜语："烧灰酒服治胃逆，又煮汁服止反胃。"

《随息居饮食谱》："煅研服，治遗精。"

【现代研究】化瘀，止血，制酸，止痛，促平滑肌蠕动。

【临证体会】刺猬皮入胃经，能化瘀止血、制酸止痛。笔者常用此药治疗慢性胃炎、消化性溃疡、功能性消化不良等导致的胃脘疼痛。消化性溃疡，多有血瘀、气滞，及胃酸对黏膜的攻击，此时选择该药治疗尤为适宜。

第八章　临床验案集锦

中医药学是独具特色理论和丰富临床经验的学科，在其发展的历史长河中，医案占有非常重要的地位，历代医家都非常重视医案。本书医案体现了笔者在继承前贤精粹的基础上，遵《内》《难》，法仲景，继东垣，效天士，重视疏肝与脾胃证治，体现了"一疏、二调、三辨"的脾胃病辨治优势。这些医案围绕脾胃病因、机、证、治，执简驭繁，简化临床证型，细化辨治要点，并强调疏肝注重条达，实脾注重升清，和胃注重通降，祛邪注重甄别，组方以疏肝调脾和胃历史名方为基础，结合现代药理研究自拟方药，选药偏以轻灵，临证灵活化裁，疗效显著，故编撰列篇，以飨同道。

第一节　慢性非萎缩性胃炎诊治病案

慢性非萎缩性胃炎即慢性浅表性胃炎（chronic superficial gastritis，CSG），是胃黏膜在各种致病因素作用下发生的非萎缩性慢性炎症性病变，多数患者表现为消化不良症状，如胃脘胀满或疼痛、嗳气、呃逆、反酸、烧心等。该病属于中医学"胃痞""胃痛"范畴。

该病发病率较高，主要与情志因素、饮食不节、感受邪气、禀赋不足有关。其基本病机是胃膜受损，胃失和降。本病一般病程较短，郁而多实。基本治法为疏肝调脾，和胃通降。治从疏肝入手，理气为要，药用轻灵，慎用温燥。方以柴胡疏肝散化裁的胃病1号方为主加减，无论何证均以四逆散贯穿始终，强调"疏、调"。方中柴胡为君，主散能升，长于疏肝解郁、调理气机。但胃阴不足时，当减柴胡用量，以防伤阴劫液。枳实为辅，破气导滞，与柴胡相伍，一升一降，疏肝胃，导壅滞。病情较轻时，枳实易为枳壳，以防枳实性猛耗正伤胃。白芍柔肝，缓急。食积与湿邪重时，减白芍用量以免助滞生湿。调中之品选药性较平和的陈皮、砂仁、炒麦芽、炒鸡内金。白术、茯苓益气健脾燥湿利水，阴虚内热者，应减量或慎用。便稀者，用炒白术；便秘者，用生白术，或加大黄。连翘、蒲公英、白及性微寒。连翘、蒲公英抗炎，清热，散结，脾胃虚寒者，用量宜小。白及收敛固涩，胃热明显者用量宜小。总之该病用药以"疏、调、和、降"为主，药性宜平，药味宜甘，慎用辛辣香燥、苦寒滋腻之味，质重味厚之品用量宜轻，以免加重脾胃负担。若有脾胃不足或其他兼证者，可灵活选用疏肝补中或辛开苦降等方药调治。一般来说，慢性非萎缩性胃炎病势较轻，预后较好，但临证也要"辨病势"，把握转归，提高疗效。临证有其他病证合并时要整体考虑，酌情调治。

案一：慢性非萎缩性胃炎合并胆石症（胃痛、胁痛）案

潘某，女，68岁。

首诊时间：2015年11月24日。

主诉：胃脘及右胁肋部隐痛10天。

现病史：于10天前即感上述症状。查胃镜示慢性非萎缩性胃炎伴糜烂、胆汁反流。腹部彩超示肝囊肿、胆石症。

现主症：胃脘及右胁肋部隐痛，不思饮食，偶有反酸烧心，舌质暗红，苔薄白，脉弦细。

中医诊断：胃痛，胁痛（肝郁气滞，肝胃不和）。

西医诊断：慢性非萎缩性胃炎，胆石症。

治则：疏肝理气，和胃止痛。

方药：以胃病1号方化裁。

柴胡15g，枳实20g，白芍15g，炒白术20g，茯苓20g，砂仁12g（后下），川芎15g，连翘15g，白及15g，姜半夏12g，炒鸡内金15g，茵陈20g，郁金20g（打碎），延胡索20g（打碎），大黄12g，炙甘草15g。7剂，水煎服，日1剂。

2015年12月1日二诊：用药后胃脘及右胁肋部隐痛减轻，大便次数增多，日行3～4次，质偏稀，仍食欲不振，体重有所下降，舌质偏红，苔薄，中后部稍厚，脉沉弦细。

方药：柴胡15g，枳实15g，白芍15g，陈皮15g，炒白术30g，茯苓20g，砂仁12g（后下），炒麦芽20g，川芎15g，连翘15g，白及15g，姜半夏12g，炒鸡内金15g，郁金15g（打碎），延胡索15g（打碎），党参20g，炒山药20g，石斛15g，炙甘草15g。14剂，水煎服，日1剂。

2015年12月15日三诊：用药后疼痛及反酸症状消失，仍食欲不佳，时有嗳气，舌质淡红，苔薄白，脉沉细。

方药：香附15g，砂仁15g（后下），陈皮15g，姜半夏15g，党参20g，焦白术20g，茯苓30g，炒山药20g，枳实20g，焦山楂15g，焦神曲15g，焦麦芽15g，炒鸡内金15g，佛手20g，丁香12g，黄连6g，连翘15g，炙甘草15g。14剂，水煎服，日1剂。

2015年12月29日四诊：用药后食欲增加，仍嗳气时作，食后或饮水后嗳气明显，舌质淡红，苔薄白，脉沉细。

方药：守上方，去黄连，加柿蒂20g。7剂，水煎服，日1剂。

2016年1月5日五诊：用药后症状消失，食欲如常，体重渐增，继用上方调治半个月，随访病情无反复。

按：该案患者胃痛与胁痛并存，但二者基本病机同为肝郁气滞、肝胃不和。本着异病同治的原则，刘增祥以疏肝和胃的胃病1号方化裁治疗切中病机，并针对不同症状和疾病转归以"疏、调、辨"为主线，遣方用药灵活，加减方药精准，从而获得良效。在诊治过程中，急治其标，缓治其本，疏肝郁加大黄攻里通腑以祛邪，调脾胃加党参益气培中以扶正，和胃肠加佛手理气消导以助运，药证合拍，效如桴鼓。

案二：慢性非萎缩性胃炎（呃逆）案

云某，女，61岁。

首诊时间：2016年8月16日。

主诉：呃逆伴脘腹胀满10天。

现病史：于10天前因情志不遂出现上述症状，曾服中西药物（具体不详）无明显改善。胃镜示慢性非萎缩性胃炎。

现主症：呃逆频作，胃脘胀满，咽部不适，食欲尚可，舌质淡红，苔薄白，脉沉弦。

中医诊断：呃逆（肝胃不和，胃气上逆）。

西医诊断：慢性非萎缩性胃炎。

治则：理气和胃，降逆平呃。

方药：以理气和胃平呃方化裁。

香附15g，薄荷12g（后下），旋覆花15g（包煎），代赭石30g（先煎），丁香12g，柿蒂15g，姜半夏15g，竹茹12g，炙枇杷叶12g，砂仁12g（后下），炒白术15g，生姜15g，炙甘草15g。7剂，水煎服，日1剂。

2016年8月23日二诊：用药后呃逆症减，但伴嗳气，晨起尤甚，便下偏干，咽干，舌质偏红，苔薄黄，脉沉弦稍数。

方药：香附15g，薄荷12g（后下），白芍15g，旋覆花15g（包煎），代赭石30g（先煎），清半夏12g，竹茹12g，炙枇杷叶12g，生地黄20g，麦冬15g，石斛20g，栀子12g，当归15g，大黄12g，炒白术15g，生甘草12g。7剂，水煎服，日1剂。

2016年8月30日三诊：经治疗后，呃逆、嗳气、咽燥、便干已解，仍有脘腹胀满，舌质淡红，苔薄白，脉沉弦细。

方药：守上方，去生地黄，加厚朴15g，佛手15g。7剂，水煎服，日1剂。

2016 年 9 月 6 日四诊：用药后症状锐减，唯感胃脘胀满，大便稍干，舌体稍胖大，苔薄白，脉沉弦细。

方药：枳实 20g，生白术 30g，石斛 15g，当归 20g，香附 12g，紫苏梗 20g，玫瑰花 15g，党参 20g，茯苓 15g，厚朴 15g，焦槟榔 15g，佛手 15g，姜半夏 12g，大黄 10g，炒麦芽 20g，炙甘草 12g。7 剂，水煎服，日 1 剂。药后症状消失无复发。

按：该患者首诊以呃逆为主症，证属胃气上逆，故予理气和胃平呃方化裁。二诊呃逆症减，但表现有胃阴不足，遵叶天士"甘凉濡润"之旨，加养阴益胃之品。后期胃胀、便干，系脾虚气滞液亏，故以枳实白术汤化裁且用生白术以健脾润肠助运（生白术健脾润肠助运；炒白术健脾厚肠止泻）。后嘱其愉悦心情，合理饮食，规律如厕。随访至今，病情未再反复。

案三：慢性非萎缩性胃炎（吐酸）案

霍某，男，81 岁。

首诊时间：2017 年 9 月 26 日。

主诉：间断夜间反酸烧心 2 年。

现病史：于 2 年前无明显诱因即现此症，经口服奥美拉唑可稍缓解，但时而反复且经常夜间加重。胃镜示慢性非萎缩性胃炎。

既往史：高血压病史，平素血压控制尚可；随机血糖 7.31mmol/L。

现主症：间断夜间反酸烧心，入寐不实，舌质淡红，苔微黄腻，脉弦。

中医诊断：吐酸（肝胃郁热）。

西医诊断：慢性非萎缩性胃炎。

治则：疏肝和胃，清解郁热。

方药：以胃病 1 号方化裁。

柴胡 15g，枳实 15g，白芍 15g，炒白术 20g，茯苓 20g，砂仁 12g（后下），炒麦芽 20g，川芎 15g，姜半夏 12g，连翘 15g，蒲公英 15g，栀子 12g，白及 15g，煅瓦楞子 20g，炒酸枣仁 30g（打碎），炙甘草 15g。7 剂，水煎服，日 1 剂。加艾司奥美拉唑肠溶胶囊 20mg，口服，每日 1 次。

2017 年 10 月 10 日二诊：患者自述服完 7 剂药后症状减轻，自行按原方在院外药房取药 7 剂，水煎服，日 1 剂。现夜间反酸烧心症状明显减轻，但心烦，寐差，舌质暗红，苔厚腻偏黄，脉沉弦滑。

方药：以半夏泻心汤化裁。

清半夏 15g，黄连 6g，党参 20g，干姜 12g，紫苏叶 15g，焦白术 20g，枳实 15g，苍术 15g，香附 15g，淡豆豉 15g，炒酸枣仁 25g（打碎），藿香 15g，白及 15g，煅瓦楞子

20g，焦槟榔 20g，炙甘草 15g。7 剂，水煎服，日 1 剂。嘱其停用艾司奥美拉唑肠溶胶囊。

2017 年 10 月 24 日三诊：患者自述服药后病情平稳，无夜间反酸，睡眠较实，舌质偏红，苔薄稍腻，脉沉弦。

方药：守上方，去淡豆豉，加海螵蛸 20g。7 剂，水煎服，日 1 剂。

2017 年 10 月 31 日四诊：患者自述服药后病情平稳，舌质偏红，苔薄偏黄，中后部稍腻，脉沉弦。

方药：守上方，黄连改为 9g；加吴茱萸 6g，佛手 20g。7 剂，水煎服，日 1 剂。

2017 年 11 月 7 日五诊：患者病情平稳，饮食、入寐、二便均可，偶有轻微反酸，舌质淡红，苔薄白，脉沉弦。

方药：清半夏 12g，黄连 6g，党参 15g，干姜 10g，紫苏叶 12g，焦白术 15g，枳实 12g，香附 12g，海螵蛸 15g，白及 12g，煅瓦楞子 15g，吴茱萸 6g，佛手 15g，炙甘草 10g。7 剂，水煎服，日 1 剂。

停药后患者病情平稳，未再反酸烧心。

按：本案系肝胃郁热型吐酸。首诊予以疏肝和胃、清解郁热，始已奏效。但患者年逾八旬，正气渐损，寒、热、虚、实俱现，故二诊予以半夏泻心汤辛开苦降，平调寒热，加白及、煅瓦楞子、海螵蛸、炒酸枣仁敛酸并改善睡眠。白及对胃黏膜损伤有明显保护作用，常用于慢性胃病以保护胃黏膜。诸药合用使肝气得疏，郁热得清，虚实得调，标本兼治，吐酸自愈。

案四：慢性非萎缩性胃炎伴糜烂、反流性食管炎（呕吐）案

白某，女，55 岁。

首诊日期：2018 年 8 月 21 日。

主诉：恶心伴间断性呕吐半个月。

现病史：于半个月前出现恶心伴间断呕吐。查胃镜示反流性食管炎、慢性非萎缩性胃炎伴糜烂。Hp 阳性，已用抗 Hp 四联药。经住院治疗后转至门诊调治。

现主症：恶心，间断性呕吐，食欲差，食多则呕，大便不成形，舌质淡红，苔黑（系因服用铋剂所致），脉沉弦细。

中医诊断：呕吐（脾胃虚弱，胃失和降）。

西医诊断：反流性食管炎，慢性非萎缩性胃炎伴糜烂。

治则：健脾和胃，降逆止吐。

方药：以健脾和胃止吐方化裁。

香附 15g，砂仁 12g（后下），陈皮 15g，姜半夏 15g，党参 15g，茯苓 20g，炒白术 20g，竹茹 12g，炙枇杷叶 15g，丁香 12g，柿蒂 15g，藿香 15g，炒白扁豆 20g，生姜

15g，白及 12g，炙甘草 12g。7 剂，水煎服，日 1 剂。

2018 年 8 月 28 日二诊：服药后恶心、呕吐明显减轻，大便已成形，食欲可，入寐差，舌质淡红，苔色好转，脉沉弦细。

方药：姜半夏改为 12g，柿蒂改为 12g；去藿香；加炒酸枣仁 20g（打碎）。14 剂，水煎服，日 1 剂。

2018 年 9 月 11 日三诊：用药后诸症消失，守上方继服半个月。后随访病情无复发。

按：本案呕吐系脾胃虚弱，胃失和降，气逆于上所致，总属虚证呕吐，方以自拟健脾和胃止吐方化裁。其中香砂六君子汤益气健脾和胃；竹茹、炙枇杷叶、丁香、柿蒂降逆止呕；炒白扁豆、藿香健脾厚肠化湿；白及、生姜护胃止呕。诸药合用，益气养胃与行气和胃相济，补而不滞，降而不破，共奏健脾和胃止呕之功。

案五：慢性非萎缩性胃炎、结肠炎（胃痛、泄泻）案

梁某，男，56 岁。

首诊时间：2018 年 11 月 20 日。

主诉：胃胀隐痛伴下坠感及大便不调 5 个月。

现病史：5 个月前无明显诱因出现以上症状。查胃镜及肠镜示慢性非萎缩性胃炎，直肠息肉（已切除），结肠炎。曾服中西药物（具体不详），症状无明显减轻。

现主症：脘腹隐痛，偶有嗳气，腹部坠胀，双下肢坠胀且无力，大便日行 2 ～ 3 次，便下不畅且有里急后重感，舌质暗红，苔厚腻稍黄，脉沉细涩。

既往史：冠心病病史（已行冠状动脉支架植入术）。

中医诊断：胃痛，泄泻（脾胃不足，运化失和，湿热蕴肠）。

西医诊断：慢性非萎缩性胃炎，结肠炎。

治则：健脾疏肝固肾，清热祛湿化浊。

处方：以健脾疏肝固肾止泻方合苏叶黄连汤化裁。

党参 20g，焦白术 25g，茯苓 20g，炒山药 20g，炒白扁豆 15g，补骨脂 15g，砂仁 15g（后下），柴胡 15g，葛根 15g，紫苏叶 15g，黄连 6g，垂盆草 15g，苍术 15g，白及 15g，延胡索 15g（打碎），炙甘草 15g。应患者要求取药 14 剂，水煎服，日 1 剂。

2018 年 12 月 4 日二诊：经治疗脘腹隐痛及下坠感均已好转，但仍有大便不调且有排而不尽感，舌质暗红，苔稍腻，脉沉弦细涩。

方药：守上方，将垂盆草、延胡索均改为 10g；加肉豆蔻 15g。14 剂，水煎服，日 1 剂。

2018 年 12 月 18 日三诊：自述服药后症状基本消失且不愿再喝汤药，遂给予参苓白术丸调理以巩固疗效。2 周后随访，患者反馈感觉良好，无不适。

按：该案系脾胃不足，运化失和，湿热蕴肠，故以健脾疏肝固肾止泻方合苏叶黄连汤化裁调治。方中以参苓白术散主要药味健脾益气安中；苏叶黄连汤及垂盆草、葛根、苍术清热燥湿化浊；白及、延胡索护胃缓急止痛；柴胡既疏肝，又合葛根升举清阳。诸药合用，健脾疏肝固肾以扶正，清热燥湿化浊以止泻。后期以中成药调理善后，同时嘱其调节饮食，保持愉悦，以防复发。

案六：慢性非萎缩性胃炎伴胆汁反流、反流性食管炎、十二指肠球炎伴糜烂（吐酸）案

梁某，男，26 岁。

首诊时间：2019 年 11 月 26 日。

主诉：反酸伴胃脘灼热半年。

现病史：半年前因情志不遂出现反酸、烧心，平躺后加重，口服奥美拉唑可稍缓解。

现主症：反酸，烧心，平躺后加重，睡眠不实，舌质偏红，苔薄黄，脉沉弦滑。

中医诊断：吐酸（肝胃不和）。

西医诊断：慢性非萎缩性胃炎伴胆汁反流，反流性食管炎，十二指肠球炎伴糜烂。

治则：疏肝和胃，抑酸助运。

方药：以胃病 1 号方化裁。

柴胡 12g，枳实 20g，白芍 15g，炒白术 20g，茯苓 20g，砂仁 12g（后下），川芎 15g，连翘 15g，蒲公英 15g，白及 15g，姜半夏 12g，炒麦芽 20g，海螵蛸 20g，浙贝母 10g，栀子 10g，炒酸枣仁 15g（打碎），炙甘草 15g。7 剂，水煎服，日 1 剂。

2019 年 12 月 3 日二诊：用药后症状缓解，舌质偏红，苔薄微黄，脉沉弦。11 月 30 日查胃镜示反流性食管炎，慢性非萎缩性胃炎伴胆汁反流，十二指肠球炎伴糜烂。

方药：守上方，栀子改为 15g；加焦槟榔 15g。14 剂，水煎服，日 1 剂。

2019 年 12 月 17 日三诊：用药后症状明显缓解，平躺后亦无明显反酸，大便偏稀，日行 3 次，舌质淡红，苔薄白，脉沉弦。

方药：守上方，去栀子，继服半个月后症状消失而停服药物。

按：《寿世保元·吞酸》曰："夫酸者，肝木之味也，由火盛制金，不能平木，则肝木自甚，故为酸也。"结合本案临床表现，病系肝郁化热犯胃所致，其基本病机为肝郁犯胃、胃失和降。故治以疏肝和胃，降逆制酸。方选胃病 1 号方加乌贝散及栀子，疏肝和胃以治本，抑酸清热以治标，标本兼治，用药精准，疗效突出。

案七：慢性非萎缩性胃炎伴肠上皮化生（胃痛）案

王某，女，50 岁。

首诊时间：2020 年 12 月 22 日。

主诉：脘腹隐痛 3 个月。

现病史：3 个月前生气后出现脘腹隐痛。曾查 Hp（＋），予服"四联"用药，但症状未除。今日查胃镜示慢性非萎缩性胃炎；病理检查示（胃角）黏膜慢性炎症伴肠上皮化生。腹部 CT 示胆石症，盆腔积液，阑尾粪石。血常规、尿常规均正常。

现主症：脘腹隐痛，反酸烧心，舌质淡红，苔薄白，脉沉细涩。

中医诊断：胃痛（肝胃不和，瘀邪阻络）。

西医诊断：慢性非萎缩性胃炎伴肠上皮化生合并胆石症。

治则：疏肝和胃，祛瘀通络。

方药：以胃病 1 号方合胃病 2 号方化裁。

柴胡 15g，枳实 15g，白芍 15g，陈皮 15g，炒白术 30g，茯苓 20g，砂仁 12g（后下），炒麦芽 20g，川芎 15g，连翘 15g，蒲公英 15g，白及 15g，姜半夏 12g，白花蛇舌草 20g，三棱 15g，莪术 15g，当归 15g，延胡索 20g（打碎），丹参 25g，炙甘草 15g。7 剂，水煎服，日 1 剂。

2021 年 2 月 9 日二诊：服药后症状减轻，但偶有隐痛，胃脘胀满，大便偏稀，次数增多，日排便 2～3 次，舌质淡红，苔薄白，脉沉细涩。考虑系脾虚使然，治守上方加健脾益气之品。

方药：柴胡 15g，枳壳 12g，白芍 15g，陈皮 15g，炒白术 30g，茯苓 30g，砂仁 12g（后下），炒麦芽 20g，川芎 15g，连翘 12g，白及 15g，姜半夏 12g，白花蛇舌草 20g，三棱 15g，莪术 15g，延胡索 20g（打碎），丹参 25g，党参 30g，炒白扁豆 10g，炙甘草 20g。14 剂，水煎服，日 1 剂。

2021 年 2 月 24 日三诊：用药后大便次数减少，日行 1～2 次，其他症状亦减轻，舌质淡红，苔薄白，脉沉细。治守上方继服 14 剂。

2021 年 3 月 9 日四诊：用药后病情平稳，但咽部稍有不适，胃脘及右胁肋部时而胀满，每遇下午脘腹不适，进食则好转，舌质淡红，苔薄白，脉沉弦细。

方药：守上方，去延胡索、姜半夏；加桂枝 15g，厚朴 20g。7 剂，水煎服，日 1 剂。嘱其若服药后感觉较舒适，可继服原方。

2021 年 4 月 16 日五诊：自述服用上方后病情明显好转，症状已不甚明显。但近日因参加婚礼时进食较为油腻，饭后出现右胁肋部不适，无腹泻及呕吐，舌质淡红，苔薄白，脉沉弦细。

方药：守上方，去炒白扁豆、厚朴；加郁金 15g（打碎），炒鸡内金 20g，焦山楂 20g。14 剂，水煎服，日 1 剂。

2021 年 5 月 13 日六诊：自述服用上方后感觉舒适，自行按上方继服，调治至今，病情平稳已无脘腹隐痛，唯偶有右胁肋处不适。予复查胃镜示慢性非萎缩性胃炎，胃角黏膜病变；病理检查示胃角黏膜炎症，部分腺体扩张，已无肠上皮化生。舌质淡红，苔薄白，脉沉弦细。

方药：考虑右胁肋处不适系胆石症所致，治以上方合一贯煎化裁。

柴胡 15g，枳壳 12g，白芍 15g，陈皮 15g，炒白术 30g，茯苓 30g，砂仁 12g（后下），炒麦芽 20g，川芎 15g，连翘 12g，白及 15g，姜半夏 12g，延胡索 20g（打碎），丹参 25g，党参 30g，当归 15g，川楝子 15g，沙参 20g，枸杞子 15g，炙甘草 15g。15 剂，水煎服，日 1 剂。后经随访患者，自述病情稳定未再反复。

按：该例患者虽为慢性非萎缩性胃炎，但合并胃角病变伴肠上皮化生，此时辨病与辨证相结合并参考胃镜病理结果，依"疏、调、辨"的辨治思维，治重疏肝和胃兼顾健脾祛邪。方以胃病 1、2 号方合用化裁，并根据患者服药后反应酌情加减。疏肝调中之品用于始末，并且对化瘀祛邪之品精准选择是该案取得疗效之关键。

案八：慢性非萎缩性胃炎伴胆汁反流、贲门炎、胃窦黏膜病变、十二指肠球炎（痞满）案

石某，男，54 岁。

首诊时间：2021 年 8 月 2 日。

主诉：胃脘胀满伴嗳气反酸 1 个月。

现病史：于 1 个月前因情绪变化及饮食不周，随即出现此症状，未系统治疗。今日查胃镜示贲门炎、慢性非萎缩性胃炎伴胆汁反流、胃窦黏膜病变、十二指肠球炎；Hp 检测阴性。

现主症：胃脘胀满，嗳气，反酸，便黏滞，舌质偏红，苔薄稍黄，脉沉弦细。

中医诊断：痞满（肝胃不和）。

西医诊断：慢性非萎缩性胃炎伴胆汁反流，贲门炎，胃窦黏膜病变，十二指肠球炎。

治则：疏肝和胃，理气除胀。

方药：胃病 1 号方化裁。

柴胡 15g，枳实 20g，白芍 15g，陈皮 15g，炒白术 20g，茯苓 20g，砂仁 12g(后下)，川芎 15g，连翘 15g，蒲公英 15g，白及 15g，姜半夏 12g，炒麦芽 20g，苍术 15g，大黄 12g（后下），炙甘草 12g。7 剂，水煎服，日 1 剂。

1 周后电话询诊，自感药后病情平稳，遂嘱守原方继服 7 剂。

2021 年 8 月 17 日二诊：自述服药后症状均改善，大便较稀薄，舌质淡红，苔薄白，脉沉弦细。8 月 5 日病理检查示胃窦黏膜炎症伴少数肠上皮化生。

方药：守上方，去苍术、大黄；加白花蛇舌草 20g，三棱 15g，莪术 15g，党参 20g。10 剂，水煎服，日 1 剂。

2021 年 8 月 27 日三诊：自述服药后症状明显改善，但食后偶有胃胀，嗳气，大便黏滞不爽，睡眠差，舌质偏红，苔黄稍厚腻，脉沉弦细。

方药：柴胡 10g，枳实 20g，赤芍 15g，白芍 15g，生白术 20g，茯苓 20g，连翘 15g，白及 12g，姜半夏 15g，黄连 10g，干姜 10g，党参 20g，白花蛇舌草 20g，三棱 15g，莪术 15g，大黄 10g，炙甘草 15g。10 剂，水煎服，日 1 剂。

2021 年 9 月 7 日四诊：自述服药后胃胀、嗳气及便下黏滞均好转，入寐较实，舌质偏红，苔薄黄，脉沉弦。

方药：守上方，14 剂，水煎服，日 1 剂。患者服完后电话询诊，自述服药后较适，嘱其守原方继服半个月。

2021 年 10 月 6 日五诊：自述服药后偶有轻微嗳气、烧心，汗出，气短，测血糖偏高（空腹血糖 8.5mmol/L），舌质淡红，苔薄白，脉沉弦。

方药：守上方，去大黄、干姜、姜半夏；加旋覆花 15g（包煎），石斛 15g，炒山药 25g。14 剂，水煎服，日 1 剂。

2021 年 10 月 20 日六诊：自感胃脘舒适，无胃胀、烧心、反酸，偶有嗳气，但感足底部发凉，空腹血糖 7.5mmol/L，舌质偏暗红，苔薄白，脉沉弦。

方药：考虑胃脘症状已不明显，而足底部发凉系肾阳不足、络脉失和所致，与糖尿病有关。故调整方药以金匮肾气丸化裁。

制附子 12g（先煎），肉桂 20g，山茱萸 20g，炒山药 20g，茯苓 15g，当归 15g，通草 10g，威灵仙 20g，川芎 15g，枳实 12g，白花蛇舌草 20g，香附 15g，焦槟榔 15g，焦山楂 15g，焦神曲 15g，焦麦芽 15g，丁香 12g，炙甘草 15g。14 剂，水煎服，日 1 剂。患者服完后电话询诊，自述服药后较适，遂守上方继服 14 剂。

2021 年 11 月 18 日七诊：患者自述经治疗后症状好转，但时而便下不爽，偶有 2 天 1 次，质偏干，食欲正常，入寐较实，查空腹血糖 7.0mmol/L，舌质稍红，苔稍黄微腻，脉沉弦细。予复查胃镜示胃窦黏膜病变已消失，无炎症及肠上皮化生。

方药：制附子 10g（先煎），肉桂 15g，山茱萸 20g，炒山药 20g，茯苓 15g，当归 15g，通草 10g，威灵仙 20g，川芎 15g，火麻仁 15g，枳实 15g，生白术 25g，赤芍 15g，白芍 15g，连翘 15g，焦山楂 15g，焦神曲 15g，焦麦芽 15g，炙甘草 15g。14 剂，水煎服，日 1 剂。患者服药后自感症状消失，已无明显不适。

按：患者首诊时病系肝胃不和且邪毒内蕴，故以胃病 1 号方加白花蛇舌草、三棱、莪术之品，疏肝和胃并解毒除邪，服药后痞满、嗳气反酸症状明显好转，胃镜病理结果也充分佐证了治疗的有效性。然患者罹患糖尿病致双足脉络失和，见足底发凉，其病机责之肾阳不足、血运不畅，按"一疏、二调、三辨"的辨治思路，遂以金匮肾气丸加化瘀通络之味且顾护胃脘兼而调之，可谓思路清晰，疗效显著。

案九：慢性非萎缩性胃炎（胃痛、泄泻）案

侯某，男，60 岁。

首诊时间：2022 年 1 月 4 日。

主诉：间断性脘腹隐痛伴吐酸及腹泻 2 年。

现病史：于 2 年前即现此症，曾在威县查胃镜，结果提示慢性非萎缩性胃炎伴糜烂、反流性食管炎，经治疗后症状减轻，但时而发作。

现主症：间断性脘腹隐痛，吐酸，腹泻日行 3 ～ 4 次，每因情绪波动加重，左下腹稍有压痛，舌质偏暗，苔白稍腻，脉弦滑。

中医诊断：胃痛，腹泻（肝胃不和，肝脾不调）。

西医诊断：慢性非萎缩性胃炎，反流性食管炎，慢性肠炎。

治则：疏肝和胃调脾。

方药：以胃病 1 号方化裁。

柴胡 15g，白芍 15g，炒白术 30g，陈皮 15g，茯苓 30g，薏苡仁 12g，川芎 15g，连翘 15g，蒲公英 15g，白及 15g，姜半夏 12g，防风 15g，葛根 15g，延胡索 20g（打碎），荜茇 15g，炙甘草 15g。7 剂，水煎服，日 1 剂。

2022 年 1 月 11 日二诊：自述服药后已无脘腹疼痛且未再吐酸及腹泻。查彩超示脂肪肝。舌质淡红，苔薄白，脉弦滑。

方药：守原方，继服 7 剂，水煎服，日 1 剂。

2022 年 1 月 18 日三诊：自述服药后病情平稳，但尚有胃脘胀满，偶有嗳气，舌质淡红，苔薄白，脉沉弦滑。

方药：守上方，减荜茇、防风、薏苡仁；加木香 15g，大腹皮 20g，紫苏梗 20g。7 剂，水煎服，日 1 剂。

2022 年 1 月 25 日四诊：自述已无脘腹隐痛、吐酸、腹泻，饮食及睡眠亦为正常。

方药：守上方，减蒲公英；加党参 15g。继服 7 剂，并嘱其调节情志以助疗效。后随访，病情未再反复。

按语：患者脘腹隐痛伴吐泻并作且每因情绪波动加重，据其症状及体征，基本病机为肝胃不和与肝脾失调并存，故治当疏肝和胃与疏肝调脾并举，方以胃病 1 号方化裁加防风等，既疏肝和胃，又以痛泻要方疏肝调脾，可谓切中病机，从而辨病与辨证相结合，调治脏腑与把控病势相结合，即"疏、调、辨"三位一体综合辨治，取得最佳疗效。

案十：慢性非萎缩性胃炎、幽门螺杆菌感染（痞满）案

孟某，男，66 岁。

首诊时间：2022 年 1 月 18 日。

主诉：胃脘胀满 2 个月。

现病史：于 2 个月前即现此症，查 ^{14}C 尿素呼气试验阳性，已给予"四联"用药及枳术宽中胶囊调治，但症状尚无明显改善。

现主症：胃脘胀满，饭后加重，大便偏干，入寐欠实，苔色因受铋剂药物影响而色黑，脉沉弦细。

中医诊断：痞满（肝胃不和）。

西医诊断：慢性非萎缩性胃炎、幽门螺杆菌感染。

治则：疏肝和胃，祛邪除胀。

方药：以胃病 1 号方化裁。

柴胡 15g，枳实 20g，白芍 15g，陈皮 15g，炒白术 20g，茯苓 20g，砂仁 12g(后下)，川芎 15g，连翘 15g，蒲公英 15g，白及 15g，姜半夏 12g，炒麦芽 20g，丁香 12g，大黄 12g，炙甘草 15g。7 剂，水煎服，日 1 剂。

2022 年 1 月 25 日二诊：自述服药后症状改善，但多食则加重，食量稍有增加，大便偏稀，舌质淡红，苔中后部稍黄微腻，脉沉弦细。

方药：守上方，减大黄、姜半夏；加黄连 6g，藿香 15g。7 剂，水煎服，日 1 剂。

2022 年 1 月 31 日三诊：自感症状好转，但未悉除，且常伴心烦，寐差，梦多，嗳气，舌质淡红，苔薄白，脉沉弦细。

方药：守上方，减黄连，藿香；加党参 20g，淡豆豉 15g，炒酸枣仁 20g（打碎）。7 剂，水煎服，日 1 剂。

2022 年 2 月 8 日四诊：诸症好转，但食量较少，舌质淡红，苔中后部稍腻，脉弦滑。

方药：守上方，加佛手 20g，焦槟榔 15g。7 剂，水煎服，日 1 剂。服药后症状消失，测 Hp 结果阴性。

按：该案系慢性非萎缩性胃炎合并幽门螺杆菌感染，原用枳术宽中胶囊及抗幽门螺杆菌"四联"用药，疗效不佳。参其症状和舌脉，治当疏肝和胃、祛邪除胀，方选胃病 1 号方化裁可谓切中病机。该方有灭活幽门螺杆菌的作用，再加丁香、大黄、黄连以助祛邪灭菌；随病情及病势变化，后期加党参以增健脾培中之功，充分体现了"疏、调、辨"的诊疗思路。

案十一：慢性非萎缩性胃炎合并肠上皮化生（胃痛）案

尹某，女，48 岁。

首诊时间：2023 年 2 月 3 日。

主诉：胃脘隐痛 3 年。

现病史：3 年前无诱因出现胃脘隐痛。于河北医科大学第二医院行胃镜检查（2020.5.15）示慢性非萎缩性胃炎伴疣状糜烂；病理检查示黏膜慢性炎症，肠上皮化生Ⅱ级。给予抑酸、保护胃黏膜的药物治疗，疼痛未缓解。于 2020 年 7 月在河北省中医院住院检查胃镜示慢性非萎缩性胃炎伴结节，病理检查示慢性非萎缩性胃炎。予药物静点及中药（具体不详）治疗，疼痛缓解出院。2 年间症状反复发作，间断服用胃康胶囊、复方消化酶、雷贝拉唑、摩罗丹等药物治疗。于 2022 年 5 月 7 日复查胃镜示黏膜组织慢性炎症伴腺体增生，中度肠上皮化生；病理检查示（胃窦）黏膜组织慢性炎症伴腺体增生、中度肠上皮化生，（幽门前区）黏膜组织慢性炎症伴腺体增生、中度肠上皮化生。肠镜检查未见异常。

现主症：胃脘偶有隐痛，睡前、饭后疼痛明显，饭后易出现腹胀、不消化症状，大便 2～3 日一行，质软成形，舌质偏红，苔薄白，脉沉细弱。

中医诊断：胃痛（肝胃不和，邪壅胃腑）。

西医诊断：慢性非萎缩性胃炎伴中度肠上皮化生。

治则：疏肝和胃，祛邪助运。

方药：以胃病 2 号方化裁。

柴胡 12g，枳实 12g，赤芍 20g，白芍 20g，川芎 15g，茯苓 30g，连翘 15g，炒白术 30g，炒麦芽 20g，三棱 15g，莪术 15g，夏枯草 20g，白花蛇舌草 20g，延胡索 20g（打碎），白及 10g，白芷 15g，制刺猬皮 15g，党参 20g，石菖蒲 15g，生姜 15g，炙甘草 15g。7 剂，水煎服，日 1 剂。

患者服药后痛减，自行继服原方 7 剂。

2023 年 2 月 17 日二诊：患者诉第 1 周服药后未出现疼痛不适，第 2 周用药同时服用舒筋活血胶囊、骨康胶囊、双氯芬酸钠双释放肠溶胶囊，出现胃部隐痛，无腹胀，大便稀，每日 1～2 次，有便后不尽感，咽痛，自感有口疮，腹部怕凉怕冷，夜梦多，舌边尖红，脉弦细。

方药：柴胡 12g，枳实 10g，赤芍 15g，白芍 15g，川芎 10g，茯苓 30g，连翘 10g，炒白术 20g，炒麦芽 20g，三棱 10g，莪术 10g，白花蛇舌草 20g，延胡索 20g（打碎），肉豆蔻 10g，煅瓦楞子 15g，桂枝 10g，煅龙骨 30g（先煎），煅牡蛎 30g（先煎），白及 10g，白芷 15g，党参 20g，石菖蒲 10g，炙甘草 10g。7 剂，水煎服，日 1 剂。

2023 年 2 月 24 日三诊：胃部隐痛不适，喜温喜按，无咽痛，口疮好转，腹部无寒凉感，大便日行 1 次，不成形（头成形，后溏薄），偶有反酸、烧心，晨起口干、口苦，休息时腰部疼痛不适，活动后减轻，舌淡红，边有齿痕，苔白腻，脉沉细弦。

方药：柴胡 12g，枳实 10g，赤芍 15g，白芍 15g，川芎 10g，茯苓 30g，连翘 10g，炒白术 20g，炒麦芽 20g，三棱 10g，莪术 10g，延胡索 20g（打碎），肉豆蔻 10g，煅瓦楞子 15g，桂枝 10g，煅龙骨 30g（先煎），煅牡蛎 30g（先煎），白及 15g，荜茇 15g，党参 20g，干姜 10g，炙甘草 10g。7 剂，水煎服，日 1 剂。

2023 年 3 月 2 日四诊：自述服药后病情平稳，饮食、入寐、二便均可，舌质淡红，苔薄白微腻，脉弦稍浮。

方药：守上方，去延胡索、荜茇、白及；加佛手 15g，夏枯草 15g，石斛 15g。14 剂，水煎服，日 1 剂。

2023 年 3 月 15 日五诊：自述服药后病情平稳，偶有胃脘不适，随即缓解，舌质淡红，苔白稍腻，脉弦。

方药：柴胡 15g，枳实 15g，白芍 15g，川芎 15g，茯苓 20g，砂仁 12g（后下），焦白术 20g，三棱 15g，莪术 15g，夏枯草 15g，党参 20g，炒麦芽 20g，延胡索 15g（打碎），炒鸡内金 20g，佛手 20g，生姜 15g，炙甘草 15g。14 剂，水煎服，日 1 剂。

2023 年 4 月 1 日六诊：自述服药后无不适，但昨日进食寒凉食物后似有发凉感，便下偏稀，舌质淡红，苔薄白，脉弦细。

方药：守上方，去延胡索；加煅瓦楞子 15g。14 剂，水煎服，日 1 剂。

2023 年 4 月 16 日七诊：近 1 周出现胃脘嘈杂不适，得温痛减，得寒不适加剧，怕冷，舌质淡红，苔白腻，左脉沉弦细，右脉沉濡缓。

方药：香附 12g，砂仁 12g（后下），党参 20g，炒白术 30g，姜半夏 12g，陈皮 15g，茯神 30g，生麦芽 20g，白及 12g，炒扁豆 20g，高良姜 15g，小蓟炭 15g，三棱 15g，莪术 15g，僵蚕 15g，夏枯草 15g，石斛 15g，炒鸡内金 15g，夜交藤 20g，炙甘草 15g。14 剂，水煎服，日 1 剂。

2023 年 5 月 2 日八诊：自述服药后病情平稳，饮食、入寐、二便均可，舌苔淡红，苔稍黄，脉沉弦细。

方药：守上方，去高良姜、小蓟炭；加白芍 15g，百合 15g。14 剂，水煎服，日 1 剂。

2023 年 5 月 17 日九诊：病情稳定，无不适症状，查舌质暗红，苔薄微黄，脉浮弦细。

方药：守上方，党参减为 15g；加杏仁 12g，连翘 15g，菊花 10g。14 剂，水煎服，日 1 剂。

2023 年 6 月 2 日十诊：自述服药后症状消失，但受凉后，胃脘似有隐痛感，大便偏稀，舌质淡红，苔薄白，脉沉弦细。复查胃镜示慢性非萎缩性胃炎，中度肠上皮化生消失。

方药：守上方，去菊花、连翘；加桂枝 12g，延胡索 15g（打碎）。14 剂，水煎服，日 1 剂。服药后，患者自感胃脘部无明显不适，遂停服药物。

按：此胃痛案系肝胃不和，邪壅胃腑，治以疏肝和胃、祛邪助运。此虽为非萎缩性胃炎，但合并有肠上皮化生，据其临床表现及病理结果仍选胃病2号方加减调治。在辨治过程中，刘增祥据其正邪盛衰及病势转归，及时调整药味及用量，疏肝和胃与祛邪助运贯穿治疗的全过程，"疏、调、辨"精准，遣方药合理，临床疗效显著，逆转肠上皮化生灵验。

第二节　慢性萎缩性胃炎诊治病案

慢性萎缩性胃炎（chronic atrophic gastritis，CAG）是指胃黏膜上皮遭受反复损害导致固有腺体减少，伴或不伴纤维替代、肠腺化生和（或）假幽门腺化生的一种慢性胃部疾病，主要表现为非特异性消化不良、胃脘胀满隐痛、食欲不振、嘈杂、嗳气、反酸、恶心等。本病可归属于中医"痞满""胃痛""虚痞""胃痞""嘈杂"等病范畴。

该病老年人高发，并且随年龄增长，发病率也随之增高，主要与情志失和、饮食不调、外邪犯胃（包括Hp感染）、药物损伤以及脾胃素虚等多种因素有关。其基本病机在于脾虚、气滞、瘀阻，其中瘀阻是重要的病理因素，也是疾病发生发展甚至恶变的关键病理环节。慢性萎缩性胃炎病程较长，郁而虚实夹杂。本虚主要是脾气虚和胃阴不足，标实主要是气滞、湿热和瘀阻。其主要治则为疏肝健脾，养胃祛邪。方以柴胡疏肝散化裁自拟的胃病2号方为主灵活加减，并且四逆散贯穿始终，调中药物及注意事项同慢性非萎缩性胃炎。针对脾气虚弱和胃阴不足，刘增祥在1号方基础上减茯苓用量，加党参、石斛、乌梅，以增补脾气、养胃阴之功，从而更利"疏、调"。其中，党参健脾养血生津，若实热者减量或改为太子参或西洋参。石斛益胃滋阴清热，能促进胃液分泌，可促进肠蠕动和排便，但剂量太大易致肠麻痹，一般用量不超过20g。乌梅味酸，为厥阴经要药，可补肝之体而助肝之用，还可促进胃液分泌，可缓解萎缩性胃炎胃液不足，促进食物消化及吸收。其用量要据烧心症状和胃液分泌情况而定，一般用量不超过15g，以防用量大使胃酸分泌过多起到相反作用。该病日久邪恋，邪毒瘀阻，要详尽"辨别病势"，酌加白花蛇舌草、三棱、莪术等，以祛邪散瘀解毒，逆转胃壁细胞变异，进而截断病势，抑制慢性萎缩性胃炎癌变，促使疾病向愈。其中，白花蛇舌草清热解毒，味微苦、甘、性寒，若热邪明显可用到60g，若脾胃虚寒则一般不超15g或慎用。三棱、莪术破血行气，消积止痛，可改善胃部血液循环，使胃黏膜得以重建，减轻纳差、胃胀症状，同时通过抑制细胞增殖而抑制肠上皮化生及不典型增生。三棱与莪术皆为破血行气、消积止痛、攻坚磨积之品，凡气血瘀滞、有形积聚之证，两药常相配使用，但以实证为宜，用之不当易耗损正气，故虚中夹实或患者体质较弱者，必与健脾补气药同用，二药用量多为 15g，大量用以不超过 30g 为宜，若有其他兼证可据寒、热、虚、实不同情况酌情化裁。慢性萎缩性胃炎病程较长，郁而虚实夹杂，用药复杂，疗程较长，临证需对病势转归认真辨识和把控。

案一：慢性萎缩性胃炎伴肠上皮化生（痞满）案

王某，男，57 岁。

首诊时间：2016 年 6 月 17 日。

主诉：胃脘胀满不适 4 个月。

现病史：于 4 个月前即感胃脘不适，时而胀满抽动，胃镜及病理检查结果示慢性萎缩性胃炎及肠上皮化生，服用摩罗丹及抑酸药（具体不详）治疗，症状稍好转但未明显改善。今查 ^{14}C 尿素呼气试验，DPM=1216。

现主症：胃脘胀满，不思饮食，呕恶乏力，大便偏稀，睡眠不实，舌质淡红，苔薄白稍腻，脉沉弦细。

中医诊断：痞满（肝脾不调，邪壅胃腑，运化失和）。

西医诊断：慢性萎缩性胃炎伴肠上皮化生，幽门螺杆菌感染。

治则：疏肝健脾，和胃调中，祛邪助运。

方药：以胃病 2 号方化裁。

柴胡 15g，枳实 15g，白芍 15g，陈皮 15g，炒白术 30g，茯神 25g，砂仁 12g（后下），炒麦芽 20g，党参 20g，石斛 20g，乌梅 15g，白花蛇舌草 20g，三棱 15g，莪术 15g，丁香 12g，紫苏叶 12g，黄连 10g，焦槟榔 12g，炒酸枣仁 20g（打碎），炙甘草 15g。14 剂，水煎服，日 1 剂。

鉴于幽门螺杆菌感染，予配合抗幽门螺杆菌"四联"用药：泮托拉唑钠肠溶片 40mg，枸橼酸铋钾颗粒 220mg，克拉霉素片 0.5g，阿莫西林胶囊 1.0g，连续口服 14 天，每日 2 次。

2016 年 7 月 1 日二诊：自述服药后症状改善，但仍有胃脘胀满、呕恶乏力，饮食、睡眠及便下接近正常，舌质偏暗，舌苔色黑（与抗 Hp "四联"用药有关），脉沉弦细。停西药，继服中药汤剂调治。

方药：柴胡 12g，枳实 15g，白芍 12g，陈皮 15g，炒白术 20g，茯神 20g，砂仁 10g（后下），炒麦芽 15g，党参 20g，石斛 20g，乌梅 10g，白花蛇舌草 20g，三棱 15g，莪术 15g，丁香 10g，紫苏叶 10g，黄连 6g，焦槟榔 12g，炒酸枣仁 12g（打碎），炙甘草 12g。30 剂，水煎服，日 1 剂。

2016 年 8 月 5 日三诊：病情平稳，虽食欲较差，但食后亦无明显不适，入寐易醒，便下正常，舌质淡红，苔白腻，脉沉弦细。复查 ^{14}C 呼气实验：阴性，DPM=54。

方药：守上方化裁。

柴胡 12g，枳实 15g，白芍 12g，陈皮 15g，炒白术 20g，茯神 20g，砂仁 10g（后下），炒麦芽 15g，党参 20g，石斛 20g，乌梅 10g，白花蛇舌草 20g，三棱 15g，莪术 15g，炒酸枣仁 12g（打碎），合欢花 15g，炒鸡内金 15g，炙甘草 12g。30 剂，水煎服，日 1 剂。

2016 年 9 月 9 日四诊：患者居外地往返不便，遂电话问诊。自述服药后胃脘舒适，饮食、入寐、便下均为正常。嘱停服汤药，改用养正消积胶囊口服，每次 4 粒，每日 3 次。

2017 年 1 月 6 日五诊：经前段时间治疗，患者病情稳定无明显不适。复查胃镜示萎缩性胃炎转为非萎缩性胃炎，原肠上皮化生已消失。现食欲较差，舌质淡红，苔薄白，脉沉弦细。

方药：以胃病 2 号方合保和丸化裁。

柴胡 12g，枳实 15g，白芍 12g，陈皮 15g，炒白术 20g，茯神 20g，砂仁 10g（后下），炒麦芽 15g，党参 20g，石斛 15g，炒山楂 15g，炒鸡内金 15g，姜半夏 15g，佛手 20g，焦槟榔 15g，炙甘草 12g。10 剂，水煎服，日 1 剂。服药后，患者食欲增加，按原方继服 10 剂后，自觉无不适，遂即停药。经随访，病情未再反复。

按：本案系萎缩性胃炎伴肠上皮化生、幽门螺杆菌感染（DPM=1216），其基本病机为肝脾不调，邪壅胃腑，运化失和。方药始用胃病 2 号方化裁以疏肝健脾，和胃调中，祛邪助运，并加用"四联"用药以根治幽门螺杆菌。针对早期恶心、便稀、苔腻，加入苏叶、黄连化湿清热，和胃止呕，同时还可抑制和杀灭幽门螺杆菌，与"四联"用药合用相得益彰，增强疗效。1 个月后，患者 Hp 转阴。因邪气衰，正气复，故再用药时减祛邪泻实之品，重在疏肝健脾养胃，兼以解毒化积祛邪。治疗过程中，刘增祥据病情变化同时考虑患者意愿，"疏、调、辨"灵活化裁，早、中期用疏肝调中、养胃祛邪之汤剂，药专力宏，后期用养正消积胶囊巩固调理，经调治半年患者临床症状消失，胃镜及病理结果亦提示由萎缩性胃炎转为非萎缩性胃炎，原肠上皮化生已消失，可谓疗效显著。

案二：慢性萎缩性胃炎（痞满）案

张某，女，61 岁。

首诊时间：2016 年 10 月 11 日。

主诉：胃脘胀满伴嗳气 2 年。

现病史：于 2 年前出现上述症状，自述曾行胃镜检查，结果示慢性非萎缩性胃炎，服用健脾类中药（具体不详）治疗，症状无改善，反而有所加重。今日查胃镜示慢性萎缩性胃炎。2 个月前查 Hp（－）。

现主症：胃脘胀满，嗳气频作，心中烦乱不适，偶有反酸烧心，舌质淡红，苔薄白，脉沉弦。

中医诊断：痞满（肝郁脾虚）。

西医诊断：慢性萎缩性胃炎。

治则：疏肝健脾养胃。

方药：以胃病 2 号方化裁。

柴胡 15g，枳实 15g，白芍 15g，陈皮 12g，炒白术 30g，茯苓 12g，砂仁 12g（后下），炒麦芽 20g，党参 20g，石斛 20g，乌梅 15g，白花蛇舌草 15g，三棱 10g，莪术 10g，川芎 15g，炙甘草 12g。7 剂，水煎服，日 1 剂。

2016 年 10 月 18 日二诊：用药后症状减轻，但未悉除，并且两胁肋部隐痛不适，伴气短，舌质淡红，苔薄白，脉沉弦。

方药：守上方化裁，加郁金 15g（打碎），延胡索 15g（打碎），玫瑰花 15g，党参 30g。14 剂，水煎服，日 1 剂。

2016 年 11 月 1 日三诊：用药后症状明显改善，两胁肋部隐痛不适及气短明显缓解，但大便偏稀，舌质淡红，苔花剥，脉沉弦。

方药：上方去三棱、莪术；加炒白扁豆 20g，炙黄芪 20g。14 剂，水煎服，日 1 剂。

2016 年 11 月 15 日四诊：自述经上治疗，不适症状已消失，但不想再服中药汤剂，故给予香砂养胃丸和养正消积胶囊，口服。调理治疗 2 个月，随访无不适。后患者虽拒绝复查胃镜，但症状全部消失可谓临床治愈。

按：本例患者系慢性萎缩性胃炎，证属肝郁脾虚，初诊以胃病 2 号方加川芎化裁，加川芎意在活血以改善胃腑血运，以利恢复胃黏膜上皮腺体功能；因未发现胃黏膜细胞形态变化，故三棱、莪术用量较小。服药 7 剂后，症状减轻，但两胁肋部隐痛不适伴气短，系肝气瘀滞、脾气不足之外候，故加入疏肝化瘀之郁金、延胡索，同时加大健脾益气之党参用量，症状得以明显改善；出现大便偏稀且舌苔花剥是中焦脾胃气虚所致，故加炒白扁豆 20g，炙黄芪 20g，以强化健脾胃安中州。诸药合用，疏肝健脾益胃，"疏、调、辨"灵活运用，选方药化裁精准，其疗效必然显著。

案三：慢性萎缩性胃炎（痞满）案

胡某，女，52 岁。

首诊时间：2017 年 9 月 26 日。

主诉：胃脘胀满伴矢气较多 4 个月。

现病史：于 4 个月前无明显诱因出现上述症状，经服用奥美拉唑无明显缓解。今日胃镜示慢性萎缩性胃炎。

现主症：脘腹胀满，食欲较差，矢气频作，不寐多梦，舌质淡红，苔白腻，脉沉弦细。

中医诊断：痞满（肝脾失调，胃失和降）。

西医诊断：慢性萎缩性胃炎。

治则：疏肝调中除痞。

方药：以胃病2号方化裁。

柴胡15g，枳实15g，白芍12g，陈皮15g，炒白术30g，茯苓25g，砂仁12g（后下），炒麦芽20g，党参20g，石斛20g，白花蛇舌草15g，姜半夏15g，厚朴15g，焦槟榔15g，炒酸枣仁12g（打碎），炙甘草12g。7剂，水煎服，日1剂。

2017年10月3日二诊：自述病情平稳，矢气减少，食欲及睡眠稍好转，便下日行1次，量少偏稀，脐周隐痛，偶感后背发凉，舌质偏暗红，苔白稍腻，脉沉弦细。

方药：守上方化裁，去焦槟榔、白花蛇舌草；加干姜15g，延胡索15g（打碎）。7剂，水煎服，日1剂。

2017年10月10日三诊：近日病情平稳，胀满锐减，右胁肋及肩胛骨处隐痛，舌质暗红，苔薄白，脉沉细。

方药：守上方，加川芎20g，威灵仙20g，玫瑰花15g，桂枝20g。10剂，水煎服，日1剂。

2017年10月24日四诊：症状改善，但仍入寐欠佳，舌质暗红，苔薄白，脉沉弦细。

方药：守上方，茯苓改为茯神20g。10剂，水煎服，日1剂。

2017年11月7日五诊：自述服药后原有症状进一步减轻，食欲增加，但右颌下热痛（既往有智齿所致的牙痛史），舌质稍偏红，苔薄微腻、微黄，脉沉弦。

方药：以上方为基础化裁。

柴胡12g，枳实12g，白芍15g，陈皮15g，炒白术30g，茯神20g，炒麦芽20g，党参15g，石斛15g，厚朴12g，白花蛇舌草20g，连翘15g，黄芩20g，知母15g，炒酸枣仁20g（打碎），生甘草12g。10剂，水煎服，日1剂。

2017年11月21日六诊：自述服药后诸症近乎消失，体重增加3kg，舌质淡红，苔薄白，脉弦细。

方药：柴胡12g，枳实12g，白芍12g，陈皮15g，川芎15g，炒白术20g，茯神20g，炒麦芽15g，党参15g，石斛20g，乌梅12g，厚朴12g，白花蛇舌草20g，连翘15g，炒酸枣仁15g（打碎），炙甘草12g。7剂，水煎服，日1剂。

2017年11月28日七诊：自述经治疗后无明显不适，舌质淡红，苔薄白，脉弦细。又守上方继服10剂，水煎服，日1剂。

后随访，患者自觉良好遂停药，嘱其注意情绪及饮食调理，并嘱复查胃镜。

按语：本案患者属于慢性萎缩性胃炎较轻者。其基本病机为肝脾失调，胃失和降。

治以胃病 2 号方随症化裁加减。治疗过程中，合并右肩胛痛，考虑痹阻不通所致，遂加用川芎、桂枝、威灵仙。川芎活血通络旁达四肢；桂枝温经通络调和营卫；威灵仙宣通十二经脉，既祛风除湿宣痹又可消腹内冷滞。此三药合胃病 2 号方，在治肩痹疼痛的同时又可调治胃疾。出现右颌下热痛且舌质偏红，苔薄微黄腻，可能与调补脾胃药用偏热有关，遂减温热之味，加清热解毒之品，随即热清痛止。诊治全过程谨守病机，随症酌情"疏、调、辨"，并嘱其调畅情志，注意饮食，合理运动以助疗效。

案四：慢性萎缩性胃炎合并肠上皮化生（胃痛）案

任某，女，49 岁。

首诊时间：2017 年 11 月 7 日。

主诉：胃脘隐痛，伴肠鸣、嗳气 3 个月余。

现病史：于 2017 年 8 月 17 日在河北医科大学第三医院查胃镜示食管隆起型病变，慢性萎缩性胃炎伴糜烂；病理检查示食管黏膜下平滑肌瘤，胃窦慢性萎缩性胃炎，萎缩程度（++），炎症反应（++），活动性（++），肠上皮化生（+），局灶腺上皮异型增生 Ⅱ 级。经服药（具体不详）治疗无明显改善。

现主症：胃中隐痛不适且食后尤甚，时而肠鸣，嗳气，入眠差，口气重，矢气频，舌质淡红，苔薄白，脉沉细。

中医诊断：胃痛（肝胃不和，脾胃不足）。

西医诊断：食管黏膜下平滑肌瘤，慢性萎缩性胃炎伴糜烂。

治则：疏肝健脾，养胃祛邪。

方药：以胃病 2 号方化裁。

柴胡 15g，枳实 15g，白芍 15g，陈皮 15g，炒白术 30g，茯苓 25g，砂仁 12g（后下），炒麦芽 20g，党参 20g，石斛 20g，乌梅 15g，白花蛇舌草 20g，三棱 15g，莪术 15g，延胡索 15g（打碎），丁香 12g，香薷 15g，炙甘草 15g。7 剂，水煎服，日 1 剂。

2017 年 11 月 14 日二诊：自述服药后胃痛、肠鸣、嗳气减少，胃脘处似有胀满发热不适，咽部发堵，便下稀薄，日行 1 次，舌质淡红，苔薄稍偏黄，脉沉细。

方药：守上方调整用量，改枳实为 10g，白花蛇舌草为 15g，乌梅为 10g，延胡索为 12g（打碎）；加黄连 10g，薄荷 10g（后下）。10 剂，水煎服，日 1 剂。

2017 年 11 月 24 日三诊：自述服药后诸症明显改善，矢气频作及口气较重已不明显，但感咽部发堵，偶有烧心，语多则音色变调，舌质淡红，苔薄白稍腻，脉沉细。

方药：守上方，去丁香、香薷、延胡索、薄荷、乌梅；加白及 10g，紫苏梗 15g，藿香 15g，姜半夏 15g。10 剂，水煎服，日 1 剂。

2017 年 12 月 4 日四诊：自述服药后症状进一步改善，但食后胃胀，稍有烧心，偶有嗳气，舌质淡红，苔薄微黄，脉沉细。

方药：守上方化裁，去藿香；加炒鸡内金 15g，煅瓦楞子 15g，知母 12g。14 剂，水煎服，日 1 剂。

2017 年 12 月 19 日五诊：自述服药后食后烧心症状已消失，但仍有嗳气，苔薄白，脉沉细。故效不更方。

方药：以上方化裁。

柴胡 12g，枳壳 15g，白芍 12g，陈皮 15g，炒白术 20g，茯苓 20g，砂仁 10g（后下），炒麦芽 15g，党参 15g，石斛 12g，乌梅 10g，白花蛇舌草 15g，三棱 12g，莪术 12g，旋覆花 15g（包煎），炙甘草 12g。14 剂，水煎服，日 1 剂。

2018 年 1 月 2 日六诊：自述服药后症状近乎消失，已无明显不适。继用上方 14 剂，水煎服，日 1 剂。

2018 年 1 月 16 日七诊：经调治后，胃脘舒适，饮食、睡眠、便下等均正常，加之患者不愿再服汤剂，故以香砂养胃丸和养正消积胶囊调理巩固。

1 个月后，患者复诊，自述无不适，嘱胃镜复查，但患者恐于胃镜，未能获得治疗后镜下及病理结果。为防病情复发，嘱其继续服用香砂养胃丸和养正消积胶囊巩固疗效，若不适则随诊。

按：该案系慢性萎缩性胃炎伴糜烂合并肠上皮化生、局灶腺上皮异型增生、食管隆起型病变电凝电切术后。其临床表现及镜下和病理结果比较典型。其基本病理机制为肝失调达，脾胃不足，邪壅胃腑。治当疏肝健脾，养胃祛邪。给予胃病 2 号方化裁，辨治过程中随症加减。口气重加丁香、香薷，此二味芳香辟秽祛除口气甚验；便稀见舌苔偏黄属湿热壅肠，加用黄连清热燥湿以厚肠；伴咽喉不适为痰气交阻，故加紫苏梗、藿香、姜半夏以理气醒脾化痰；治疗过程中，症见烧心不适，减乌梅，加白及、煅瓦楞子以和胃调酸。纵观辨治全过程，"疏"贯穿于始终，"调"灵活于见症，"辨"紧随于病情，三者有机结合，治疗结果虽无终末胃镜及病理支持，但患者不适症状消失亦当为临床治愈。

案五：慢性萎缩性胃炎伴肠上皮化生（胃痛）案

李某，男，48 岁。

首诊日期：2018 年 2 月 2 日。

主诉：胃脘不适，按之隐痛 2 个月。

现病史：患者于 2 个月前无明显诱因出现上述症状。2018 年 1 月 21 日查胃镜示慢性萎缩性胃炎伴糜烂，病理检查示（胃角）黏膜慢性炎症伴肠上皮化生。

现主症：胃脘不适，压之隐痛，大便偏稀，食欲较差，舌质淡红，苔稍黑（与服用铋剂药物有关），脉沉弦细。

中医诊断：胃痛（肝脾不调，中焦不足，邪瘀胃络）。

西医诊断：慢性萎缩性胃炎伴肠上皮化生。

治则：疏肝健脾养胃，祛瘀通络止痛。

方药：以胃病 2 号方化裁。

柴胡 15g，白芍 15g，陈皮 15g，炒白术 30g，茯苓 25g，砂仁 12g（后下），炒麦芽 15g，党参 20g，石斛 15g，乌梅 15g，白花蛇舌草 20g，三棱 15g，莪术 15g，炙黄芪 20g，桂枝 15g，川芎 15g，延胡索 20g（打碎），炙甘草 15g。10 剂，水煎服，日 1 剂。

2018 年 2 月 13 日二诊：用药后病情平稳，按之疼痛减轻，但稍有反酸，大便仍稀溏，舌质淡红，苔薄白，脉沉弦细。

方药：守上方化裁，乌梅改为 10g，白花蛇舌草改为 15g；加炒白扁豆 20g，莲子肉 15g。30 剂，水煎服，日 1 剂。

2018 年 3 月 14 日三诊：用药后病情稳定，但按之胃脘部轻微隐痛，便下偏稀好转，但似有便后不尽感，舌质淡红，苔薄白，脉沉弦细。

方药：守原方，加葛根 15g。30 剂，水煎服，日 1 剂。

2018 年 4 月 13 日四诊：用药后胃脘舒适无压痛，但大便稍偏稀，偶有烧心，舌质淡红，苔薄白，脉沉弦细。

处方：守上方化裁。

柴胡 15g，白芍 12g，陈皮 15g，炒白术 30g，茯苓 25g，砂仁 10g（后下），炒麦芽 12g，党参 20g，石斛 15g，白花蛇舌草 15g，三棱 12g，莪术 12g，炙黄芪 20g，炒白扁豆 20g，赤石脂 20g，海螵蛸 15g，川芎 15g，炙甘草 15g。30 剂，水煎服，日 1 剂。

2018 年 5 月 15 日五诊：用药后胃脘按之隐痛消失，但稍胀满，饮食正常，大便基本成形，舌质淡红，苔薄白，脉沉弦。

方药：守上方，去海螵蛸。30 剂，水煎服，日 1 剂。

2018 年 6 月 19 日六诊：病情稳定，大便成形，舌质淡红，苔薄白，脉沉弦。

方药：守上方化裁，去赤石脂；党参改为 15g，炙黄芪改为 15g，炒白扁豆改为 15g。30 剂，水煎服，日 1 剂。

2018 年 7 月 20 日七诊：用药后除稍有胃脘胀满外，其他无反复，舌质淡红，苔薄白，脉沉弦。

方药：守上方，去炙黄芪、炒白扁豆；加枳实 15g，厚朴 15g。30 剂，水煎服，日 1 剂。

2018 年 8 月 21 日八诊：复查胃镜示慢性萎缩性胃炎；病理检查示（胃角）黏膜慢性炎症。舌质淡红，苔薄白，脉沉细。目前患者肠上皮化生已消失且病情稳定，停服中药汤剂，自备胃复春片和香砂养胃丸口服巩固调理。后随访自述症状无反复。

按：此案系慢性萎缩性胃炎伴肠上皮化生之胃痛案，据其症状及舌脉，证属肝脾不调，中焦不足，邪瘀胃络。肝为起病之源，胃为传病之所，醒胃必先制肝，培土必先制木，故以胃病 2 号方疏肝健脾，养胃祛邪；又据其胃脘按之隐痛、大便稀薄，系中焦不足、胃络虚滞、运化失和，故加炙黄芪、桂枝、白芍，温里，调营卫，通虚滞，缓隐痛；又大便偏稀，责之脾肾不足，故加炒白扁豆、赤石脂以益气固摄厚肠。刘增祥在诊治过程中随病情变化而化裁药味及调整用量，即"疏、调、辨"灵活运用，不仅临床症状消失，胃镜结果也证实肠上皮化生得到有效逆转。

案六：慢性萎缩性胃炎伴肠上皮化生（胃痛）案

崔某，男，57 岁。

首诊日期：2020 年 6 月 23 日。

主诉：胃脘不适伴隐痛 6 个月。

现病史：于 6 个月前始感胃脘不适，偶有脘腹隐痛，查胃镜及病理示慢性萎缩性胃炎伴糜烂，合并肠上皮化生。服用达喜、奥美拉唑等药物，症减，未悉除。

现主症：脘腹不适，时而隐痛，情绪易激动，轻微反酸烧心，舌质淡红，苔薄微腻稍黄，脉沉弦滑。

中医诊断：胃痛（肝胃郁热，气机失和）。

西医诊断：慢性萎缩性胃炎伴肠上皮化生。

治则：疏肝和胃调脾，清解通络止痛。

方药：以胃病 2 号方化裁。

柴胡 15g，枳实 15g，白芍 20g，陈皮 15g，炒白术 20g，茯苓 25g，砂仁 12g(后下)，炒麦芽 15g，党参 12g，乌梅 15g，石斛 15g，白花蛇舌草 20g，三棱 15g，莪术 15g，黄连 10g，吴茱萸 6g，延胡索 20g（打碎），炙甘草 15g。14 剂，水煎服，日 1 剂。

2020 年 7 月 6 日二诊：用药后病情改善，脘腹隐痛较前减轻，反酸烧心已不甚明显，舌质淡红，舌体左侧有瘀斑，苔薄白，脉沉弦。

方药：守上方，去黄连、吴茱萸；延胡索改为 15g（打碎）；加连翘 12g。14 剂，水煎服，日 1 剂。

2020 年 7 月 21 日三诊：用药后症状明显改善，脘腹疼痛及反酸烧心消失，多进食亦无不适，情绪转为正常，但有脘腹胀满感，舌质淡红，苔薄白，脉沉弦。

方药：守上方化裁。

柴胡 15g，枳实 20g，白芍 12g，陈皮 15g，炒白术 25g，茯苓 25g，砂仁 12g(后下)，炒麦芽 20g，党参 20g，石斛 15g，乌梅 10g，白花蛇舌草 20g，三棱 15g，莪术 15g，川芎 15g，连翘 12g，厚朴 15g，炙甘草 15g。20 剂，水煎服，日 1 剂。

2020 年 8 月 11 日四诊：自述脘腹胀满明显减轻，舌质淡红，苔薄白，脉沉弦。

方药：守上方化裁。

柴胡 10g，枳实 10g，白芍 12g，陈皮 15g，炒白术 20g，茯苓 20g，砂仁 10g（后下），炒麦芽 10g，党参 12g，石斛 10g，乌梅 10g，白花蛇舌草 10g，三棱 10g，莪术 10g，炙甘草 10g。20 剂，水煎服，日 1 剂。

2020 年 9 月 11 日五诊：经前段治疗后症状消失，已无明显不适。经复查胃镜示胃底、胃体黏膜炎症糜烂已明显好转，其病理检查示黏膜慢性炎症，无肠上皮化生。舌质淡红，苔薄白，脉沉弦细。遂予养正消积胶囊 4 粒，口服，日 3 次。调理巩固 1 个月后随访，患者反馈病情无反复。

按：此案胃脘痛系肝胃郁热，气机失和，治以疏肝和胃调脾、清解通络止痛。方用胃病 2 号方减党参、白术用量，去乌梅，加左金丸及通络止痛等药味，目的在于疏肝和胃、调脾祛邪。病之早期，郁而有热，故减党参、白术用量，以期实脾气而不敛邪热；加左金丸意在泻火疏肝，和胃止痛，以助清郁热，调肝脾，止胃痛。郁热得解后去左金丸，加连翘。对于连翘，张锡纯认为："连翘善理肝气，既能舒肝气之郁，又能平肝气之盛。"故此，用连翘在于疏解肝郁之余热，又可助清热解毒之品以祛邪。加川芎、延胡索，在于化瘀通络以止痛，又可改善萎缩胃黏膜的血运，以利胃黏膜功能之恢复。辨治过程中，刘增祥据正邪盛衰及病势转归"疏、辨、调"，不仅选药精准，用量也恰到好处，从而在临床治愈的同时也有效逆转了病理变化。

案七：慢性萎缩性胃炎伴重度异型增生（胃痛）案

齐某，男，64 岁。

首诊时间：2021 年 3 月 16 日。

主诉：胃脘及胸骨后隐痛不适近 20 年。

现病史：患者近 20 年来上述症状反复发作，于 2010 年查胃镜示慢性萎缩性胃炎、反流性食管炎。于 2021 年 2 月 27 日住院治疗，行病变部位内镜下黏膜剥离术，术后病理检查示胃窦处中重度异型增生；心电图及冠脉造影无明显异常。

现主症：胃脘及胸骨后隐痛，偶有反酸，时而嗳气，倦怠乏力，舌质暗红，苔薄白，脉沉弦细。

中医诊断：胃痛（肝胃不和，脾气不足，邪壅胃络）。

西医诊断：反流性食管炎，慢性萎缩性胃炎，胃窦处中重度异型增生。

治则：疏肝和胃，健脾益气，祛邪通络。

方药：以胃病 2 号方化裁。

柴胡 15g，枳实 15g，白芍 15g，陈皮 15g，炒白术 30g，茯苓 25g，砂仁 12g（后下），

炒麦芽 15g，党参 20g，石斛 15g，乌梅 15g，白花蛇舌草 20g，三棱 15g，莪术 15g，延胡索 15g（打碎），制刺猬皮 15g，夏枯草 20g，炙甘草 15g。15 剂，水煎服，日 1 剂。

2021 年 4 月 2 日二诊：用药后病情有所改善，但偶有上腹部及胸骨后隐痛，倦怠乏力，舌质暗红，苔薄白，脉沉弦细。

方药：守上方化裁，白花蛇舌草改为 15g；加炙黄芪 20g，桂枝 12g，川芎 15g。30 剂，水煎服，日 1 剂。

2021 年 5 月 3 日三诊：用药后病情较为平稳，安静时偶有脘腹隐痛，舌质暗红，苔薄白，脉沉细。

方药：继用上方，延胡索改为 12g（打碎），制刺猬皮改为 12g。30 剂，水煎服，日 1 剂。

2021 年 6 月 3 日四诊：用药后症状基本消失，饮食、入寐、二便均正常。今日复查胃镜示反流性食管炎、慢性非萎缩性胃炎伴糜烂（由萎缩转为非萎缩）；病理检查示轻度肠上皮化生（由重度异型增生转为轻度肠上皮化生）。舌质暗红，苔薄白，脉沉细。

方药：守上方化裁。

柴胡 12g，枳实 10g，白芍 12g，陈皮 12g，炒白术 20g，茯苓 20g，砂仁 10g(后下)，炒麦芽 15g，党参 20g，石斛 12g，白花蛇舌草 15g，三棱 10g，莪术 10g，夏枯草 20g，炙甘草 12g。30 剂，水煎服，日 1 剂。

2021 年 7 月 4 日五诊：用药后病情平稳，自述无明显不适，查舌质淡红，苔薄白，脉沉细。

方药：继用上方 15 剂，巩固调理。

之后随访，患者病情平稳，临床症状未再复发。患者因无明显不适，欲停止治疗。经与其沟通，予口服养正消积胶囊调理善后，并嘱其调节情志，注意饮食，以防复发。

按：本案病史较久，早期罹患反流性食管炎、慢性萎缩性胃炎、胃窦处中重度异型增生。据临床表现以及舌脉和病史综合考虑，其病机为肝胃不和，脾气不足，邪壅胃络。治以疏肝和胃，健脾益气，祛邪通络。方用胃病 2 号方加延胡索、制刺猬皮、川芎，以强化活血行瘀、通络止痛之功。特别是制刺猬皮可行瘀定痛，尤适用于胃脘疼痛。加夏枯草意在助白花蛇舌草、三棱、莪术清热解毒，散结消肿，利于胃黏膜重度异型增生逆转恢复；因病已近 20 年，病久必虚，故加炙黄芪，助党参、白术益气扶正；加桂枝合白芍调营和脾。在辨治过程中，刘增祥将"疏、调、辨"有机结合，疏肝郁，调脾胃，通瘀络，化癥结，并据正邪盛衰，病势转归，合理遣方用药，使肝郁得疏，脾胃得健，瘀络得通，毒邪得祛，从而使萎缩转为非萎缩，重度异型增生转为轻度肠上皮化生。

案八：慢性萎缩性胃炎伴肠上皮化生（胃痛）案

薛某，男，67 岁。

首诊时间：2021 年 3 月 31 日。

主诉：胃脘隐痛 2 年余。

现病史：患者 2 年前即现胃脘隐痛，在河北省人民医院查胃镜示慢性萎缩性胃炎伴糜烂，病理检查示肠上皮化生。服用相关药物（具体不详）治疗，症状时轻时重。于今年 3 月在我院查胃镜示慢性萎缩性胃炎伴糜烂，反流性食管炎，十二指肠球炎；病理检查示肠上皮化生。曾住院调治症状缓解后出院。

现主症：胃脘及少腹隐痛且有坠胀感，时而胀满，大便稀薄，日行 3～4 次，舌质暗红，苔薄白，脉沉弦细。

中医诊断：胃痛（肝郁脾虚，中气不足，胃络失养，邪壅胃肠）。

西医诊断：慢性萎缩性胃炎伴肠上皮化生，反流性食管炎，十二指肠球炎。

治则：疏肝健脾，益气培中，养胃润络，祛邪助运。

方药：胃病 2 号方加补中益气汤化裁。

柴胡 15g，白芍 15g，陈皮 15g，炒白术 30g，茯苓 25g，砂仁 12g（后下），炒麦芽 15g，党参 20g，石斛 15g，乌梅 15g，白花蛇舌草 20g，三棱 15g，莪术 15g，炙黄芪 20g，升麻 10g，延胡索 15g（打碎），炙甘草 15g。14 剂，水煎服，日 1 剂。

2021 年 4 月 13 日二诊：双胁肋部隐痛不适，时而心悸气短，舌质暗红，苔薄白，脉沉弦细。

方药：守原方化裁，茯苓改为茯神 30g；加郁金 15g（打碎），丹参 20g。30 剂，水煎服，日 1 剂。

2021 年 5 月 14 日三诊：用药后病情平稳，已无明显心悸不适及便下稀薄，腹部坠胀消失，但时而隐痛，舌质暗红，苔薄白，脉沉细涩。

方药：守上方化裁。

柴胡 15g，白芍 15g，陈皮 15g，炒白术 30g，茯神 20g，砂仁 12g（后下），炒麦芽 15g，党参 20g，石斛 15g，乌梅 15g，白花蛇舌草 20g，三棱 15g，莪术 15g，炙黄芪 20g，延胡索 15g（打碎），制刺猬皮 15g，炙甘草 15g。30 剂，水煎服，日 1 剂。

2021 年 6 月 15 日四诊：用药后诸症好转，偶有胃脘隐痛，舌质淡红，苔薄白，脉沉弦细。

方药：守上方化裁。

柴胡 12g，白芍 15g，陈皮 12g，炒白术 20g，茯苓 20g，砂仁 12g（后下），炒麦芽 15g，党参 20g，石斛 12g，乌梅 12g，白花蛇舌草 15g，三棱 12g，莪术 12g，炙黄芪

20g，延胡索 15g(打碎)，制刺猬皮 15g，桂枝 15g，炙甘草 15g。30 剂，水煎服，日 1 剂。

2021 年 7 月 16 日五诊：自述服药后胃脘隐痛消失，饮食、入寐、便下均正常，舌质淡红，苔薄白，脉沉细。

方药：守上方，去延胡索、制刺猬皮，加炒山药 20g，做成膏方继续调理治疗。

2021 年 9 月 14 日复诊：自述无明显不适，复查胃镜示慢性萎缩性胃炎伴糜烂、反流性食管炎、胆汁反流、十二指肠球炎均已消失。病理检查示肠上皮化生已消失。

按：患者为慢性萎缩性胃炎伴肠上皮化生，反流性食管炎，十二指肠球炎。其主要临床表现为脘腹隐痛且有坠胀感，便下稀薄日行多次。结合舌脉，本病病机在本为肝郁脾虚、中气不足，在标为胃络失养、邪壅胃肠。"痛责之肝，泻责之脾"，故以胃病 2 号方加补中益气及通络止痛之品以疏肝健脾，益气培中，养胃润络，祛邪助运。其中，柴胡既疏肝解郁，又合升麻助参、芪益气升清；延胡索、郁金、丹参强化通络祛邪；刺猬皮化瘀止痛，虚寒夹瘀之胃痛用之更佳；加桂枝伍白芍调和营卫，温化脾胃。诸药合用，疏肝补脾，润胃通络，清解祛邪。治疗早中期，疏调与祛邪并重；后期则重在调补兼顾祛邪。因该案病情复杂，疗程较长，在最后的调理阶段改用膏方，既可解除患者长期服汤药的苦楚，又可发挥膏方调理培补易于口服的优势。此案通过系统治疗临床症状消失，胃镜及病理结果亦充分支持疗效。因此，发挥"疏、调、辨"的诊疗思维，合理选择临床用药剂型，不仅可以提高疗效，亦可以提高慢性病需长期服药患者的依存性。

第三节　消化性溃疡诊治病案

消化性溃疡（peptic ulcer，PU）是指在各种致病因子的作用下，黏膜发生的炎症与坏死性的病变，病变深达黏膜肌层，常发生在与胃酸分泌有关的消化道黏膜，故本病包括胃溃疡（gastric ulcer，GU）和十二指肠溃疡（duodenal ulcer，DU），其中以十二指肠溃疡为常见。临床表现为起病缓慢，病程迁延，上腹痛具有周期性、节律性等特点，常伴反酸、嗳气、上腹部有局限性压痛，可伴有神经功能症候等。本病属于中医"胃痛""嘈杂"范畴。

消化性溃疡是一种或多种有害因素对黏膜破坏超过黏膜抵御损伤和自身修复能力所导致的结果，与胃酸、胃蛋白酶、幽门螺杆菌、非甾体消炎药等损害因子及黏液—碳酸氢盐屏障、黏膜血流、前列腺素、细胞更新、上皮生长因子等黏膜防御机制的相互作用有关。中医认为本病的主要病机为调摄不当、忧思恼怒、邪气伤中、饮食不节、脾胃虚弱等致脾失健运，胃失和降，不通则痛。其病位在胃，主要涉及肝、脾二脏。其病程较久，病机特点为"郁而多虚寒夹瘀"。基本治则为疏肝健脾，温胃生肌。方以柴胡疏肝散化裁自拟的胃病 3 号方为主灵活加减，四逆散贯穿始终，调中药物及注意事项同非萎缩性胃炎。结合本病"郁而多虚寒夹瘀"之特点，刘增祥在方中加入了黄芪建中汤及高良姜、三七粉以强化"疏、调"之功能。其中，黄芪建中汤是《金匮要略》治疗虚寒性胃痛的主方，重在温养脾胃。炙黄芪性温偏热，若有阴虚、湿热、热毒者，黄芪要少用或慎用。桂枝配白芍，调和营卫，温脾散寒，缓急止痛。桂枝和白芍的比例要掌握好，一般来说白芍用量倍于桂枝。高良姜温中散寒，止痛消食，有热者要少用或慎用。三七祛瘀生新，消肿定痛，既通又补，止血不留瘀，行血不伤新，还可抗炎抑瘤复痕，用于该病可谓恰到好处，但日用量以不超过 6g 为宜。若有其他兼症可据寒、热、虚、实不同情况酌情化裁。PU 病程较长，"郁而多虚寒夹瘀"且易合并出血，临证时要细辨病势，把握转归，灵活化裁，早期必要时可合用西药质子泵抑制剂（PPI）等综合调治。

案一：十二指肠球部溃疡（胃痛）案

赵某，女，48 岁。

首诊时间：2018 年 6 月 12 日。

主诉：间断性右上腹隐痛 2 年。

现病史：于 2 年前即现此症，查腹部超声示肝、胆、胰、脾、肾未见异常，曾服用元胡止痛片等药物治疗后无明显好转。于今日查胃镜示十二指肠球部溃疡（S2 期），Hp 检测阴性。查体腹软，右上腹压痛，无反跳痛及肌紧张。

现主症：右上腹隐痛且压之痛甚，进食后隐痛稍缓，时而烧心，嗳气，喜食热食，但纳呆食少，倦怠乏力，寐差多梦，舌质暗红，苔薄白，脉弦细涩。

中医诊断：胃痛（肝胃不和，脾胃虚寒，胃络瘀阻）。

西医诊断：十二指肠球部溃疡。

治则：疏肝和胃，健脾补虚，通络止痛。

方药：以胃病 3 号方化裁。

柴胡 15g，枳实 10g，白芍 15g，炒白术 20g，茯苓 20g，砂仁 12g（后下），连翘 15g，白及 15g，炙黄芪 25g，桂枝 15g，高良姜 15g，三七粉 6g（冲服），炒麦芽 20g，延胡索 15g（打碎），制刺猬皮 15g，炙甘草 15g。10 剂，水煎服，日 1 剂。

2018 年 6 月 22 日二诊：用药后症状有所改善，但近 2 天吃西瓜较多，似有腹部下坠感伴腹泻、便稀，日行 2～3 次，舌质淡红，苔薄白腻，脉沉弦细。

方药：守上方，去枳实、连翘；加藿香 15g，苍术 15g。7 剂，水煎服，日 1 剂。

2018 年 6 月 29 日三诊：经服药后病情好转，腹泻止，便已成形，腹痛及下坠感已不甚明显，入寐亦较实，但仍感乏力，舌质淡红，苔薄白，脉沉弦细。

治则：由疏肝和胃、健脾补虚、通络止痛，调整为疏肝健脾、温胃生肌。

方药：柴胡 12g，枳实 10g，白芍 15g，陈皮 15g，炒白术 20g，茯苓 20g，砂仁 12g（后下），炒麦芽 20g，连翘 15g，白及 12g，炙黄芪 25g，桂枝 12g，高良姜 12g，党参 20g，炒山药 20g，三七粉 6g（冲服），炙甘草 15g。15 剂，水煎服，日 1 剂。

2018 年 7 月 17 日四诊：用药后病情平稳，多食有胀满不适感，舌质淡红，苔薄白，脉沉细。

方药：守上方，加炒鸡内金 20g。30 剂，水煎服，日 1 剂。

2018 年 8 月 17 日五诊：用药后病情进一步好转，多食稍有胀满，余无明显不适，舌质淡红，苔薄白，脉沉细。

方药：守上方，去三七粉；加厚朴 15g。继服 30 剂，水煎服，日 1 剂。

2018 年 9 月 15 日六诊：经治疗症状消失，饮食、入寐、便下均正常，精气神良好。本应再复查胃镜，查看十二指肠球部溃疡修复情况判断疗效，但患者恐惧胃镜检查，故放弃复查。遂予香砂养胃丸内服巩固疗效。1 个月后随访，其病情稳定未再发作。

按：此例系十二指肠球部溃疡之胃痛案，临床表现为右上腹隐痛，压之痛甚，进食稍缓且喜热食，纳呆食少，伴有烧心、嗳气、倦怠乏力、寐差多梦，舌质暗红，脉弦细涩。综合分析，其基本病机符合消化性溃疡"郁而多虚寒夹瘀"的基本特点。治疗始以疏肝和胃、健脾补虚、通络止痛为主，方选胃病 3 号方疏肝健脾温胃，加延胡索、制刺猬皮，以助通络散瘀止痛。药后症状稍有改善，但患者贪吃西瓜，凉甜直中复损脾胃，运化失和出现腹泻，遂去枳实、连翘，加藿香、苍术化浊燥湿以止泻。药后，腹泻止，便成形且腹痛及下坠感已不甚明显，但仍感乏力，结合舌脉，以疏肝健脾、温胃生肌为主，守原方去藿香、苍术、延胡索、制刺猬皮，加党参、炒山药以增强健脾益胃生肌之效。经近 3 个月治疗，患者诸症消失，精气神俱佳，虽无复查胃镜支持，但据治疗转归和结果当属痊愈。纵观辨治全过程，"因、机、证"统一，"疏、调、辨"精准，其疗效必然显著。

另外，在消化性溃疡病治疗的早中期选用三七粉冲服，止血又化瘀，既可防止溃疡病胃络损伤而出血，又可化瘀通络以止痛。但用三七粉时须注意：一是用量不宜太大，一般每日在 6g 之内；二是时间不宜太长，一般连续用不超过 3 个月，且在用三七粉时应注意肝功检测，若肝功异常者不用或慎用。此外，白及收敛制酸护膜，在治疗消化性溃疡类疾病时可用于始终，其用量当视胃酸程度及愈合情况酌情加减。

案二：胃溃疡（胃痛）案

王某，男，55 岁。

首诊时间：2020 年 5 月 15 日。

主诉：胃脘隐痛，胀满4个月。

现病史：于4个月前出现胃脘隐痛伴胀满，查胃镜示胃内多发小溃疡，未系统治疗。

现主症：胃脘隐痛，胀满嗳气，偶有反酸，食少纳差，倦怠乏力，大便不畅，失眠多梦，舌质淡红，苔薄白微腻，脉沉弦细。

中医诊断：胃痛（肝郁脾虚，纳化不济，胃络失和）。

西医诊断：胃溃疡。

治则：疏肝健脾，温胃助运，通络生肌。

方药：以胃病3号方化裁。

柴胡15g，枳实15g，白芍15g，生白术25g，茯苓20g，砂仁12g（后下），连翘12g，白及15g，炙黄芪25g，桂枝12g，高良姜12g，炒麦芽20g，焦槟榔15g，三七粉6g（冲服），延胡索12g（打碎），制刺猬皮12g，炒酸枣仁12g（打碎），炙甘草15g。7剂，水煎服，日1剂。

2020年5月22日二诊：自述服药后病情有所好转，偶有脘腹隐痛、胀满反酸，饮食及便下等均较前好转，舌质偏暗，苔薄白，脉沉弦细。

方药：继用原方，焦槟榔减为10g。14剂，水煎服，日1剂。

2020年6月5日三诊：用药后症状明显改善，但近日合并口干，查血糖正常，舌质暗红，苔薄白欠津，脉沉弦细。

方药：以上方为基础化裁如下。

柴胡12g，枳实12g，白芍15g，生白术25g，砂仁12g（后下），连翘15g，白及12g，炙黄芪20g，炒麦芽20g，焦槟榔10g，三七粉6g（冲服），石斛20g，沙参15g，炙甘草15g。15剂，水煎服，日1剂。

2020年7月2日四诊：用药后症状进一步好转，其口干亦明显改善，胃脘隐痛，胀满、反酸、倦怠均已消失，饮食可、大便畅，偶稍有烧心，睡眠欠实，舌质淡红，苔薄白，脉沉弦。

方药：守上方，去焦槟榔；生白术改为炒白术20g，白及改为15g；加党参20g，煅瓦楞子12g，合欢花15g。继服30剂，水煎服，日1剂。

2020年8月5日五诊：经治疗后，诸症消失，感觉良好。复查胃镜：胃内无溃疡。遂停服药物，嘱其调节情志与饮食以固疗效。后随访未出现胃脘不适。

按：本案为胃多发性溃疡之胃痛，其胃脘隐痛，胀满，嗳气，偶有反酸，食少纳差，倦怠乏力，大便不畅，表明属肝郁脾虚，纳化不济；失眠多梦责之于胃，胃不和则卧不安。结合舌脉综合辨治，应疏肝健脾、温胃助运、通络生肌。方以胃病3号方加焦槟榔、延胡索、制刺猬皮、炒酸枣仁，意在强化助运、化瘀、止痛、安神。针对大便不畅，用生白术以健脾助运通便。服用20剂后，患者胃痛等症状好转，但出现口干不适，考虑与药中温热药物有关，故去原方中温热之品如桂枝、高良姜，加石斛、沙参，调整药味后口干不适改善，病情进一步好转。病情后期，据病情变化和临床见症，加党参、煅瓦楞子、合欢花，以强化扶正制酸固本、宁心安神助愈。经约 3 个月治疗后，患者症状消失，复查胃镜示溃疡愈和。治疗可谓辨治求本，"疏、调、辨"结合，运用得当，效如桴鼓。

案三：慢性非萎缩性胃炎多发息肉切除（胃痛）案

张某，女，49 岁。

首诊时间：2021 年 10 月 26 日。

主诉：胃脘疼痛半个月。

现病史：既往有慢性非萎缩性胃炎史，但无明显症状，于半个月前住院行胃镜下息肉切除术，共切除胃息肉 23 个，之后出现胃脘疼痛。

现主症：自感胃脘胀痛且受凉及饭后加重，素喜热食，四肢乏力，反酸嗳气，舌质胖大有齿痕，苔薄白，脉沉弦细。

中医诊断：胃脘痛（肝脾不调，虚寒络阻，湿邪内壅）。

西医诊断：慢性非萎缩性胃炎，胃多发息肉切除术后。

治则：疏肝健脾，温中通络，和胃化湿。

方药：以胃病 3 号方化裁。

柴胡 15g，枳实 15g，白芍 15g，炒白术 25g，茯苓 20g，砂仁 12g（后下），连翘 12g，白及 15g，炙黄芪 25g，桂枝 15g，高良姜 15g，炒麦芽 20g，三七粉 6g（冲服），延胡索 15g（打碎），制刺猬皮 12g，藿香 20g，炙甘草 15g。7 剂，水煎服，日 1 剂。

2021 年 11 月 2 日二诊：用药后病情稍好转，舌脉基本同前。

方药：遵效不更方，守上方继续服用 15 剂。

2021 年 11 月 18 日三诊：患者自述服药后症状明显改善，胃痛已减轻，受凉或进食后未明显加重，但仍反酸、嗳气、倦怠，舌质胖大，边尖有齿痕，苔薄白，脉沉弦细。

方药：以上方化裁。

柴胡 15g，枳实 15g，白芍 12g，炒白术 25g，茯苓 30g，砂仁 12g（后下），连翘 10g，白及 12g，炙黄芪 20g，桂枝 12g，高良姜 12g，炒麦芽 20g，三七粉 3g（冲服），炒薏苡仁 20g，制刺猬皮 10g，炙甘草 15g。15 剂，水煎服，日 1 剂。

2021 年 12 月 5 日四诊：自述服药后胃痛已不明显，并且进食凉葡萄等水果亦无明显不适，反酸明显减轻，但时有嗳气、倦怠，舌质稍胖大，苔薄白，脉沉细。

方药：以上方化裁。

柴胡 10g，白芍 12g，炒白术 20g，茯苓 25g，砂仁 10g（后下），连翘 10g，白及 10g，炙黄芪 20g，桂枝 12g，炒麦芽 15g，炒薏苡仁 20g，党参 20g，丁香 12g，玫瑰花

20g，炙甘草 15g。15 剂，水煎服，日 1 剂。

2021 年 12 月 16 日五诊：经治疗后症状基本消失，自觉已无明显不适，舌质淡红，苔薄白，脉沉细。遂给予香砂养胃丸口服调理善后。

按：本案系慢性非萎缩性胃炎，胃镜下多个息肉切除术后之胃痛病。其症状主要表现为胃脘胀痛且受凉及饭后加重，素喜热食，四肢乏力，反酸嗳气，舌质胖大有齿痕。基本病机为肝脾不调，虚寒络阻，湿邪内壅。其病机特点与消化性溃疡"郁而多虚寒夹瘀"有着相同之处。治疗本着异病同治的原则，方选胃病 3 号方化裁，以疏肝健脾、温中通络、和胃化湿，用药后症状不断改善。纵观治疗过程，抓病机，参诱因，察症状，"疏、调、辨"，以疏肝健脾、温中养胃、扶正祛邪为法，仅用药月余，诸症消失临床痊愈。

本病虽不是消化性溃疡，但病机特点与消化性溃疡类同且有镜下多处息肉切除创面，从治病求本或标本兼治的角度，方选多用于治疗消化性溃疡的胃病 3 号方加减化裁，异病同治，曲异功同。

第四节　胃食管反流病诊治病案

胃食管反流病（gastroesophageal reflux disease，GERD）是指胃内容物反流入食管，引起不适症状和（或）并发症的一种疾病。临床上，GERD 分为非糜烂性胃食管反流病（NERD）、反流性食管炎（RE）和巴雷特食管（BE）3 种类型。NERD 是指存在反流相关的不适症状，但内镜下未见巴雷特食管及食管黏膜破损；RE 是指内镜下可见食管远端黏膜破损；BE 是指食管远端的鳞状上皮被柱状上皮取代。本病属于中医"吐酸""食管瘅"等范畴。本病的病位在胃，与肝、脾相关。其病机关键为肝郁犯胃，肝胃不和，胃气上逆。虽然病变性质有寒、热、虚、实之分，但总以偏热证为多。肝胃郁热、肝胃不和、胃气上逆是本病主要证型。其治疗原则为疏肝泻热，和胃制酸。方选自拟疏肝泄热和胃止酸方。临证时要运用"疏、调、辨"的诊治思路酌情加减。如肝胃郁热明显者，可合左金丸；胃阴不足时，加石斛、麦冬；寒热错杂时，可选半夏泻心汤辛开苦降；病久脾胃虚寒者，可用香砂六君子汤合乌贝散加白及；疼痛明显者，加延胡索、川楝子等化裁。

案一：反流性食管炎（吐酸）案
田某，女，81 岁。

首诊时间：2019 年 9 月 24 日。

主诉：烧心伴嗳气近 30 年。

现病史：近 30 年来胃脘不适，常出现烧心、嗳气，曾查胃镜示反流性食管炎，服用抑酸、促胃动力类药物（具体不详），症状时轻时重。

现主症：烧心、嗳气、大便干结难下，舌质暗红少津，苔薄偏黄，脉沉弦细。

中医诊断：吐酸（肝胃郁热，肠道液亏，腑气不通）。

西医诊断：反流性食管炎。

治则：疏肝和胃，清热润肠，泻腑通便。

方药：疏肝泄热和胃止酸方加麻仁滋脾丸化裁。

牡丹皮 12g，栀子 10g，柴胡 15g，枳实 20g，白芍 15g，海螵蛸 20g，浙贝母 15g，煅瓦楞子 20g，火麻仁 15g，当归 20g，大黄 12g，旋覆花 15g（包煎），炒麦芽 20g，砂仁 12g（后下），炙甘草 12g。7 剂，水煎服，日 1 剂。

2019 年 10 月 2 日二诊：自述服药后大便干结难下明显改善，腑气已通，便下日行 2 次，烧心、嗳气也随之减轻，舌质暗红少津，苔薄稍黄，脉沉弦细。

方药：守上方，去牡丹皮、大黄，加麦冬 15g，石斛 15g，川芎 15g。14 剂，水煎服，日 1 剂。

2019 年 10 月 17 日三诊：用药后便下日行 2 次，质偏稀，烧心、嗳气明显改善，食欲差，舌质暗红，舌苔薄白，脉沉弦细。

方药：柴胡 12g，枳实 12g，白芍 15g，海螵蛸 15g，浙贝母 12g，煅瓦楞子 15g，生白术 20g，炒麦芽 15g，砂仁 12g（后下），石斛 15g，佛手 15g，焦鸡内金 15g，川芎 15g，丹参 20g，旋覆花 15g（包煎），炙甘草 12g。14 剂，水煎服，日 1 剂。

2019 年 11 月 1 日四诊：自述服药后吐酸、嗳气等均好转，但昨晚熬粥时加入苹果，食后胃中不适且打嗝，打嗝后胃中不适可缓解，便下正常，舌质淡红，苔薄白，脉沉细。

方药：守上方，去石斛、煅瓦楞子、川芎；加丁香 12g，焦槟榔 15g，党参 25g。14 剂，水煎服，日 1 剂。

2019 年 11 月 16 日五诊：经治疗后诸症好转，饮食、入寐、便下均正常，舌质淡红，苔薄白，脉沉细。鉴于病情稳定，但需要调治以巩固疗效，故继服上方 1 周，并予膏方以调理巩固。

膏方处方：柴胡 15g，枳实 20g，白芍 15g，炒白术 15g，党参 20g，连翘 10g，川芎 15g，白及 15g，淡豆豉 15g，当归 20g，石斛 15g，姜半夏 12g，旋覆花 15g（包煎），炒麦芽 30g，炙甘草 15g。7 剂，浓煎为膏，一次 9g，口服，日 2 次。1 个月后随访，病情无反复。

按：该案患者以烧心、嗳气、津伤便燥为主症，因其病程日久，肝胃郁热，津伤便燥，腑气不通，胃气上逆，故治宜疏肝和胃、清热润肠、泻腑通便，方以疏肝泄热和胃止酸方加麻仁滋脾丸化裁。疏肝泄热和胃止酸方重在疏肝泻热、和胃制酸，麻仁滋脾丸重在润肠通便；舌质暗少津，系血运不畅，津液不足，故方中加川芎、丹参以化瘀通脉，加麦冬、石斛滋阴生津；其他药味（如海螵蛸）甘温酸涩以通血脉，瓦楞子味咸走血而软坚散结；炒麦芽、焦槟榔消食化滞，合枳实破气消积以消积通便；旋覆花、丁香降逆止呃。诸药合用，可疏肝和胃、清热润肠、泻腑通便。诊治过程中，刘增祥疏肝郁，理气机，调脾胃，安五脏，抓要点，辨病势，使药专力宏疗效必显。

案二：反流性食管炎（吐酸）案

宫某，男，60岁。

首诊时间：2022年2月22日。

主诉：口干、酸苦2个月，加重伴胸骨后满闷10天。

现病史：2个月前因情志不遂即现此症，曾服用治胃药物（具体不详），症状可稍缓解，但未明显改善。今日胃镜示反流性食管炎（A级）、食管隆起性病变、慢性非萎缩性胃炎伴糜烂；心电图示正常；Hp（−）。

现主症：口干、酸苦，胸骨后满闷不舒，大便偏干，舌质暗红，苔稍厚、微腻、偏黄，脉沉弦滑。

中医诊断：吐酸（肝胃郁热）。

西医诊断：反流性食管炎，食管隆起性病变，慢性非萎缩性胃炎伴糜烂。

治则：疏肝泻热，和胃制酸。

方药：疏肝泄热和胃止酸方化裁。

牡丹皮12g，栀子10g，柴胡15g，白芍12g，生白术20g，枳实20g，海螵蛸20g，浙贝母15g，白及15g，石斛20g，大黄12g，旋覆花15g（包煎），炒麦芽20g，砂仁12g（后下），姜半夏10g，连翘20g，夏枯草20g，炙甘草12g。7剂，水煎服，日1剂。

2022年3月1日二诊：自述服药后症状减轻，但仍感咽部似有物而不适，舌质暗红，苔微黄，脉沉弦。

方药：守上方，加紫苏梗20g，薄荷15g（后下）。15剂，水煎服，日1剂

2022年3月15日三诊：自述服药后症减但感食后胃胀不适，舌质淡红，苔薄白，脉沉弦。

方药：牡丹皮12g，栀子10g，柴胡15g，枳实20g，白芍10g，海螵蛸20g，浙贝母15g，白及15g，石斛15g，大黄12g，生白术20g，焦山楂15g，焦神曲15g，焦麦芽15g，砂仁12g（后下），姜半夏12g，连翘15g，夏枯草20g，焦槟榔20g，炙甘草12g。7剂，水煎服，日1剂。

2022 年 3 月 22 日四诊：自述服药后口干、酸苦，胸骨后满闷不舒，大便偏干明显好转，但食后胃脘仍胀满，舌质淡红，苔薄白，脉沉弦。

方药：守上方化裁。

柴胡 12g，枳实 15g，白芍 10g，白及 12g，石斛 12g，炒白术 20g，焦山楂 15g，焦神曲 15g，焦麦芽 15g，砂仁 12g（后下），姜半夏 12g，连翘 10g，夏枯草 20g，焦槟榔 15g，厚朴 15g，佛手 20g，炒鸡内金 15g，炙甘草 12g。14 剂，水煎服，日 1 剂。

2022 年 4 月 5 日五诊：自述服药后脘腹胀满基本消失，食欲也有所增加，舌质淡红，苔薄白，脉沉弦。

方药：守原方，继服 14 剂，水煎服，日 1 剂。

2022 年 4 月 20 日六诊：自述经治疗后诸症已不明显，舌质淡红，苔薄白，脉沉弦。患者不想再服汤药，遂予加味逍遥丸和香砂养胃丸按说明口服调理巩固。1 个月后随访，患者自述病情未再反复。

按：此例为反流性食管炎（吐酸）案，临床表现为口干、酸苦，胸骨后满闷不舒、大便偏干，结合舌脉，其病机当属肝胃郁热。治宜疏肝泻热、和胃制酸。方以疏肝泄热和胃止酸方化裁。该方是由丹栀逍遥散加减而来，以丹栀逍遥散中牡丹皮、栀子、柴胡、白芍、生白术疏肝和营，清解郁热。因其便干，故用生白术。大黄、旋覆花、炒麦芽、姜半夏、砂仁通腑降逆助运；海螵蛸、浙贝母、白及制酸和胃护膜；连翘、夏枯草清热软坚散结；石斛滋阴润胃降火；炙甘草调和药味。诸药合用，共奏疏肝泻热、和胃制酸之功。本方可谓加减灵活，"疏、调、辨"精准，临床疗效突出。

案三：巴雷特食管（吐酸）案

王某，女，32 岁。

首诊时间：2022 年 3 月 1 日。

主诉：烧心、反酸伴后背隐痛 45 天。

现病史：于 45 天前即现此症，曾服用奥美拉唑等无明显效果，遂在中国人民解放军联勤保障部队第九八〇医院（白求恩国际和平医院），查胃镜示巴雷特食管、慢性非萎缩性胃炎。

现主症：烧心反酸，后背隐痛，心烦寐差，舌质偏红，苔薄白，脉沉弦细。

中医诊断：吐酸（肝胃郁热，热扰心神，络脉失畅）。

西医诊断：巴雷特食管，慢性非萎缩性胃炎。

治则：疏肝清热，和胃宁心，化瘀通络。

方药：疏肝泄热和胃止酸方化裁。

牡丹皮 10g，栀子 10g，柴胡 15g，白芍 15g，炒白术 20g，枳实 15g，海螵蛸 20g，

浙贝母 15g，白及 15g，炒酸枣仁 20g（打碎），煅牡蛎 25g（先煎），旋覆花 15g（包煎），炒麦芽 20g，砂仁 12g（后下），姜半夏 12g，连翘 20g，夏枯草 20g，延胡索 20g（打碎），炙甘草 12g。14 剂，水煎服，日 1 剂。

2022 年 3 月 15 日二诊：自述服药后症状有所减轻，但饥饿时胃脘隐痛，嗳气频作，口中发酸，时而嗜睡，舌质淡红，苔薄白，脉沉弦细。

方药：守上方，加煅瓦楞子 15g。7 剂，水煎服，日 1 剂。

2022 年 3 月 22 日三诊：自述服药后症状明显减轻，但易汗出，动则汗多，食甜不适，舌质淡红，苔薄白，脉沉弦细。

方药：守上方，去连翘；加生黄芪 25g。7 剂，水煎服，日 1 剂。

2022 年 3 月 29 日四诊：自述服药后症状进一步减轻，但感两胁不适，舌质淡红，苔薄白，脉沉弦细。

方药：守上方化裁。

柴胡 15g，枳壳 15g，白芍 15g，炒白术 20g，海螵蛸 20g，浙贝母 15g，白及 15g，炒酸枣仁 20g（打碎），煅牡蛎 25g（先煎），旋覆花 15g（包煎），炒麦芽 20g，砂仁 12g（后下），姜半夏 12g，夏枯草 20g，郁金 15g（打碎），炙黄芪 25g，炙甘草 12g。7 剂，水煎服，日 1 剂。

2022 年 4 月 6 日五诊：自述近日自我情绪及饮食调节不周，恶心、反酸，肠鸣胀满，大便偏稀，舌质略红，苔薄白，脉沉细。

方药：从症状和舌脉来看，此阶段病变具有呕、痞、利三个证候特点，治宜辛开苦降，方以半夏泻心汤加减。

姜半夏 15g，黄连 10g，干姜 15g，党参 25g，炒白术 25g，砂仁 15g（后下），玫瑰花 20g，煅瓦楞子 15g，佛手 20g，夏枯草 20g，炒白扁豆 20g，生姜 15g，炙甘草 15g。7 剂，水煎服，日 1 剂。

2022 年 4 月 13 日六诊：自述服药后诸症好转，腹中肠鸣及烧心近悉除，大便渐已成形，舌质偏红，苔薄白，脉沉弦细。

方药：守原方，加炒山药 20g。14 剂，水煎服，日 1 剂。

2022 年 4 月 28 日七诊：自述症状已不明显，饮食、睡眠、便下均好，舌脉如常。本人不愿再服药，亦不愿再复查胃镜。故停服药物，嘱其调情志与饮食以巩固疗效。

按：此例系巴雷特食管（吐酸）案，就诊早期临床表现为肝胃郁热，热扰心神，络脉失畅。治以疏肝清热，和胃宁心，化瘀通络。方药以疏肝泄热和胃止酸方化裁，疗效逐渐显现。诊治过程中，患者但因情绪及饮食调节不周，出现恶心、反酸，肠鸣胀满，大便偏稀，病症具有呕、痞、利三个证候特点，故治则调整为辛开苦降，方用半夏泻心汤加减，症状得到进一步改善直至消失。纵观治疗全过程，患者早期肝胃郁热、热扰心神、络脉失畅，后又演变为寒热虚实错杂，故在治疗时要紧紧围绕"疏、调、辨"基本思维，适时调整治则和方药，治疗得法，方药精准，疗效显著。

第五节　慢性腹泻诊治病案

脾病湿盛是腹泻发生的关键，临床辨治要首先辨其虚实缓急。急性腹泻多为实证，以寒湿、湿热、伤食泄泻多见；日久泻多为虚证，以脾虚肝乘、肾阳虚衰泄泻多见。本病治疗上总以运脾祛湿为主。实证腹泻要斟辨寒、热、滞等不同病邪而祛之，虚证腹泻要酌辨健脾、调肝、固肾等不同虚损以调补。急性暴泻重在化湿，佐以分利祛邪，方以自拟运脾化湿祛邪止泻方；慢性久泻重在健脾，佐以调肝固肾，方以自拟健脾调肝固肾止泻方。

在腹泻的治疗中，要灵活运用"运脾化湿""健脾化湿""调和肝脾""辛开苦降"不同的方法。所谓"运脾化湿"即燥湿健脾，芳香化浊，用于急性暴泻之实证；所谓"健脾化湿"即益气健脾，培中厚肠，用于慢性久泻之虚证；所谓"调和肝脾"即是"一疏"的用药体现；所谓"辛开苦降"为"二调"的灵活应用。治腹泻时，调肝理气宜用柴胡，既调达肝气，又升举清阳。慢性久泻涉及多个脏腑，多气机升降逆乱、寒热错杂、利并呕恶，故治疗需要多脏调节，特别是肝胆、脾胃、心肾。辛开苦降，寒热并用，升清降浊，阴阳平衡，腹泻自止。"三辨"对本病辨治特别是辨治虚证腹泻时尤为重要。

案一：肠易激综合征伴腹泻（泄泻）案

门某，男，46岁。

首诊时间：2016年11月8日。

主诉：间断性腹痛欲泻1年余。

现病史：2015年8月暴怒后出现腹痛、腹泻，之后每因情绪波动即腹痛欲泻，泻后痛减，无明显恶心呕吐，于保定市第一中心医院查肠镜未见明显异常。

现主症：每因情绪波动腹痛欲泻，但泻后痛减，便下次数不定，肠鸣腹胀，时而倦怠，舌质暗红，苔薄白，脉沉弦。

中医诊断：泄泻（肝脾不调痛泻）。

西医诊断：腹泻型肠易激综合征。

治则：疏肝补脾，止痛止泻。

方药：柴胡15g，香附15g，枳壳15g，川芎15g，炒白术20g，炒白芍15g，陈皮

12g，防风 15g，炒白扁豆 15g，延胡索 15g（打碎），党参 20g，乌梅 15g，炙甘草 15g。7 剂，水煎服，日 1 剂。

2016 年 11 月 15 日二诊：自述服药后症状减轻，便偏稀，时而自觉腹中隐痛，有气走窜，大便或排气后可缓解，有"腹痛 / 窜气→大便 / 排气→便后 / 排气后缓解"的规律，舌质淡红，苔薄微黄稍腻，脉弦细。

方药：守上方，加玫瑰花 15g，炒黄芩 12g，茯苓 15g，草豆蔻 15g。14 剂，水煎服，日 1 剂。

2016 年 11 月 29 日三诊：自感服药后症状锐减，已无明显腹痛欲泻感，大便日行 1～2 次，基本成形，但仍有腹胀及倦怠感，舌质淡红，苔薄白，脉沉弦。

方药：柴胡 12g，枳实 12g，川芎 12g，炒白术 30g，炒白芍 12g，陈皮 12g，炒白扁豆 12g，党参 20g，茯苓 20g，玫瑰花 15g，厚朴 15g，炒山药 20g，炒麦芽 20g，生姜 10g，大枣 10g，炙甘草 15g。14 剂，水煎服，日 1 剂。

2016 年 12 月 13 日四诊：自述服药后大便正常，腹痛、腹胀均已消失，食欲尚差，稍有倦怠，舌质淡红，苔薄白，脉沉弦。

方药：柴胡 10g，枳实 10g，川芎 12g，炒白术 15g，炒白芍 10g，陈皮 12g，党参 20g，茯苓 15g，厚朴 12g，炒山药 20g，炒麦芽 20g，生姜 10g，大枣 10g，炙甘草 15g。7 剂，水煎服，日 1 剂。

2016 年 12 月 20 日五诊：述经治疗后症状消失，食欲增加，已无腹痛、腹泻、腹胀、倦怠，舌脉正常。改用中成药舒肝健胃丸和参苓白术丸调理善后 1 周，并嘱其调节情志以助疗效。后随访，患者感觉良好，病无复发。

按：痛泻一症，多由肝脾不和所致，脾虚运化失常，故腹痛、肠鸣、大便泄泻，肝旺脾虚则泻必腹痛而脉弦。正如明·虞抟《苍生司命》中："泻责之脾，痛责之肝，肝责之实，脾责之虚，脾虚肝实，故令痛泻。"此论简要说明了本案的病因病机和症状，故治宜疏肝补脾、止痛止泻。本案用柴胡疏肝散合痛泻要方化裁加减。柴胡疏肝散疏肝理气、活血止痛，对脾胃系疾病有着很好的治疗效果。各医家常用柴胡疏肝散治疗脾胃疾病，尤其是在治疗肠易激综合征等功能性胃肠疾病方面应用更为广泛且临床疗效显著。痛泻要方补脾泻肝、缓痛止泻，是治疗肝脾不调之痛泻的经典名方，在治疗痛泻方面具有良好的临床效果。该方既可缓解因情绪引起内脏敏感性增高所致的肠道不适，也可减轻因肠道不适而产生的情志抑郁，现代临床多用于肠易激综合征、慢性结肠炎、神经性腹泻、慢性非特异性溃疡性结肠炎等证属肝脾不调者。两方合用，疗效叠加，同时辨别病势转归，灵活兼顾其他兼症，使肝木得疏，脾土得补，则痛泻自除。

案二：结肠炎（泄泻）案

郭某，男，29 岁。

首诊日期：2018 年 2 月 20 日。

主诉：间断性便稀伴腹痛 2 年。

现病史：于 2 年前无明显诱因而出现上述症状，曾服用附子理中丸及其他药物调治，症状无明显缓解。今日查结肠镜示结肠炎。

现主症：时而腹泻，便质稀薄，便下日行 5～6 次，伴腹部隐痛，泻后痛减，食欲较差，倦怠无力，腰膝酸软，舌质淡红，苔薄白，脉沉弦细。

中医诊断：泄泻（脾虚肝郁，肾气不足）。

西医诊断：结肠炎。

治则：健脾调肝，固肾止泻。

方药：健脾调肝固肾止泻方化裁。

党参 20g，茯苓 20g，炒白术 20g，砂仁 12g（后下），炒白扁豆 15g，炒山药 20g，柴胡 15g，肉豆蔻 15g，补骨脂 15g，乌梅 15g，葛根 15g，炙甘草 12g。7 剂，水煎服，日 1 剂。

2018 年 2 月 27 日二诊：用药后症状缓解，大便次数减少，日行 2～3 次，已无明显腹痛，食欲及腰膝酸软同前，舌质淡红，苔薄白，脉沉弦细。

方药：守上方，加佛手 15g，山萸肉 15g，桑寄生 20g，怀牛膝 20g。14 剂，水煎服，日 1 剂。

2018 年 3 月 13 日三诊：用药后大便接近正常，日行 1～2 次，便质基本成形，食欲增加，腰膝酸软减轻，舌质淡红，苔薄白，脉沉细。

方药：党参 15g，茯苓 15g，炒白术 20g，炒山药 15g，炒白扁豆 10g，柴胡 12g，肉豆蔻 12g，补骨脂 12g，佛手 15g，山萸肉 15g，桑寄生 20g，怀牛膝 20g，炙甘草 10g。14 剂，水煎服，日 1 剂。

2018 年 3 月 27 日四诊：自述经治疗后排便正常，余无明显不适，舌质淡红，苔薄白，脉沉细。嘱其停服汤药，予参苓白术丸和金匮肾气丸按说明服用，调理巩固疗效。1 周后复诊，患者病情稳定无复发，遂停药。

按：本例结肠炎腹泻，症见便下日行 5～6 次伴腹部隐痛，便质稀薄，泻后痛减，食欲较差，倦怠无力，腰膝酸软，结合病史及舌脉当属中医脾虚肝郁、肾气不足之泄泻证。治以健脾调肝，固肾止泻。方选健脾调肝固肾止泻方化裁。本方重在健脾，佐以调肝固肾且随患者病情变化而加减，食欲不振加佛手，腰膝酸软加山萸肉、桑寄生、怀牛膝，治疗效果显著。其因、机、证、治契合虚证腹泻当健脾、调肝、固肾之证治规律，疗效显著。

案三：直肠癌及息肉切除术后伴腺体增生（泄泻）案

冯某，男，65 岁。

首诊时间：2020 年 9 月 24 日。

主诉：大便稀薄 1 年，加重 5 天。

现病史：于 2019 年 6 月行直肠癌切除术后出现大便稀薄，次数较多。又于 5 天前行结肠息肉切除术，其症状又有所加重。此次结肠息肉病理检查示距肛缘 45cm 处黏膜慢性炎症、间质水肿；距肛缘 40cm 处黏膜慢性炎症及黏膜下水肿、血管扩张充血，少数腺体轻度增生。

现主症：大便稀薄呈黏液状，日行 4 ～ 5 次，稍有肛门下坠，胁胀，倦怠，腰酸，舌暗红，苔薄白，脉沉弦细涩。

中医诊断：泄泻（脾虚湿壅，肝郁肾亏）。

西医诊断：直肠癌术后合并直肠炎，直肠腺体轻度增生。

治则：健脾助运，化湿通络，佐以调肝固肾。

方药：健脾调肝固肾止泻方化裁。

党参 25g，茯苓 20g，炒白术 20g，砂仁 12g（后下），炒白扁豆 15g，炒山药 20g，柴胡 15g，补骨脂 15g，乌梅 15g，葛根 15g，薏苡仁 15g，苍术 15g，夏枯草 20g，垂盆草 20g，三七粉 6g(冲服)，炙甘草 12g。7 剂，水煎服，日 1 剂。同时用第 3 煎药水坐浴，日 1 次。

2020 年 10 月 2 日二诊：经服上药后大便稀薄及次数较多有所改善，黏液明显减少，日行 2 ～ 3 次，舌脉基本同前。

方药：守原方，去苍术；加半枝莲 20g。继服 14 剂。同时第 3 煎药水坐浴，日 1 次。

2020 年 10 月 17 日三诊：自述服药后大便已基本成形，黏液少许，日行 1 ～ 2 次，下坠、胁胀、倦怠、腰酸均已明显改善，舌质暗红，苔薄白，脉沉弦细涩。

方药：党参 25g，茯苓 20g，炒白术 20g，炒山药 20g，柴胡 15g，补骨脂 15g，葛根 12g，薏苡仁 15g，炙黄芪 20g，半枝莲 20g，夏枯草 20g，垂盆草 20g，三棱 20g，莪术 20g，丹参 20g，炙甘草 12g。14 剂，水煎服，日 1 剂。同时第 3 煎药水坐浴，日 1 次。

2020 年 11 月 3 日四诊：自诉药后大便成形无黏液，日行 1 ～ 2 次，稍有下坠、胁胀、倦怠、腰酸，舌质暗红，苔薄白，脉沉细涩。

方药：继续以上方 14 剂，每日 1 剂，水煎内服。同时第 3 煎药水坐浴，日 1 次。

2020 年 11 月 18 日五诊：药后大便有偏干趋势，下坠、胁胀、倦怠、腰酸均不甚明显，舌质暗红，苔薄白，脉沉细。

方药：党参 15g，茯苓 12g，生白术 20g，炒山药 15g，柴胡 10g，肉苁蓉 20g，当归 20g，半枝莲 15g，夏枯草 15g，垂盆草 15g，三棱 20g，莪术 20g，丹参 20g，炙甘草 12g。14 剂，水煎服，日 1 剂。同时第 3 煎药水坐浴，日 1 次。

2020 年 12 月 2 日六诊：服用上药后便下正常，饮食及入寐均可，余无明显不适，舌质偏红，苔薄白，脉沉细。

方药：继续以上方 14 剂，每日 1 剂，水煎内服。同时第 3 煎药水坐浴，日 1 次。

2020 年 12 月 18 日七诊：用药后便下基本正常，但食欲较差，稍有腹胀，舌质稍暗红，苔薄白稍腻，脉沉细。

方药：党参 15g，茯苓 12g，炒白术 20g，炒山药 15g，香附 10g，肉苁蓉 12g，当归 20g，半枝莲 15g，三棱 15g，莪术 15g，丹参 20g，炒麦芽 20g，佛手 20g，炒鸡内金 15g，厚朴 15g，炙甘草 12g。14 剂，水煎服，日 1 剂。同时配合第 3 煎药水坐浴，日 1 次。

2021 年 1 月 3 日八诊：自述服药后便调、纳可，脘腹舒适。复查肠镜示大肠未见明显异常，原发病未复发，增生腺体已消失。舌质淡红，苔薄白，脉沉细。

方药：党参 12g，茯苓 12g，炒白术 15g，炒山药 15g，香附 10g，肉苁蓉 12g，当归 15g，半枝莲 12g，三棱 12g，莪术 12g，丹参 12g，炒麦芽 12g，佛手 12g，炒鸡内金 12g，厚朴 12g，炙甘草 12g。14 剂，水煎服，日 1 剂。同时第 3 煎药水坐浴，日 1 次。

2021 年 1 月 18 日九诊：经治疗患者感觉较适，饮食、便下、入寐均正常，舌质淡红，苔薄白，脉沉细。

方药：鉴于病情平稳且服用汤药已久，故改为膏方以调理巩固疗效。

党参 30g，茯苓 30g，炒白术 30g，炒山药 30g，香附 20g，白芍 20g，肉苁蓉 30g，当归 30g，半枝莲 20g，白花蛇舌草 20g，丹参 20g，炒麦芽 30g，佛手 20g，炒鸡内金 15g，厚朴 20g，炙甘草 20g。15 剂，水煎浓缩制为膏剂，每次 6g，口服，日 2 次。

2021 年 3 月 30 日十诊：病情稳定无明显不适，欲继服膏方调理，舌质淡红，苔薄白，脉沉细。

方药：党参 30g，茯苓 30g，炒白术 30g，炙黄芪 20g，山茱萸 20g，枸杞子 20g，石斛 15g，香附 20g，白芍 20g，肉苁蓉 30g，白花蛇舌草 20g，丹参 20g，炒麦芽 30g，佛手 20g，炒鸡内金 15g，知母 15g，炙甘草 20g。20 剂，水煎浓缩制为膏剂，每次 9g，口服，日 2 次。

2021 年 7 月 15 日十一诊：自述服完膏方后，感觉舒适无异常，于就诊前一天到某省级医院复查肠镜亦无异常。遂停服汤药及膏方，改用养正消积胶囊巩固疗效。

按：本案系直肠癌及息肉切除术后伴腺体增生之脾虚湿壅、肝郁肾亏泄泻案。直肠癌及息肉切除术后，患者本已正虚邪恋，加之病史逾 1 年之久，此时脾肾不足，脾虚运化失常，肾亏温煦不够，水湿内生，壅于肠道，并走于下，故见腹泻；升清与固摄失度则见下坠；脾肾不足则倦怠、腰酸；脾土失运，反侮于木则致肝失调达，肝郁气机失和则见胁腹胀满；邪瘀积聚，阻遏肠络则见局部血管扩张充血及腺体增生；其舌与脉象亦为脾肾不足、肝失调达、邪壅络阻之外候。治疗总以扶正祛邪为要。方选健脾调肝固肾止泻方化裁，并以此方为主线，结合"三辨"以及现代药理学研究随症加减。早期扶正祛邪以祛邪为主，中期扶正与祛邪并举，后期扶正祛邪以扶正为主。本案泄泻属于虚证腹泻，但又虚中夹实，其治本在于健脾、调肝、固肾，治标在于祛湿、消积、通络。

案四：急性肠炎（泄泻）案

刘某，女，35 岁。

首诊时间：2021 年 8 月 9 日。

主诉：腹泻伴腹胀隐痛半天。

现病史：于今日上午淋雨前往车站乘车，受凉后中午又在路边小店进食火腿肠等冷快餐，约 2 小时后出现腹泻，就诊时已腹泻 4 次，呈水样便，无脓血，稍有腹部下坠，伴腹胀隐痛及轻微恶心、头痛，舌质淡红，舌苔白腻，脉浮滑。

查体：体温 36.9℃，血压 116/70mmHg，一般情况可，心肺无异常，腹软，脐周轻度压痛，无反跳痛，血象正常，便常规示白细胞阳性。

中医诊断：泄泻（寒湿伤脾，脾运失和）。

西医诊断：急性肠炎。

治则：运脾化湿，佐以分利祛邪。

方药：运脾化湿祛邪止泻方化裁。

藿香 20g，苍术 15g，炒白术 20g，茯苓 20g，陈皮 15g，姜半夏 15g，桔梗 10g，紫苏叶 15g，厚朴 15g，白芷 15g，黄连 6g，柴胡 15g，炒麦芽 15g，葛根 15g，生姜 15g，炙甘草 15g。3 剂，水煎服，日 1 剂。

2021 年 8 月 12 日二诊：用药后腹泻已止，腹胀、隐痛及头痛均消失，但仍稍有恶心，食欲较差，倦怠乏力，舌质淡红，苔薄白，脉缓。

方药：香附 12g，砂仁 15g（后下），陈皮 12g，姜半夏 15g，党参 15g，炒白术 20g，茯苓 15g，炒麦芽 20g，藿香 15g，佛手 15g，生姜 15g，炙甘草 15g。7 剂，水煎服，日 1 剂。

2021 年 8 月 20 日三诊：用药后恶心消失，食欲增加，倦怠乏力亦明显改善，舌质淡红，苔薄白，脉缓。因不欲继服汤药，故予香砂养胃丸继续调理 1 周。后随访，患者反馈已愈，无不适。

按：张景岳云："泄泻之本，无不由于脾胃。"脾胃为中焦气机之枢纽，脾主升清，胃主降浊，共同保持胃肠虚实更替的生理状态。本案系外感寒湿，寒湿直中，湿浊中阻，气机乏运，升降失常，而致清阳不升，浊阴不降，故见泄泻、腹胀隐痛、恶心；寒湿束表，卫阳失利，故见头痛及脉浮；舌象为寒湿阻遏之外候。证系急性泄泻，属于实证。治宜运脾化湿，佐以分利祛邪，以运脾化湿祛邪止泻方治之。该方以藿香正气散为基础化裁，其中藿香、苍术、茯苓、陈皮、姜半夏、炒麦芽、炙甘草，芳香化浊，健脾祛湿，化浊和中；紫苏叶、白芷、厚朴，散寒解毒，行气和胃；葛根、黄连解肌，抗炎，止泻；柴胡疏肝理气升举清阳；桔梗健脾升清且抑肠收缩。诸药合用，共奏运脾化湿、祛邪止泻之功。疾病后期，病邪损伤，脾胃不足，须辨别转归把握病势，故以香砂六君子汤调理培补，使脾健胃和，恢复如初。

现代药理研究证实，藿香正气散具有止泻、镇吐、镇痛、抑菌、解除胃肠平滑肌痉挛、增强细胞免疫、增加胃肠道吸收等作用，常用于急性胃肠炎、胃肠型感冒或四时感冒属湿滞脾胃、外感风寒者。

第六节　便秘诊治病案

便秘可由多种原因引起，临床分型虽较复杂，但总由大肠传导失司而成，以热实壅结肠道而致便秘和气血不足、肠道失润而致便秘为多见，二者常又相互兼夹或相互转化。在治法上，实证便秘予以攻泻导滞通腑，方用自拟麻仁通腑汤，常用攻下、泻热、破气、导滞之品；少有寒积便秘者，宜散寒温里通便；如有下焦阳虚阴盛者，则不宜徒用攻下，以防更损阳气，宜温阳与攻下并投，以温下法治之。虚证便秘予以滋补润肠通腑，方用芪黄通腑汤，常用益气、补血、滋阴、润燥之品；少有阳虚寒凝便秘者，宜温阳散寒通便；年老体虚，便结较甚，应从多方面调治，不可单纯依赖药物，也不可猛进攻伐而犯虚虚之戒；产后大便秘涩以虚者为多，用药勿拘于产后，亦勿忘于产后，攻邪应中病即止，见邪祛即转予扶正。

诊治该病要灵活运用"一疏、二调、三辨"。如疏肝时，疏肝与泻肝宜并用，以助通泻胃肠燥热；调脾胃与其他脏腑时，应攻下而不伤正，如在用攻泻药的同时用生白术，既助运泻下又顾护脾胃；气虚便秘时重在调补脾胃以通腑；调心、肺、肾时，可泻心火以助祛胃肠燥热，降肺气以助大肠排空，滋肾水以助阴血内生。因此，在辨治该病时疏肝泻肝、调补脾胃、清泻心火、宣降肺气、滋养肾水等均要酌情选用。对于该病病势的把握要因人而异，要结合生活起居、饮食结构、如厕习惯等综合调治以助疗效。

案一：老年功能性便秘（便秘）案

郝某，女，72 岁。

首诊时间：2018 年 10 月 9 日。

主诉：间断性便秘 8 个月。

现病史：于 8 个月前无明显诱因出现大便干结，经查肠镜未见异常，曾服用果导片及中药汤剂（具体不详）等疗效不著。

现主症：素体虚弱，便下时结，腹部胀满，口干乏力，舌质偏红，苔白欠津，脉沉细涩。

中医诊断：便秘（气阴两虚，肠失濡润）。

西医诊断：老年功能性便秘。

治则：益气滋阴，润肠通便。

方药：以芪黄通腑汤化裁。

生黄芪 20g，大黄 10g（后下），当归 20g，生白术 30g，生地黄 15g，麦冬 15g，何首乌 15g，肉苁蓉 20g，枳实 15g，焦槟榔 12g，炒麦芽 20g，杏仁 12g。7 剂，水煎服，日 1 剂。

2018 年 10 月 16 日二诊：服药后大便已通，腹胀减轻，但仍然口干、乏力，舌质偏红，苔薄白欠津，脉沉细涩。

方药：生黄芪 30g，大黄 6g（后下），当归 20g，生白术 30g，熟地黄 15g，麦冬 15g，何首乌 15g，肉苁蓉 20g，枳实 15g，焦槟榔 10g，炒麦芽 20g，杏仁 12g，石斛 15g，沙参 15g，党参 15g，玫瑰花 15g。7 剂，水煎服，日 1 剂。

2018 年 10 月 23 日三诊：服药后大便基本正常，日行 2～3 次，稍有腹胀，口干、乏力减轻，舌质淡红，苔薄白，脉沉细涩。

方药：生黄芪 20g，大黄 6g（后下），当归 20g，生白术 30g，熟地黄 15g，麦冬 15g，肉苁蓉 15g，枳实 12g，炒麦芽 20g，石斛 15g，沙参 15g，党参 15g，山茱萸 15g，白芍 15g，决明子 15g，玫瑰花 15g。7 剂，水煎服，日 1 剂。

2018 年 10 月 30 日四诊：用药后大便正常，日行 1～2 次，仍腹胀，口干、乏力明显减轻，舌质淡红，苔薄白，脉沉细涩。

方药：生黄芪 15g，当归 15g，生白术 20g，麦冬 15g，肉苁蓉 15g，枳实 12g，炒麦芽 15g，沙参 15g，党参 15g，山茱萸 15g，白芍 15g，枸杞子 12g，玫瑰花 15g，决明子 15g。14 剂，水煎服，日 1 剂。

2018 年 11 月 20 日五诊：经治疗后症状消失，舌脉正常。继用人参归脾丸和麻仁滋脾丸按说明量减半内服，并嘱其饮食及起居调摄以助疗效。

按：该例患者年逾古稀，素体虚弱，气血津液不足，气虚则肠道传导无力，津亏则肠道濡润不够，导致大便干结、便下困难。此便秘属虚证，但常为虚实互见，治当益气滋阴、润肠通便，方以芪黄通腑汤化裁。本方以当归补血汤合增液承气汤加减，补气生血，增液通腑；加生白术、何首乌、肉苁蓉强化益气润肠；加枳实、焦槟榔、炒麦芽以助运通腑。在治疗过程中，加入白芍、石斛等滋阴之味以强化滋阴润燥；加决明子和玫瑰花以润肠调肝。诸药合用，共奏益气滋阴、润肠通便之功。

老年性功能性便秘，要"三辨"结合，既不宜一味补虚，又不可攻伐太猛，忌犯虚虚之虞变生他证。

案二：产后便秘（便秘）案

张某，女，33 岁。

首诊时间：2019 年 6 月 5 日。

主诉：产后大便干结半个月。

现病史：15 天前第三胎剖腹产后出现大便秘结，每如厕大便难以排下，经服蜂蜜等无明显效果。

现主症：大便秘结，腹部胀满，面色无华，头晕目眩，入寐不实，舌淡，苔薄白，脉沉细涩。

中医诊断：便秘（气血不足，肠道液亏）。

西医诊断：产后便秘。

治则：益气补血，增液通便。

方药：芪黄通腑汤化裁。

炙黄芪 25g，大黄 12g（后下），当归 20g，生白术 30g，熟地黄 20g，麦冬 15g，何首乌 15g，肉苁蓉 15g，枳实 15g，焦槟榔 12g，炒麦芽 15g，白芍 20g，阿胶 15g（烊化），炒酸枣仁 12g（打碎），桃仁 15g，炙甘草 15g。7 剂，水煎服，日 1 剂。

2019 年 6 月 13 日二诊：自述 3 剂药后大便已下，便质软，日行 1 ～ 2 次，腹部胀满减轻，但余症尚无明显改善，舌脉基本同前。

方药：守上方，大黄用量减为 10g 同煎。7 剂，水煎服，日 1 剂。

2019 年 6 月 22 日三诊：服药后每日大便 1 ～ 2 次，易解偏稀，腹部胀满已不明显，面色稍显红润，头晕及寐差亦明显减轻，舌质淡红，苔薄白，脉沉细涩。

方药：炙黄芪 25g，当归 20g，生白术 30g，熟地黄 20g，麦冬 12g，何首乌 12g，肉苁蓉 12g，枳实 15g，炒麦芽 15g，白芍 20g，阿胶 10g（烊化），炒酸枣仁 15g（打碎），桃仁 15g，炙甘草 12g。14 剂，水煎服，日 1 剂。

2019 年 7 月 6 日四诊：用药后便下正常，腹部胀满已除，面色红润，稍有头晕及睡眠不实，舌质淡红，苔薄白，脉沉细。

方药：炙黄芪 20g，当归 15g，生白术 20g，熟地黄 15g，麦冬 12g，肉苁蓉 12g，枳实 10g，炒麦芽 15g，白芍 15g，阿胶 10g（烊化），炒酸枣仁 15g（打碎），桃仁 12g，炒柏子仁 15g，川芎 15g，柴胡 12g，炙甘草 12g。14 剂，水煎服，日 1 剂。

2019 年 7 月 20 日五诊：自述经治疗后便下正常，其他症状亦不明显，舌质淡红，苔薄白，脉沉细。遂予人参归脾丸调理巩固，之后病情无反复。

按：宋·陈素庵《陈素庵妇科补解·产后大便秘结方论》说："产后大便秘结者，由产后去血过多，津液干涸，肠胃燥结，是以大便闭。"本案系产后便秘，其主要原因即产伤气血导致气血亏虚，津液不足，无以润肠而致。本病治疗当益气养血、润肠通便，方选芪黄通腑汤化裁。如前所述，该方以当归补血汤合增液承气汤加减而成，补气生血，增液通腑；加生白术、何首乌、肉苁蓉强化益气润肠；加枳实、焦槟榔、炒麦芽助运通腑；加血肉有情之品阿胶以填补阴血；因系产后多兼血瘀，故加桃仁、川芎，既可活血化瘀，又可润肠通便；加柴胡一可疏肝以解病扰之郁结，二可升清阳以助脑神之清灵。

由于产后大便秘结以虚者为多，故临证时不宜妄投苦寒通下之品，以免徒伤阳气，重伤阴液，但又不可拘泥于产后多虚，而畏用攻下，即所谓"勿拘于产后，勿忘于产后也"。因此，对于产后便秘的治疗，更要注意"疏、调、辨"的有机结合，以期取得最佳疗效。

案三：便秘型肠易激综合征（便秘）案

霍某，女，54 岁。

首诊时间：2019 年 12 月 1 日。

主诉：大便干结伴腹胀痛 4 个月。

现病史：4 个月前生气后出现上述症状，经服用润肠通便药物（具体不详）后症减不著，每因情绪波动便秘加重。肠镜检查未见明显异常。

现主症：大便干结伴腹胀痛，每因情绪波动便秘加重，胸胁不舒，心情烦乱，时而嗳气，善喜太息，舌质淡红，苔薄白，脉沉弦。

中医诊断：便秘（肠道气滞）。

西医诊断：便秘型肠易激综合征。

治则：理气导滞，润肠通便。

方药：柴胡疏肝散合麻仁通腑汤化裁。

柴胡 15g，枳实 20g，白芍 15g，火麻仁 15g，大黄 12g（后下），厚朴 15g，杏仁 12g，知母 15g，连翘 15g，木香 15g，焦槟榔 15g，生白术 20g。7 剂，水煎服，日 1 剂。同时给予心理疏导及饮食调理。

2019年12月9日二诊：用药后症状好转，其便下已改善，其余症状亦稍有改善，舌质红，苔薄白，脉沉弦。

方药：守上方，减大黄、焦槟榔用量均至10g，余药不变。7剂，水煎服，日1剂。

2019年12月18日三诊：用药后症状明显缓解，大便已易解，呈软便状，腹痛消失，但稍有胁胀、烦乱、嗳气、太息明显改善，舌质淡红，苔薄白，脉沉弦。

方药：柴胡12g，枳实15g，火麻仁12g，厚朴12g，杏仁12g，淡豆豉15g，连翘12g，木香12g，生白术20g，郁金15g（打碎），紫苏子15g，姜半夏15g。14剂，水煎服，日1剂。

2019年12月25日四诊：经治疗后诸症消失，感觉舒适，舌脉如常。遂停中药，嘱其调节情志，忌食辛辣，定时如厕。1个月后随访2次，自述无复发。

按：肠易激综合征是一种常见的消化系统疾病，该病发病率女性高于男性，尤以白领阶层居多，主要分为腹泻型、便秘型两种。便秘型肠易激综合征主要表现为大便干燥，每欲便时难以解下，常伴腹部胀痛、肠道痉挛等症，主要原因是情志异常而致胃肠动力异常和内脏感觉异常。本病已被国内外许多业界学者确定为心身疾病。临床上，心理治疗联合药物治疗的方式已被广泛采用。中华中医药学会脾胃病分会编写的《肠易激综合征中医诊疗共识意见》将肠道气滞列为证型之首，其所列证候表现与本案例临床症状十分契合，在治疗上应理气导滞、润肠通便。案中方用柴胡疏肝散合麻仁通腑汤化裁。其中，柴胡疏肝散疏肝调脾治疗肠易激综合征已被大家所公认，麻仁通腑汤润肠通便疗效肯定，两方合用理气导滞，润肠通便。同时，辅以心理疏导及"疏、调、辨"灵活加减，即心理调节和药物治疗同步而相得益彰。

肠易激综合征便秘型的患者要改变不良生活习惯，多吃蔬菜、水果和粗粮，晨起后要适量喝水，养成按时排便的习惯，即便排不出大便也要定时蹲厕，以形成排便条件反射；另外，经常做腹部按摩操、多运动、保持乐观的情绪等，均有裨益于病情改善。

案四：功能性便秘（便秘）案

黄某，女，47岁。

首诊时间：2020年8月11日。

主诉：大便干结难下1个月。

现病史：于1个月前过食辛辣出现便下难解，曾服用桂附地黄类药物症状加重。查电子肠镜未见明显异常。

现主症：大便干结难下，口干苦，腹胀满，舌质偏红，苔厚微黄，脉沉弦滑。

中医诊断：便秘（热实壅结）。

西医诊断：功能性便秘。

治则：攻泻导滞通腑。

方药：麻仁通腑汤化裁。

火麻仁 15g，大黄 12g（后下），枳实 20g，厚朴 15g，杏仁 12g，白芍 15g，知母 15g，连翘 15g，焦槟榔 15g，麦冬 15g，决明子 20g，生白术 30g。7 剂，水煎服，日 1 剂。

2020 年 8 月 19 日二诊：自述服药后大便已通，腹胀满、口干苦亦有改善，舌尖红，苔白稍厚，脉沉滑。

方药：守上方，去大黄。7 剂，水煎服，日 1 剂。

2020 年 8 月 27 日三诊：用药后大便顺畅，日行 1 次，腹胀已不明显，但仍感口干，舌质偏红，苔薄白欠津，脉沉弦。

方药：守上方化裁。

火麻仁 10g，枳实 12g，杏仁 10g，白芍 15g，知母 15g，麦冬 15g，决明子 15g，生白术 15g，石斛 20g，玉竹 15g，当归 15g，天花粉 20g。7 剂，水煎服，日 1 剂。

2020 年 9 月 5 日四诊：自述服药后口干已解，饮食、入寐、便下均为正常。遂停服中药，嘱其注意饮食及起居调节，忌食辛辣，定时如厕以助疗效。

按：张景岳主张将便秘分为"阴结""阳结"两类，并明确指出"阳结者邪有余，宜攻宜泻者也；阴结者正不足，宜补宜滋者也"。本案便秘从病史及临床表现看，属热实壅肠之"阳结"，宜攻宜泻，方选麻仁通腑汤加决明子。麻仁通腑汤以麻子仁丸泻热行气，通便润肠；加知母、连翘清热泻火散结；加焦槟榔、木香行气导滞清里；加麦冬、生白术滋阴健脾通腑；加决明子润肠通便，同时还可泻肝热以解口苦。诸药合用，共奏攻泻通腑之功。治疗过程中，要注重"三辨"，初期用药重在攻泻热实，随热实邪衰而兼顾滋阴调补，后期则重在滋补阴血以复原。

第七节　溃疡性结肠炎诊治病案

溃疡性结肠炎（Ulcerative colitis，UC）是一种病因尚不十分清楚的直肠和结肠慢性非特异性炎症性疾病，病变主要累及大肠黏膜和黏膜下层。临床主要表现为腹泻，腹痛和黏液脓血便。本病病情轻重不一，多反复发作。本病可发生于任何年龄，多见于 20 ～ 40 岁，亦见于儿童或老年，男女发病率无明显差别。近年，本病患病率明显增加，重症也较常见。溃疡性结肠炎与中医的"大瘕泻"相似，属于"泄泻""痢疾"等病证范畴。

溃疡性结肠炎患者腹泻反复发作，甚至便下赤白，常伴有下坠与腹痛，病程迁延难愈，部分患者长期口服美沙拉嗪难以坚持，甚至因肝肾损伤不得已而停药。其病变多见气机紊乱、虚实夹杂、寒热纷呈、血络损伤，中医常以疏肝调脾、清热祛湿、健脾温肾、寒热并用、涩肠止泻等方药加减，内服或内服加灌肠治疗该病。针对溃疡性结肠炎寒、热、虚、实错杂的临床表现，刘增祥以四逆散、四妙丸、四君子汤、四神丸与乌梅丸加减化裁，自拟组成四逆乌梅汤、四妙乌梅汤、四君乌梅汤、四神乌梅汤，分别用于治疗溃疡性结肠炎常见的肝脾不调、湿热壅肠、脾胃气虚、脾肾阳虚四个证型。组方中四逆散疏肝调脾，四妙丸清热祛湿，四君子汤健脾培中，四神丸温肾止泻。乌梅丸出自仲景《伤寒论·辨厥阴病脉证并治》，为治蛔厥及久痢所设。该方辛开苦降，寒热并调，补虚泻实，标本兼治，组方严谨，疗效显著，历代医家常用于经反复治疗仍不能痊愈的具有泄泻症状的病患。乌梅丸寒热并用、标本兼治的特点，非常契合治疗溃疡性结肠炎的基本原则，同时现代药理研究也表明，乌梅丸可通过调节和修复溃疡性结肠炎患者炎性肠黏膜上皮细胞而达到治疗作用。因此，选择上述四类经典方剂与乌梅丸相伍组成治疗 UC 的四首方药，方证合拍，疗效确切。

由于溃疡性结肠炎患者病程较久，罹受疾病折磨，心情多有不悦，故在各证型治疗过程中，均可加用适量柴胡，一则疏调肝郁以解病情所致情志失调，二则升举清阳以缓腹泻所致坠下不爽，同时，要配合心理疏导，必要时可加用一些西药综合调治。

本病的治疗目的是控制急性发作，维持缓解，减少复发，防治并发症。临证时，要结合西医学诊断分类与分期，参考病程及既往治疗情况，"疏、调、辨"精准施治，以尽快控制病情，把握病势，防止复发，提高疗效。

案一：慢性非特异性溃疡性结肠炎（泄泻）案

张某，男，42 岁。

首诊时间：2015 年 7 月 28 日。

主诉：腹泻黏液脓血便伴左下腹隐痛 2 个月。

现病史：于 2 个月前过食辛辣厚味，遂出现腹泻，大便日行 4 ～ 5 次，夹杂少量脓血便。经查结肠镜示慢性非特异性溃疡性结肠炎、直肠炎。口服美沙拉嗪等药物效果不佳。

现主症：腹泻，日行 4 ～ 5 次，少量脓血便，左下腹隐痛，里急后重，肛门灼热，懊恼寐差，舌质红，苔黄腻，脉滑数。

中医诊断：泄泻（湿热壅肠，热灼络伤）。

西医诊断：慢性非特异性溃疡性结肠炎、直肠炎。

治则：清热利湿，凉血和络。

方药：四妙乌梅汤化裁。

黄柏12g，苍术12g，薏苡仁12g，乌梅12g，黄连6g，党参10g，葛根12g，白头翁12g，秦皮12g，茯苓10g，牡丹皮12g，木香10g，三七粉4g（冲服），胆南星10g，柴胡10g，生甘草12g。7剂，水煎服，日1剂。同时以该方每剂水煎取汁300mL，保留灌肠，日1次。

2015年8月4日二诊：自述服药后腹泻及肛门灼热感稍减轻，大便由原4～5次减少至3～4次，舌质红，苔黄腻，脉滑数。

方药：守原方，继服7剂，水煎服，日1剂。灌肠治疗同前。

2015年8月11日三诊：经治疗后症状进一步改善，黏液脓血明显减少，懊侬寐差消失，但纳食较少，舌苔薄黄，脉滑。

方药：以上方化裁。

黄柏15g，苍术15g，乌梅20g，黄连6g，党参12g，葛根15g，白头翁12g，秦皮15g，茯苓20g，牡丹皮15g，木香15g，三七粉4g（冲服），柴胡10g，炒麦芽20g，佛手20g，生甘草15g。14剂，水煎服，日1剂。停灌肠治疗。

2015年8月25日四诊：经前段治疗后，诸症好转，便下日行2～3次，无脓血样物，但稍有恶心，舌质淡红，苔薄白，脉弦滑。

方药：黄柏12g，炒白术15g，乌梅15g，黄连6g，党参15g，茯苓20g，木香12g，柴胡10g，炒麦芽20g，佛手20g，生姜15g，炙甘草15g。14剂，水煎服，日1剂。

2016年9月13日五诊：服药后肠道症状近消失，但于2天前与朋友聚会饮酒后，病情有所反复，次数增多至日行3次，有少许黏液及脓血样物，舌质淡红，苔薄白稍腻，脉滑。

方药：黄柏15g，苍术15g，炒白术20g，乌梅20g，黄连9g，炒黄芩12g，党参15g，葛根15g，茯苓20g，木香15g，三七粉6g（冲服），炒地榆15g，柴胡10g，炒麦芽20g，佛手12g，炙甘草15g。7剂，水煎服，日1剂。

2016年9月20日六诊：复发症状得以控制，便下日行1～2次，稍许黏液但已无脓血样物，舌质淡红，苔薄白，脉滑。

方药：继服上方14剂，水煎服，日1剂。

2016年10月4日七诊：自述服药后便下次数及便质均属正常，已无明显不适，舌质淡红，苔薄白，脉沉弦。

方药：黄柏12g，炒白术20g，乌梅12g，黄连6g，党参15g，茯苓20g，木香15g，三七粉3g（冲服），柴胡10g，炒麦芽20g，佛手12g，炙甘草15g。14剂，水煎服，日1剂。

2016年10月18日八诊：患者感觉良好，无不适。复查结肠镜未见异常。遂停服药物，嘱其注意饮食调节，戒酒并忌食辛辣动火之品。后随访，无复发。

按：本 UC 案，系湿热壅肠、热灼络伤之泄泻，治以清热利湿、凉血和络，方用四妙乌梅汤化裁。四妙中黄柏（乌梅丸中亦有此药味）、苍术、薏苡仁以清热利湿解毒；乌梅丸中乌梅、黄连、党参以清热解毒兼顾正气；因系湿热壅肠，故乌梅丸中附、桂等热药避用；加葛根、白头翁、秦皮以加强清热解毒止痢；加牡丹皮、木香、三七以凉血调气和络；加胆南星清热化浊以解热扰心神之懊恼；加少量柴胡疏肝气，升清阳。诸药合用共奏清热利湿、凉血和络之功。因本案系湿热壅肠，热灼血络，故辨病、辨证用药重在清热利湿、凉血和络，但不应忘顾护正气，故中后期兼培补脾胃，而疏肝调气则贯穿治疗始终。

案二：慢性非特异性溃疡性结肠炎（泄泻）案

赵某，男，72 岁。

首诊时间：2019 年 3 月 16 日。

主诉：间断腹痛、腹泻伴大便带血 2 年。

现病史：于 2 年前出现腹痛、腹泻伴大便带血，服用诺氟沙星胶囊，症状减轻但未悉除而迁延日久。曾查电子结肠镜示慢性非特异性溃疡性结肠炎。

现主症：大便稀薄带血丝，日行 4～5 次，腹部隐痛，得温得按则痛减，左侧少腹坠胀，不思饮食，倦怠懒言，形寒肢冷，腰酸膝软，夜尿 4～5 次，舌质淡红胖大，苔白，脉沉细弱。

中医诊断：泄泻（脾肾阳虚，健运失和）。

西医诊断：慢性非特异性溃疡性结肠炎。

治则：健脾温肾，固肠止泻。

方药：四神乌梅汤化裁。

补骨脂 15g，吴茱萸 12g，肉豆蔻 15g，五味子 10g，乌梅 15g，黄连 10g，细辛 3g，制附子 15g（先煎），干姜 12g，肉桂 15g，党参 20g，茯苓 20g，炒白芍 15g，菟丝子 15g，炒地榆 15g，柴胡 10g，炙甘草 15g。7 剂，水煎服，日 1 剂。

2019 年 3 月 25 日二诊：服药后腹部隐痛稍减轻，其他症状尚无明显改善，舌脉基本同前。

方药：守上方，继服 14 剂，水煎服，日 1 剂。

2019 年 4 月 10 日三诊：服药后大便次数减少，日行 3～4 次，便下血丝消失，腹部隐痛及左侧少腹坠胀均有所减轻，舌质淡红有齿痕，舌苔白，脉沉细弱。

方药：补骨脂 15g，吴茱萸 12g，肉豆蔻 15g，五味子 10g，乌梅 15g，黄连 6g，制附子 12g（先煎），干姜 12g，肉桂 15g，党参 20g，茯苓 10g，菟丝子 15g，柴胡 10g，桑寄生 20g，怀牛膝 20g，炙甘草 15g。14 剂，水煎服，日 1 剂。

2019 年 4 月 25 日四诊：服药后大便日行 2～3 次，偏稀，无血样物，腹痛及坠胀明显好转，饮食略增加，但仍倦怠肢冷、腰酸膝软、夜尿较多，舌质淡红，苔薄白，脉沉细弱。

方药：补骨脂 15g，吴茱萸 10g，肉豆蔻 15g，五味子 10g，乌梅 12g，黄连 6g，制附子 12g（先煎），桂枝 15g，党参 20g，菟丝子 15g，柴胡 10g，炒山药 20g，桑寄生 20g，怀牛膝 20g，覆盆子 20g，炙甘草 15g。14 剂，水煎服，日 1 剂。

2019 年 5 月 9 日五诊：用药后大便日行 1～2 次，便质成形，其他症状也明显改善，夜尿 2～3 次，舌质淡红，舌苔薄白，脉沉细。

方药：守上方，继服 14 剂，水煎服，日 1 剂。

2019 年 5 月 25 日六诊：用药后便下正常，日排便多为 1 次，偶有 2 次，便质成形，夜尿 1～2 次，其他症状已不明显，但近日稍有恶心，舌质淡红，舌苔薄白，脉沉细。

方药：守上方化裁。

补骨脂 15g，吴茱萸 10g，肉豆蔻 10g，乌梅 10g，黄连 6g，制附子 6g（先煎），桂枝 10g，党参 15g，柴胡 10g，炒山药 15g，桑寄生 15g，怀牛膝 15g，覆盆子 15g，姜半夏 15g，生姜 15g，炙甘草 10g。14 剂，水煎服，日 1 剂。

2019 年 6 月 10 日七诊：经治疗后，便下正常，夜尿 1～2 次，除稍有腰酸外已无明显不适。故停服中药，予中成药四神丸和金匮肾气丸调理巩固。1 个月后随访，无复发。

按：本 UC 案，系脾肾阳虚、健运失和之泄泻，治以健脾温肾、固肠止泻，方用四神乌梅汤化裁。四神丸为温肾止泻经典名方，温肾暖脾、固肠止泻，常用于治疗脾肾阳虚五更泻。一般来说，脾肾阳虚、下焦不固者，其病程较长，泄泻多为久泻不止。方中用补骨脂温补肾阳又暖脾，肉豆蔻温暖脾胃又止泻，吴茱萸使肝、脾、肾三脏俱暖，五味子收涩止泻。乌梅丸寒热并用，补虚泻实，治疗虚实夹杂之久痢。两方合用是治疗慢性非特异性溃疡性结肠炎证见脾肾阳虚、健运失和泄泻的有效组方。本案的辨治过程以四神乌梅汤为主方，结合患者的临床表现，随症化裁。如加炒山药、菟丝子、桑寄生、覆盆子以加强补肾固摄之功；加炒白芍、炒地榆以和血止血；加柴胡以疏调肝气，升举清阳，并根据病势转归灵活调整其药味用量。总之，抓主证，审病因，切病机，"疏、调、辨"，精选方，是取得最佳治疗效果的关键。

案三：慢性非特异性溃疡性结肠炎（泄泻）案

孙某，女，45 岁。

首诊时间：2021 年 10 月 5 日。

主诉：大便不调半年。

现病史：于半年前因情志不遂出现腹泻与便秘交替发作，查肠镜示慢性非特异性溃疡性结肠炎，经服中西药物（具体不详）治疗，疗效不佳。

现主症：腹泻与便秘交替发作，腹痛欲泻，泻后痛减，便溏有少量黏液脓血，时而日行 4～5 次，多因恼怒而加重，伴矢气频作，左下腹坠胀，纳呆痞满，嗳气不舒，舌质淡红，苔白微腻，脉弦滑。

中医诊断：泄泻（肝脾不调，气血失和）。

西医诊断：慢性非特异性溃疡性结肠炎。

治则：疏肝健脾，调和气血。

方药：四逆乌梅汤化裁。

柴胡 12g，枳壳 12g，白芍 15g，乌梅 12g，黄连 6g，黄柏 10g，党参 12g，茯苓 12g，炒白术 12g，木香 10g，三七粉 4g（冲服），葛根 10g，藿香 10g，防风 10g，陈皮 10g，炙甘草 10g。7 剂，水煎服，日 1 剂。同时以该方每剂水煎取汁 300mL，保留灌肠，日 1 次。

2021 年 10 月 12 日二诊：用药后大便情况稍有改善，便溏黏液减少，日行 3～4 次，舌质淡红，苔薄白稍腻，脉弦滑。

方药：守原方，继服 14 剂，水煎服，日 1 剂。灌肠治疗同前。

2021 年 10 月 26 日三诊：用药后腹泻、腹痛、坠胀、矢气、嗳气明显减轻，便溏黏液已不明显，但脓血尚有少许，大便日行 2～3 次，饮食增加，舌质淡红，苔薄白，脉弦。

方药：守上方化裁。上方去藿香、葛根，加砂仁、白及并调整用量。

柴胡 12g，枳壳 12g，白芍 15g，乌梅 15g，黄连 10g，黄柏 12g，党参 15g，茯苓 20g，炒白术 20g，木香 12g，三七粉 4g（冲服），砂仁 12g（后下），防风 12g，陈皮 12g，白及 12g，炙甘草 12g。14 剂，水煎服，日 1 剂。停灌肠治疗。

2021 年 11 月 10 日四诊：用药后大便基本正常，日行 2～3 次，黏液和脓血样便已不明显，其他症状均明显改善，舌质淡红，苔薄白，脉弦。

方药：守上方化裁。

柴胡 10g，枳壳 12g，白芍 12g，乌梅 12g，黄连 6g，党参 15g，茯苓 20g，炒白术 20g，三七粉 3g（冲服），砂仁 12g（后下），陈皮 12g，炙甘草 10g。14 剂，水煎服，日 1 剂。

2021 年 11 月 25 日五诊：用药后大便基本正常，日行 2～3 次，诸症均不明显，但近日稍有心烦寐差，舌尖红，苔薄白，脉沉弦。

方药：守上方化裁。

柴胡 10g，枳壳 12g，白芍 12g，黄连 6g，党参 12g，茯神 25g，炒白术 20g，砂仁

12g（后下），陈皮 12g，淡豆豉 20g，炒酸枣仁 20g（打碎），炙甘草 10g。14 剂，水煎服，日 1 剂。

2021 年 12 月 10 日六诊：用药后大便正常，日行 1～2 次，心烦寐差好转，舌淡红，苔薄白，脉沉弦。

方药：守上方，加煅牡蛎 20g。继服 14 剂，水煎服，日 1 剂。

2021 年 12 月 25 日七诊：用药后大便正常，日行 1～2 次，无明显消化道症状，心烦寐差亦不明显，舌淡红，苔薄白，脉沉弦。

方药：守上方化裁。

柴胡 10g，枳壳 12g，白芍 12g，黄连 6g，党参 12g，茯神 20g，炒白术 20g，砂仁 12g（后下），陈皮 12g，淡豆豉 12g，炒酸枣仁 15g（打碎），煅牡蛎 15g，炙甘草 10g。14 剂，水煎服，日 1 剂。

2022 年 1 月 10 日八诊：自述经治疗后便下正常，饮食可，睡眠实。复查肠镜示结肠溃疡已愈。遂停药，给予健康指导。嘱其畅情志，慎起居，忌辛辣。2022 年 3 月因感冒就诊时，询问其病情无复发。

按：本 UC 案，系肝脾不调、气血失和之泄泻。肝失疏泄，横逆乘脾，脾失健运，湿邪内生，壅于肠道，走于下则泻下溏薄，黏液较多，并且因情志波动发作或加重；气机不畅，郁滞不达，则便秘与腹泻交替出现；肝气郁滞，气机失利，故腹痛欲泻，泻后痛减；气滞不畅，壅塞大肠，则少腹坠胀，里急后重及矢气频作；肝郁犯胃，气机升降失常，则脘痞、嗳气、纳呆；肝郁化热，热伤血络，则便夹脓血；舌脉乃肝脾不调，气血不和之外候。治当疏肝健脾、调和气血，方选四逆乌梅丸化裁。四逆散为调和肝脾的名方，具有抗溃疡、消炎、解痉等作用，治疗 UC 具有多成分、多靶点、多通路的特点；乌梅丸辛开苦降，寒热并调，补虚泻实，标本兼治，可调节和修复溃疡性结肠炎患者炎性肠黏膜上皮细胞；遵河间"调气则后重自除，行血则便脓自愈"之论，加木香、三七调气行血且止血；加藿香、葛根祛湿升清。该案诊治，方证精准，效果突出。

案四：慢性非特异性溃疡性结肠炎（泄泻）案

郝某，女，52 岁。

首诊时间：2021 年 11 月 23 日。

主诉：间断腹泻并大便带血 1 年，胃脘胀满 3 个月。

现病史：于 1 年前出现腹泻并大便带血，在河北医科大学附属某医院住院诊治，查结肠镜示慢性非特异性溃疡性结肠炎，予美沙拉嗪栓剂治疗，症状缓解后服用美沙拉嗪肠溶片（具体剂量不详），之后腹泻并大便带血反复出现。于 3 个月前又出现胃脘胀满，查胃镜示霉菌性食管炎、胃黏膜病变、慢性非萎缩性胃炎伴糜烂。Hp 检测（－）。

现主症：大便溏泄，便下有黏液和血样物，日行 4 ～ 5 次，纳呆食少，腹胀下坠，倦怠懒言，舌质淡胖有齿痕，苔薄白，脉沉细弱。

中医诊断：泄泻（脾虚不运，气不摄血）。

西医诊断：慢性非特异性溃疡性结肠炎，霉菌性食管炎，胃黏膜病变，慢性非萎缩性胃炎伴糜烂。

治则：健脾止泻，益气摄血。

方药：四君乌梅汤化裁。

党参 20g，茯苓 20g，炒白术 20g，乌梅 20g，肉桂 15g，干姜 10g，黄连 9g，黄柏 15g，炙黄芪 20g，炒白扁豆 15g，炒山药 20g，木香 15g，白及 12g，柴胡 12g，三七粉 6g（冲服），炙甘草 15g。7 剂，水煎服，日 1 剂。同时，继服西药美沙拉嗪肠溶片每次 1 片（0.5g），每日 3 次，口服；加服制霉菌素片每次 50 万单位，每日 3 次，口服。

2021 年 11 月 30 日二诊：经服药治疗后大便情况稍有改善，日行 3 ～ 4 次，黏液减少但依然带血，余症状同前，舌质淡胖有齿痕，苔薄白，脉沉细弱。

方药：守以上用药方案，继服 2 周；制霉菌素片用够 10 天后即停药。

2021 年 12 月 16 日三诊：经治疗后症状均有改善，便下日行 2 ～ 3 次，便质稀薄，黏液及血样物明显减少，其他症状均有好转，但仍感恶心，舌质淡红边有齿痕，苔薄白，脉沉细。

方药：守上方化裁。

党参 20g，茯苓 20g，炒白术 20g，乌梅 20g，肉桂 12g，生姜 15g，黄连 6g，黄柏 12g，炙黄芪 20g，炒白扁豆 15g，炒山药 15g，陈皮 12g，白及 10g，柴胡 10g，三七粉 4g（冲服），炙甘草 15g。14 剂，水煎服，日 1 剂。同时按原量继服西药美沙拉嗪肠溶片。

2022 年 1 月 3 日四诊：自述服药后症状明显改善，大便日行 1 ～ 2 次，成形，无脓血样物，但食欲仍较差，舌质淡红，苔薄白，脉沉细。

方药：守上方化裁。

党参 20g，茯苓 20g，炒白术 20g，乌梅 10g，黄连 6g，炙黄芪 20g，炒山药 15g，陈皮 12g，柴胡 10g，生姜 10g，炒麦芽 20g，佛手 15g，姜半夏 12g，砂仁 12g（后下），白芍 15g，甘草 15g。14 剂，水煎服，日 1 剂。因服美沙拉嗪肠溶片 1 年余，故嘱其停服美沙拉嗪肠溶片。

2022 年 1 月 18 日五诊：自述服药后大便基本正常，日行 1 ～ 2 次，质软成形且无黏液及脓血样物，食欲明显改善，但仍感肢倦乏力，舌质淡红，苔薄白，脉沉细。

方药：守上方化裁。

党参 12g，茯苓 15g，炒白术 12g，乌梅 10g，炙黄芪 15g，炒山药 15g，陈皮 10g，柴胡 10g，生姜 10g，炒麦芽 12g，白芍 12g，甘草 12g。14 剂，水煎服，日 1 剂。

2022 年 2 月 4 日六诊：自述服药后大便正常，肢倦乏力明显缓解，舌质淡红，苔薄白，脉沉细。

方药：遵效不更方之旨，继服上方 14 剂，水煎服，日 1 剂。

2022 年 2 月 18 日七诊：经治疗后感觉舒适，便下正常，食欲增加，已无倦怠乏力，舌质淡红，苔薄白，脉沉细。鉴于病情稳定，服药已久，患者本人亦不愿继服汤药，故予参苓白术散每次 9g，口服，每日 2 次，调理善后巩固疗效；建议复查肠镜、胃镜以评判疗效，但患者感觉良好，拒绝复查。3 个月后随访无复发。

按：本 UC 案，系脾虚不运、气不摄血之泄泻，治以健脾止泻、益气摄血，方用四君乌梅汤化裁。四君子汤补气健脾养胃，是治疗脾胃虚弱、中气不足的主方。乌梅丸补虚泻实，寒热并用，是治疗虚实夹杂久痢的有效方药，特别是对正气虚弱、寒热错杂之久痢久泻最为适宜。两方合用可谓治疗泄泻脾虚不运型的最佳选择。本案辨治中，辨证主要为气虚湿壅和摄血无力，尚无阳虚寒象，故去乌梅丸中温阳散寒的附子、川椒，加炒山药、炒白扁豆、炙黄芪以增加健脾利湿摄血之功；加木香、白及、三七粉、白芍，意在调气和血止血；加柴胡疏肝理气，升举清阳。诸药合用，健脾止泻，益气摄血。在诊治过程中，刘增祥辨病势转归，酌情加减用药或药量，但总以益气补虚、利湿和血为主线，同时全程佐以柴胡疏肝并升清，体现了"疏、调、辨"的临证辨治思维。

附一 古代调和肝脾四大名方

四逆散

【出处】东汉·张仲景《伤寒论》。

【组成】柴胡、枳实、白芍、炙甘草。

【功效】透邪解郁，疏肝理脾。

【主治】阳郁厥逆证之手足不温，或腹痛，或泄利下重，脉弦；肝脾气郁证之胁肋胀闷，脘腹疼痛，脉弦。

【方义】阳郁厥逆证病机为外邪传经入里，气机为之郁遏，不得疏泄，导致阳气内郁，不能达于四末，而见手足不温。此种"四逆"与阳衰阴盛的四肢厥逆有本质区别，正如李中梓云："此证虽云四逆，必不甚冷，或指头微温，或脉不沉微，乃阴中涵阳之证，惟气不宣通，是以逆冷。"故治宜以透邪解郁、调畅气机为法。方中取柴胡入肝胆经，升发阳气，疏肝解郁，透邪外出，为君药。白芍敛阴养血柔肝为臣，与柴胡合用，以补养肝血，调达肝气，可使柴胡升散而无耗伤阴血之弊。佐以枳实理气解郁，泻热破结，与柴胡为伍，一升一降，加强舒畅气机之功，并奏升清降浊之效；与白芍相配，又能理气和血，使气血调和。使以甘草，调和诸药，益脾和中。四药合用，共奏透邪解郁、疏肝理脾之效，使邪去郁解，气血条畅，清阳得升，四逆自愈。因本方疏肝调脾，被后人称为"疏肝调脾之祖方"，并以此衍化出诸多疏肝调脾经典名方。

【临床应用】四逆散作为透邪解郁、疏肝理脾、和胃安神的经典名方，配伍疏柔相合，以适肝性，升降通用，肝脾同调，主治阳郁厥逆、肝脾气郁、胁肋胀闷、脘腹疼痛、脉弦等。本方现代临床不仅用于治疗反流性食管炎、胃炎、功能性消化不良、消化性溃疡、溃疡性结肠炎、肠易激综合征等消化系统疾病，还可用于抑郁、焦虑、脂肪肝、肝纤维化、前列腺炎、痛经、男科病证等。

【现代研究】四逆散具有抗溃疡、消炎、解痉、保肝、降脂、保护胃黏膜、调节内分泌、增强免疫力、抗抑郁、镇静催眠、改善动脉硬化等药理作用；有着调节胃肠功能、促进胃排空等功能；在改善胃肠神经递质异常、胃黏膜形态及结构异常等方面有明显优势。

参考文献

[1] 王惠临，张立平.基于网络药理学探讨四逆散治疗功能性消化不良的作用机制 [J].世界中医药，2021，16（10）：1507-1513.

[2] 张雅婷，蔡皓，段煜等.基于代谢组学探究炮制与配伍对四逆散抗抑郁作用的贡献 [J].中国中医药杂志，2021，46（49）：4993-5004.

[3] 李佳容，邓海霞，陈更新.基于关键靶点及相关信号通路分析的四逆散治疗肠易激综合征分子作用机制的研究 [J].湖南中医药大学学报，2021，41（11）：1737-1744.

[4] 徐甜，樊妹宁，邓楠等.基于分子网络研究四逆散抗抑郁症作用的潜在生物学机制 [J].药物评价研究，2019，42（9）：1723-1729.

逍遥散

【出处】宋代《太平惠民和剂局方》。

【组成】柴胡、白芍、当归、白术、茯苓、甘草、薄荷、生姜。

【功效】疏肝解郁，健脾和营。

【主治】肝郁脾虚血亏证：两胁作痛，头痛目眩，口燥咽干，神疲食少，或月经不调，乳房胀痛，脉弦而虚。

【方义】逍遥散是宋代《太平惠民和剂局方》中之名方，由四逆散发展而来，为肝强脾弱、肝郁血虚之证而设，是疏肝健脾和胃的常用方。本方既有柴胡疏肝解郁，又有当归、白芍养血柔肝，尤其当归之芳香可以行气，味甘可以缓急，更是肝郁血虚之要药。白术、茯苓健脾祛湿，使运化有权，气血有源。炙甘草益气补中，缓肝之急，虽为佐使之品，却有助力之功。生姜温胃和中之力益专，薄荷少许，助柴胡疏解肝郁之热。如此配伍既补肝体，又助肝用，气血兼顾，肝脾并治，立法全面，用药周到，故为调和肝脾之名方。

【临床应用】逍遥散脱胎于张仲景的四逆散和当归芍药散。四逆散以疏肝为主，当归芍药散以养肝为主，逍遥散则集两方功效于一体，可谓经方的继承与发展。逍遥散为疏肝解郁、调和肝脾、养血调经的代表方，其配伍疏柔合法，肝脾通调，气血兼顾，是时方中最为常用的方剂之一，后人将其广泛应用于内、外、妇、儿、男、五官等各科病证，尤以消化科、妇科和精神科常见且效果良好。现代临床常用本方治疗慢性胃炎、胃肠神经症、胃及十二指肠溃疡、经前期紧张症、更年期综合征、盆腔炎、乳腺小叶增生、神经衰弱、抑郁症、疲劳综合征、慢性肝病、胆囊炎、胆石症等疾病。

【现代研究】相关药理研究表明，本方具有保护胃黏膜、调节内分泌、镇静止痛、抗肝损伤、消炎、抗病毒等作用。其中柴胡有镇静、镇痛、解热、抗溃疡、兴奋肠平滑肌、利胆保肝等作用；当归有抗炎、清除氧自由基、保肝利胆、保护肾脏、增强免疫功能等作用；白芍具有提高免疫功能、抗炎解痉止痛等作用；白术对肠管活动有双向调节作用，能有效促进实验性胃溃疡恢复，并且有强体、保肝、利胆、镇静的作用；茯苓具有利尿、免疫调节、抗肝硬化、调节胃肠功能以及镇静等作用；甘草有抗溃疡、抑制胃酸分泌、缓解胃肠平滑肌痉挛及镇痛作用；薄荷具有抗炎、保肝利胆、抗肿瘤的作用；生姜具有抗炎、保护胃黏膜、抗溃疡和利胆保肝、抗血小板凝聚、降脂升压作用。

参考文献

[1] 吕梦. 基于粪便代谢组学技术的逍遥散抗抑郁作用机制研究 [J]. 中草药，2020，51（13），3482-3492.

[2] 高耀，许腾，吴丹等. 基于中医药整合药理学研究平台研究逍遥散治疗抑郁症的能量代谢机制 [J]. 中国药理学与毒理学杂志，2019，33（7）：481-491.

[3] 王浩. 慢性心理应激肝郁脾虚证与微生物—脑—肠轴相关性及逍遥散干预机制研究进展 [J]. 中国实验方剂学杂志，2020，26（24），193-199.

[4] 谢贞明，罗莉，杨柱等. 逍遥散加减方联合化疗治疗乳腺癌的 Meta 分析 [J]. 时珍国医国药，2021，32（7）：1779-1785.

另附一：加味逍遥散（又名丹栀逍遥散、八味逍遥散）

【出处】南宋·陈自明编，明·薛己校注《校注妇人良方》卷二十四方。

【组成】柴胡、白芍、当归、白术、茯苓、牡丹皮、栀子、甘草、薄荷、生姜。

【功效】疏肝清热，养血健脾。

【主治】肝郁血虚、内有郁热证：潮热，晡热，烦躁易怒，或自汗、盗汗，或头痛目涩，或颊赤、口干，或月经不调、少腹胀痛，或小便涩痛，舌红苔薄黄，脉弦虚数。

【方义】加味逍遥散是在逍遥散的基础上加牡丹皮、栀子而成，故又名丹栀逍遥散、八味逍遥散。肝郁血虚日久，生热化火，此时逍遥散已不足以平其火热，故加牡丹皮以清血中之伏火，炒山栀子善清肝热，并导热下行。本方多用于肝郁血虚有热所致的头痛目涩，月经不调，经量过多，日久不止，以及经期吐衄等。

【同名方】

明·王肯堂《证治准绳》加味逍遥散，由当归、葛根、白芍、生地黄、川芎、黄芩、人参、柴胡、麦冬、乌梅、甘草组成；功能解肌清热，滋阴养血；主治产后发热，唇裂生疮，口干作渴。

明·陈实功《外科正宗》加味逍遥散，由丹栀逍遥散去生姜、薄荷，加陈皮、贝母、红花、天花粉、羚羊角、淡竹叶组成；功能清肝泻火，消肿散结；主治鬈疽七日以上，根盘深硬，色紫焮痛者。

明·李梴《医学入门》加味逍遥散，由白芍、茯苓、白术、麦冬、生地黄、甘草、桔梗、地骨皮、当归、山栀仁、黄柏组成；功能滋阴养血，清热散结；主治潮热咳嗽。

另附二：古方逍遥散

【出处】明·赵献可《医贯》。

【组成】柴胡、白芍、当归、白术、茯神、陈皮、甘草、薄荷、生姜。

【功效】疏肝解郁，理气化痰。

【主治】郁证。

【方义】赵献可将逍遥散加陈皮，名为"古方逍遥散"。赵氏认为："凡病之起，多由于郁。郁者，抑而不通之义。"他所论郁证多因木郁而导致诸郁，故可"以一法代五法"。治木郁，使肝胆之气舒展，则诸郁自解。古方逍遥散是赵氏治疗木郁的主剂，方加陈皮以理气化痰，使"木郁达之"。

另附三：黑逍遥散

【出处】清·徐灵胎《医略六书·女科指要》。

【组成】柴胡、白芍、当归、白术、茯苓、甘草、地黄、薄荷、生姜。

【功效】养血疏肝，健脾和中。

【主治】肝郁血虚，胁痛头眩，或胃脘当心而痛，或肩胛绊痛，或时眼赤痛，连及太阳；及妇人郁怒伤肝，致血妄行，赤白淫闭，沙淋崩浊。

【方义】本方乃逍遥散加地黄而成。方中地黄、当归、白芍滋阴养血，柔肝缓急为君；白术、茯苓、生姜益气健脾和胃为臣；柴胡、薄荷疏肝解郁为佐；甘草调和诸药为使。诸药同用，气血兼顾，肝脾并调，共奏养血疏肝、健脾和中之功。

柴胡疏肝散

【出处】明·王肯堂《证治准绳·类方》引明·叶文龄《医学统旨》方，明·张景岳将此方列入《景岳全书·古方八阵·散阵》。

【组成】柴胡、枳壳、芍药、陈皮、香附、川芎、甘草。

【功效】疏肝理气，活血止痛。

【主治】肝气郁滞证，见情志抑郁，胁肋疼痛，胸闷太息，脘腹胀满，时而嗳气，脉弦。

【方义】方中柴胡辛苦凉，主入肝胆，功擅调达肝气而疏郁结，用以为君。香附辛苦微温，专入肝经，长于疏肝并能止痛；川芎味辛气雄，主入肝胆，能疏肝开郁、行气活血且止胁痛，与香附配伍，共助柴胡以解肝经之郁滞，增行气活血止痛之效，同为臣药。陈皮、枳壳理气行滞调中；白芍、甘草养血柔肝，缓急止痛，俱为佐药。甘草调和药性，兼作使药。诸药合用，共奏疏肝解郁、行气止痛、气血兼调、肝胃并治之功。

【临床应用】柴胡疏肝散是由四逆散加减变化而来的经典方，两方均有疏肝理气之功。但四逆散中柴胡、枳实、芍药、甘草四药等量，侧重于调理肝脾气机；本方重用柴胡，轻用甘草，将枳实易为枳壳，再加香附、川芎、陈皮，主在行气疏肝，并能活血止痛，为治疗肝郁气滞诸症的代表方，亦为疏肝调脾、肝胃并治的首选方，多用于情志抑郁、胁肋疼痛、胸闷太息、脘腹胀满、时而嗳气等肝气郁滞证。临床经验和现代药理研究方面表明，本方对脾胃系疾病有着很好的治疗效果。医家常用柴胡疏肝散治疗脾胃疾病，尤其是在治疗胃肠疾病方面应用更为广泛且临床疗效显著。现代临床常用本方治疗反流性食管炎、反流性胃炎、功能性消化不良、慢性胃炎、消化性溃疡、肠易激综合征以及肝脏疾病、胆心综合征、抑郁症、神经症、月经不调、乳腺增生、肋间神经痛等。

【现代研究】柴胡疏肝散为传统有效方剂，其药效和药理方面的研究越来越深入，其主要化学成分有皂苷类、黄酮类、酚酸类及萜类，具有抗抑郁、调节神经—内分泌—免疫网络、抗炎、抗氧化应激、降脂、降糖、抗纤维化等药理作用。其中柴胡抗乙酰胆碱、抗组织胺、保护胃黏膜、改善机体微循环；枳壳改善胃动力、促进肠胃收缩节律；醋香附镇痛、抗炎；川芎可利胆、抗组胺、改善机体微循环、增加血流量；陈皮对人体胃肠道具有温和刺激作用，可促进消化液分泌、排空肠管内积气；甘草与白芍同用可有效缓解腓肠肌挛急疼痛、修复受损胃黏膜。另外，柴胡疏肝散可以治疗抑郁症、阿尔茨海默病、肝纤维化、应激性胃溃疡、功能性消化不良、围绝经期综合征等病症，其疗效已被大量实验研究所证实。

参考文献

[1] 姜源，胡凤荣，田莉，等.奥美拉唑联合柴胡疏肝散对胃溃疡患者血清 NF-B 及 IL-8 表达的影响 [J]. 现代生物医学进展，2018，18（4）：775-777.

[2] 原凌燕.柴胡疏肝散治疗常见病毒性肝炎的疗效及安全性 [J]. 基因组学与应用生物学，2019，38（4）：1776-1785.

[3] 韩广明.柴胡疏肝散对急性胃溃疡（肝胃不和型）炎症相关因子胃黏膜表皮生长因子及受体表达的影响 [J]. 中医药信息，2017，34（6）：61-63.

[4] 杨楚琪.柴胡疏肝散加味治疗肝胃气滞证慢性萎缩性胃炎癌前病变的临床观察 [J].中华中医药杂志，2021，36（1）：580-583.

痛泻要方

【出处】元·朱丹溪《丹溪心法》。

【组成】炒白术、炒白芍、陈皮、防风。

【功效】补脾泻肝，缓痛止泻。

【主治】肝旺脾虚之痛泻证：腹痛肠鸣，痛则即泻，泻后痛减，舌苔薄白，脉两关不调弦而缓。

【方义】痛泻一症，多由肝脾不和所致。脾虚运化失和，故腹痛肠鸣、大便泄泻；肝旺脾虚，则泻必腹痛而脉弦。正如虞抟所说："泻责之脾，痛责之肝，肝责之实，脾责之虚，脾虚肝实，故令痛泻。"此论述简要说明了本方的病因病机和症状，故治宜泻肝补脾。方中白术甘苦而温，补脾燥湿以扶土虚而为君药；白芍酸凉，养血柔肝，缓急止痛，兼敛脾阴，与君药合用，扶土抑木为臣药；陈皮辛苦而温，理气燥湿，醒脾和胃，助白芍以强脾运为佐药；防风辛香，散肝舒脾，升阳胜湿，既助白术以祛湿止泻，又合白芍使其敛而勿过，疏泄复常，兼为佐使。四味相伍，协调肝脾，宣畅气机，补脾土而泻肝木，调气机以止痛泻，故该方为调治痛泻之要方。

【临床应用】痛泻要方作为治疗肝脾不调之痛泻的经典名方，在治疗痛、泻方面具有良好的临床效果。本方临床以肠鸣腹痛、痛则即泻、泻后痛减、脉弦缓为辨证要点。情志受大脑不同功能区及其分泌的各类神经递质调控，陈皮、白芍、防风疏肝柔肝，调节中枢神经递质分泌以调神解郁；白术、陈皮健脾理气，化湿固肠，可调节外周肠道脑肠肽含量及肠道运动功能以缓痛止泻。四药合用，契合病机，上下同调，既可缓解因情绪引起的内脏敏感性增高所致肠道不适，也可减轻因肠道不适而产生的情志抑郁。现代临床本方多用于肠易激综合征、慢性结肠炎、神经性腹泻、急（慢）性肠胃炎、慢性非特异性溃疡性结肠炎、小儿消化不良等证属肝脾不调者。

【现代研究】白芍的主要成分芍药苷具有镇痛、免疫调节、抗炎、抗抑郁的作用；白术的主要生物活性成分为白术多糖，具有调节胃肠运动、调节免疫、调节自主神经系统等作用；陈皮的主要活性成分为黄酮类化合物，具有抗炎、抗氧化和神经保护作用；防风的有效成分升麻素具有镇痛及抗炎的作用。四药合用可改善免疫功能、调节胃肠平滑肌、调控细胞凋亡、修复肠黏膜屏障，在解痉止痛、抗过敏、调节肠道平滑肌收缩节律、提高机体免疫功效等方面有着重要作用。

参考文献

[1] 马祥雪，王凤云，张北华，等. 痛泻要方治疗腹泻型肠易激综合征的作用机制研

究现状与思考 [J]. 世界中医药，2015，10（7）：977-981.

[2] 王武斌，于国华，史渊源，等，基于网络药理学研究策略解析痛泻要方治疗溃疡性结肠炎的分子作用机制 [J]. 现代中药研究与实践，2020，34（1）：28-33.

[3] 徐晖，李敏虹，尚精娟，等 . 痛泻要方对 IBS 模型大鼠结肠动力影响的研究 [J]. 哈尔滨医科大学学报，2020，54（6）：594-597.

[4] 蒋志滨，高洁，李文，等 . 痛泻要方干预肝郁脾虚型溃疡性结肠炎机制探讨 [J]. 时珍国医国药，2018，29（9）：2121-2122.

附二 常见脾胃病西医诊疗专家共识摘录

第一节 慢性胃炎（2017）

一、流行病学

1. 由于多数慢性胃炎患者无任何症状，因此，难以获得确切的患病率；估计的慢性胃炎患病率高于当地人群中幽门螺杆菌（Hp）感染率。

2. 慢性胃炎尤其是慢性萎缩性胃炎的发生与 Hp 感染密切相关。

3. 慢性胃炎特别是慢性萎缩性胃炎的患病率一般随年龄增加而上升。

4. 慢性胃炎人群中，慢性萎缩性胃炎的比例在不同国家和地区存在较大差异，一般与胃癌的发病率呈正相关。

5. 我国慢性萎缩性胃炎的患病率较高，内镜诊断萎缩性胃炎的敏感性较低，须结合病理检查结果。

二、慢性胃炎的病因及其分类

1. Hp 感染是慢性胃炎最主要的病因。

2. Hp 胃炎是一种感染性疾病。

3. 胆汁反流、长期服用非甾体消炎药（NSAIDs）（包括阿司匹林）等药物和乙醇摄入是慢性胃炎相对常见的病因。

4. 自身免疫性胃炎在我国相对少见。

5. 其他感染性、嗜酸粒细胞性、淋巴细胞性、肉芽肿性胃炎和巨大肥厚性胃炎（Ménétrier 病）相对少见。

6. 慢性胃炎的分类尚未统一，一般基于病因、内镜所见，胃黏膜病理变化和胃炎分布范围等相关指标进行分类。

7. 基于病因可将慢性胃炎分成 Hp 胃炎和非 Hp 胃炎两大类。

8. 基于内镜和病理诊断可将慢性胃炎分萎缩性和非萎缩性两大类。

9. 基于胃炎分布可将慢性胃炎分为胃窦为主的胃炎、胃体为主的胃炎和全胃炎三大类。

三、慢性胃炎的临床表现

1. 慢性胃炎无特异性临床表现。有无消化不良症状及其严重程度与慢性胃炎的分类、内镜下表现、胃黏膜组织病理学分级均无明显相关性。

2. 自身免疫性胃炎可长时间缺乏典型临床症状，胃体萎缩后首诊症状以贫血和维生素 B_{12} 缺乏引起的神经系统症状为主。

3. 其他感染性、嗜酸粒细胞性、淋巴细胞性、肉芽肿性胃炎和 Ménétrier 病症状表现多样。

四、内镜诊断

1. 慢性胃炎的内镜诊断系指肉眼或特殊成像方法所见的黏膜炎性变化，须与病理检查结果结合做出最终判断。

2. 内镜结合组织病理学检查可诊断慢性胃炎为慢性非萎缩性胃炎和慢性萎缩性胃炎两大基本类型。

3. 特殊类型胃炎的内镜诊断必须结合病因和病理检查结果。

4. 放大内镜结合染色对内镜下慢性胃炎病理分类有一定帮助。

5. 电子染色放大内镜和共聚焦激光显微内镜对慢性胃炎的诊断和鉴别诊断有一定价值。

6. 规范的慢性胃炎内镜检查报告中，描述内容至少应包括病变部位和特征。

7. 活检组织病理学对慢性胃炎的诊断至关重要，应根据病变情况和需要进行活检。用于临床诊断时建议取 2 ～ 3 块组织，分别在胃窦、胃角和胃体部位取活检；可疑病灶处另取活检。有条件时，活检可在色素或电子染色放大内镜和共聚焦激光显微内镜引导下进行。

五、慢性胃炎的病理诊断标准

1. 应重视贲门炎诊断，必要时增加贲门部黏膜活检。

2. 标本应足够大，达到黏膜肌层。不同部位的标本须分开装瓶。内镜医师应向病理科提供取材部位、内镜所见和简要病史等临床资料。

3. 慢性胃炎有 5 种组织学变化要分级，即 Hp、活动性、炎性反应、萎缩和肠化生，分成无（0）、轻度（+）、中度（++）和重度（+++）4 级。分级标准采用我国慢性胃炎的病理诊断标准和新悉尼系统的直观模拟评分法。

4. 慢性胃炎病理诊断应包括部位分布特征和组织学变化程度。有病因可循者应报告病因。胃窦和胃体炎性反应程度相差二级或以上时，加上"为主"修饰词，如"慢性（活动性）胃炎，胃窦为主"。病理检查应报告每块活检标本的组织学变化，推荐使用表格式的慢性胃炎病理报告。

5. 慢性胃炎病理活检显示固有腺体萎缩，即可诊断为萎缩性胃炎，而不必考虑活检标本的萎缩块数和程度。临床医师可根据病理结果并结合内镜表现，最后做出萎缩范围和程度的判断。

6. 肠化生范围和肠化生亚型对预测胃癌发生危险性均有一定的价值，AB-PAS 和 HID-AB 黏液染色能区分肠化生亚型。

7. 异型增生（上皮内瘤变）是最重要的胃癌癌前病变。应注明有异型增生（上皮内瘤变）者，可分为轻度、中度和重度异型增生（或低级别和高级别上皮内瘤变）。

六、慢性胃炎的治疗

1. 慢性胃炎的治疗应尽可能针对病因，遵循个体化原则。治疗的目的是去除病因、缓解症状和改善胃黏膜炎性反应。

2. 饮食和生活方式的个体化调整可能是合理的建议。

3. 证实 Hp 阳性的慢性胃炎，无论有无症状和并发症，均应行 Hp 根除治疗，除非有抗衡因素存在。

4. Hp 胃炎治疗采用我国第五次 Hp 感染处理共识推荐的铋剂"四联"Hp 根除方案，即质子泵抑制剂（PPI）+ 铋剂 + 两种抗菌药物，疗程为 10 天或 14 天。

5. Hp 根除治疗后所有患者均应常规行 Hp 复查，评估根除治疗的效果；最佳的非侵入性评估方法是尿素呼气试验（$^{13}C/^{14}C$）；评估应在治疗完成后不少于 4 周进行。

6. 伴胆汁反流的慢性胃炎可应用促动力药和（或）有结合胆酸作用的胃黏膜保护剂。

7. 服用引起胃黏膜损伤的药物如 NSAIDs（包括阿司匹林）后出现慢性胃炎症状者，建议加强抑酸和胃黏膜保护治疗；根据原发病进行充分评估，必要时停用损伤胃黏膜的药物。

8. 有胃黏膜糜烂和（或）以上腹痛和上腹烧灼感等症状为主者，可根据病情或症状严重程度选用胃黏膜保护剂、抗酸剂、H_2 受体拮抗剂（H_2RA）或 PPI。

9. 有消化不良症状且伴明显精神心理因素的慢性胃炎患者可用抗抑郁药或抗焦虑药。

10. 中医、中药可用于慢性胃炎的治疗。

第二节　消化性溃疡（2017）

一、概念

消化性溃疡（PU）主要指胃和十二指肠溃疡，主要病变是黏膜的局限性组织缺损、炎症与坏死性病变，深达黏膜肌层。按发生部位及性质，PU 可分为胃溃疡、十二指肠溃疡及特殊类型溃疡。

二、诊断

1. 临床表现

（1）症状：典型的 PU 临床表现具有慢性、周期性、节律性上腹痛的特点。胃溃疡在上腹偏左，十二指肠溃疡在上腹偏右；多呈隐痛、灼痛或胀痛；胃溃疡饭后 30 分钟后痛，至下次餐前缓解；十二指肠溃疡有空腹痛、半夜痛，进食可以缓解；常伴反酸、烧心、嗳气等症状，可伴心理症候群。

（2）体征：上腹部有局限性压痛。胃溃疡压痛位于上腹部正中或偏左，十二指肠溃疡压痛位于上腹部偏右。

（3）并发症：主要有出血、穿孔、梗阻和癌变，部分 PU 患者以溃疡的并发症为首诊症状。

2. 相关检查

（1）电子胃镜检查：电子胃镜是确诊 PU 的首选方法。在胃镜直视下，PU 通常呈圆形、椭圆形或线形，边缘锐利，基本光滑，为灰白色或灰黄色苔膜所覆盖，周围黏膜充血、水肿，略隆起。根据溃疡发展过程及胃镜下表现，可分为 A1 期、A2 期、H1 期、H2 期、S1 期、S2 期。

（2）钡餐检查：主要 X 线下影像是壁龛或龛影。

（3）Hp 感染检测：可有或无 Hp 感染。

3. 诊断

（1）诊断思路：对怀疑有 PU 的患者，要：①确定有无溃疡存在。②辨别溃疡的良恶性。③确定溃疡的类型。④判断溃疡分期。⑤明确 PU 的病因。⑥了解有无并发症。

（2）诊断标准：①初步诊断，慢性、周期性、节律性上腹痛伴反酸者。②基本诊断，伴有上消化道出血、穿孔史或现症者。③确定诊断，胃镜发现 PU 病灶。

三、治疗

1. 治疗原则

PU 的治疗目的在于缓解症状，促进溃疡愈合，防止并发症，预防复发，治疗的重点在于削弱各种损害因素对胃及十二指肠黏膜的损害、提高防御因子以增强对黏膜的保护。具体的方法包括消除病因、降低胃酸、保护胃黏膜、根除 Hp 等。通常十二指肠溃疡治疗 4～6 周，胃溃疡治疗 6～8 周，特殊类型溃疡的治疗时间要适当延长。

2. 治疗

（1）降低胃内酸度：是缓解疼痛、促进溃疡愈合的主要措施，常用降低胃酸的药物有抑酸剂、制酸剂。抑酸剂首选 PPI，常用的药物有奥美拉唑、兰索拉唑、泮托拉唑等；抑酸治疗也可选用 H_2RA，常用药物有西咪替丁、雷尼替丁等。制酸剂如氢氧化铝、碳酸镁等，一般用于临时给药以缓解症状，不作长期治疗用药。

（2）黏膜保护剂：黏膜保护剂是促进黏膜修复、提高溃疡愈合质量的基本手段，联合应用胃黏膜保护剂可提高 PU 的愈合质量，有助于减少溃疡的复发。常用胃黏膜保护剂有铋剂、硫糖铝、米索前列醇、复方谷氨酰胺、吉法酯、膜固思达、施维舒等；胆汁结合剂适用于伴胆汁反流者，如消胆胺、甘羟铝、铝碳酸镁等，且兼有抗酸、黏膜保护作用。

（3）根除 Hp 治疗：对 Hp 阳性的 PU，无论初发或复发、有无并发症，均应根除 Hp，这是促进溃疡愈合和防止复发的基本措施。目前推荐铋剂"四联"（PPI ＋ 铋剂 ＋ 2 种抗生素）作为主要的经验性治疗根除 Hp 方案。

（4）NSAIDs 诱发溃疡的治疗：对 NSAIDs 诱发的溃疡，应首选 PPI 治疗，疗程与剂量同 PU。H_2RA 仅能预防 NSAIDs 十二指肠溃疡的发生，而不能预防胃溃疡的发生。胃黏膜保护剂对 NSAIDs 溃疡有一定的治疗作用。根除 Hp 对长期接受 NSAIDs 治疗的患者有益。

对于 NSAIDs 所致的溃疡，建议停用 NSAIDs 药物，因治疗需要不能停药者，可换用选择性环氧合酶（COX-2）抑制剂，并同时服用 PPI。

（5）饮食治疗：PU 患者的进食原则是易消化、富营养、少刺激，应避免刺激性食物、烟酒、咖啡、浓茶和 NSAIDs。

（6）心理治疗：神经、精神和心理因素与 PU 的关系十分密切，调节神经功能、避免精神刺激、调整心态十分重要，必要时可酌情给予镇静剂或抗抑郁药。

（7）对症治疗：PU 对症治疗的要点是调节胃肠功能，根据患者症状可酌情分别给予解痉剂、促动力剂、抗胆汁反流剂。

（8）并发出血的治疗：PU 并发急性出血时，应尽可能进行急诊胃镜检查，24h 内的胃镜干预能够改善高危患者的预后。合并活动性出血的首选治疗方法是胃镜下止血，对于 Forrest 分级 Ⅰa 级～Ⅱb 级患者，应在胃镜下进行适当的止血治疗；同时使用大剂量 PPI，可有效预防再出血，减少外科手术率与病死率。不建议对胃镜治疗的患者进行常规胃镜复查，但再出血风险高的患者除外。对于无条件行胃镜治疗或胃镜治疗失败时，也可以考虑放射介入治疗或外科手术治疗。

（9）手术治疗：手术治疗不是 PU 的首选方法。如有上消化道大出血、幽门梗阻、难治性溃疡、球部或球后明显狭窄等，经内科治疗无效者，或有急性穿孔或巨型溃疡、重度异型增生，甚至恶变倾向者应考虑外科手术治疗。

（10）PU 病的复发及预防：Hp 感染、长期服用 NSAIDs 是导致 PU 复发的主要原因，其他原因尚有吸烟、饮酒等不良生活习惯。

对复发性溃疡的治疗，应首先分析其原因，做出相应的处理。根除 Hp 后，溃疡复发率显著低于单用抑酸剂治疗组和未根除治疗组。

对非 Hp 感染、根除 Hp 及其他不明原因的复发性 PU 的预防，建议应用 PPI 或 H_2RA 维持治疗。

长期服用 NSAIDs 和阿司匹林是导致 PU 复发的另一个重要因素，如因原发病不能停药者可更换为选择性 COX-2 抑制剂，并同时服用 PPI。

对合并 Hp 感染者，应行根除治疗。对不能停用 NSAIDs 和阿司匹林药物者，长期使用 PPI 预防溃疡复发的效果显著优于 H_2RA。

第三节　功能性消化不良（2017）

一、概念

功能性消化不良（FD）是指具有餐后饱胀不适、早饱感、上腹痛、上腹烧灼感中的一项或多项症状，而不能用器质性、系统性或代谢性疾病等来解释产生症状原因的疾病。

二、诊断

1. 临床表现

FD 表现为慢性消化不良，症状多起病缓慢，病程持续或反复。主要症状：①餐后饱胀不适。②早饱感。③上腹痛。④上腹烧灼感。⑤上腹胀气、过度嗳气、恶心。

FD 症状常以一个为主，部分可 2 个或以上症状重叠出现，亦可与胃食管反流病（GERD）或肠易激综合征（IBS）的症状同时出现。部分患者的发病及反复与饮食、精神心理因素有关，该病无明显体征。

2. 相关检查

（1）检查血、尿、便常规，粪隐血试验，肝、肾功能，血糖、病毒性肝炎血清标志物、幽门螺杆菌，必要时测定相应的肿瘤标志物。

（2）胸部 X 线摄片，心电图，肝、胆、胰彩超作为常规检查。初诊的消化不良患者应进行常规胃镜检查，不愿或不适应胃镜检查者可行上消化道气钡双重造影。

（3）疑为肝、胆、胰疾病而腹部彩超不能明确者，应做腹部 CT、磁共振胆胰管成像（MRCP）或经内镜逆行胆胰管成像（ERCP）。

（4）常采用核素标记闪烁法、不透 X 线标志物试验餐法及实时超声法等检测胃排空功能。大约 50% 的 FD 患者存在固体排空延迟。

（5）多用气囊测压法和末端开放灌注导管测压法测定胃腔内压力。FD 患者常有近端胃容受性舒张障碍和餐后胃窦运动减弱。

需要注意的是腹部 CT、MRCP 或 ERCP，胃排空功能测定，胃腔内压力测定等不是诊断 FD 所必需的。尤其是后二者，只是了解 FD 患者有无运动功能障碍的方法手段，其与消化不良症状的相关性存在争议，故不推荐作为常规检查。

3. 诊断标准

（1）FD 诊断标准（罗马Ⅳ）：FD 诊断标准应具有以下 1 项或多项症状：餐后饱胀不适，早饱感，上腹痛，上腹烧灼感，并且无可解释症状的器质性疾病（包括胃镜检查）证据。诊断前症状出现至少 6 个月，近 3 个月符合以上标准。FD 分为餐后不适综合征（PDS）及上腹痛综合征（EPS）2 个亚型且可以重叠出现。

（2）FD 分型诊断标准：PDS 必须具有以下 1 或 2 项症状：①餐后饱胀不适（影响日常生活），早饱（不能完成进食餐量）。②常规检查（包括影像、生化及内镜）未发现器质性、系统性或代谢性疾病。③诊断前至少 6 个月病程，近 3 个月存在症状，每周至少 3 天。

支持诊断条件：①可伴有上腹痛或上腹烧灼感。②上腹胀气、过度嗳气、恶心。③呕吐考虑其他疾病。④烧心不是消化不良症状，但可共存。⑤排气或排便后缓解通常不考虑为消化不良。⑥ GERD 和 IBS 等也可引起消化不良症状，其可能和 PDS 是共存关系。

EPS 必须具有以下 1 或 2 项症状：上腹痛（影响日常生活），上腹烧灼感（影响日常生活）；常规检查（包括影像、生化及内镜）未发现器质性、系统性或代谢性疾病；诊断前至少 6 个月病程，近 3 个月存在症状，每周至少 1 天。

支持诊断条件：①疼痛可由进餐诱发或缓解，或空腹时发生。②可发生餐后上腹胀、嗳气、恶心。③呕吐考虑其他疾病。④烧心不是消化不良的症状，但可共存。⑤疼痛不符合胆道疾病的标准。⑥排气或排便后缓解通常不考虑为消化不良。⑦ GERD 和 IBS 等也可引起消化不良症状，其可能和 EPS 是共存关系。

（3）FD 症状程度的判定：主要症状有餐后饱胀、早饱、上腹痛、上腹烧灼感等，可采用"五级评分体系"进行评分（程度＋频度）判定其症状程度。罗马Ⅳ建议 FD 症状严重程度至少≥ 2 分。0 分：无症状，0 日 / 周。1 分：轻度，稍加注意或经提示才意识到症状存在，1 日 / 周。2 分：中度，症状明显，但不影响工作和生活，2 ～ 3 日 / 周。3 分：重度，症状明显，影响工作及生活，4 ～ 5 日 / 周。4 分：极重度，症状很明显，严重影响工作及生活，持续。

三、治疗

1. 一般治疗

帮助患者认识、理解病情，指导其改善生活方式，调整饮食结构和习惯，去除可能与症状发生有关的发病因素，提高患者应对症状的能力。避免刺激性食物和药物，避免辛辣、肥腻、冷硬食物，以及高脂饮食、咖啡、烟、酒和 NSAIDs。对早饱、餐后腹胀明显者，建议少食多餐。

2. 治疗

（1）抑酸剂：PPI 或 H_2RA 可作为 FD 尤其是 EPS 患者的首选经验性治疗药物，其他一些弱碱性药也有一定的疗效，如硫糖铝、铝碳酸镁等。

（2）促胃肠动力药：促胃肠动力药可作为 FD，尤其是 PDS 的首选经验性治疗药物。

（3）胃底舒张药：阿考替胺是一种新的化合物，具有松弛胃底、促胃动力的作用，对 PDS 有效。坦度螺酮和丁螺环酮可显著降低消化不良症状的严重程度，并可改善餐后饱胀、早饱等症状，但该类药物的疗效尚须在我国进一步进行临床验证。

（4）消化酶：复方消化酶制剂可作为 FD 的辅助治疗，但其疗效仍需要更多的高质量临床研究证实。

（5）中枢作用药物：有研究结果显示，氟西汀对伴有抑郁的 FD 患者症状疗效明显优于不伴抑郁的 FD 患者。对伴有抑郁、焦虑等心理因素的 FD 者可采用心理治疗、三环类药物阿米替林及 5–HT ／去甲肾上腺素再摄取抑制剂治疗。用药宜从小剂量开始，并注意药物的不良反应，建议在专科医师指导下服用。

第四节　慢性便秘（2019）

一、定义

便秘是一种（组）症状，表现为排便困难和（或）排便次数减少、粪便干硬。排便困难包括排便费力、排出困难、排便不尽感、肛门直肠堵塞感、排便费时和需辅助排便。排便次数减少指每周排便少于 3 次。慢性便秘的病程至少为 6 个月。

二、病因与病理生理

1. 慢性便秘的病因包括功能性、器质性和药物性。

2. 根据病理生理改变，功能性疾病所致的便秘可分为正常传输型便秘、慢传输型便秘、排便障碍型便秘和混合型便秘。

3. 慢传输型便秘的原因多为结肠推进力不足，与肠神经损伤、Cajal 细胞减少等有关。

4. 排便障碍型便秘多为盆底肌协调障碍、排便推进力不足所致。

5. 正常传输型便秘多为直肠顺应性和直肠敏感性异常所致。

三、诊断评估与鉴别诊断

1. 慢性便秘的诊断主要基于症状，可借鉴功能性便秘罗马Ⅳ标准，排便次数采用自发排便次数进行计数。

2. 肛门直肠指诊有助于排除肛门直肠器质性疾病，了解肛门括约肌功能。

3. 对有警报征象的慢性便秘患者，要有针对性地选择辅助检查以排除器质性疾病。对年龄≥40 岁的初诊患者，建议行结肠镜检查。

4. 结肠传输时间测定有助于慢传输型便秘的诊断。

5. 球囊逼出试验可作为排便障碍型便秘的初筛检查。

6. 肛门直肠压力测定能评估肛门直肠的动力和感觉功能，适用于以排便障碍为主要表现的患者。

7. 排粪造影能检出慢性便秘患者存在的形态学异常和排出功能异常。

四、治疗

1. 增加膳食纤维和水的摄入、增加运动等生活方式调整是慢性便秘的基础治疗措施。

2. 慢性便秘患者须建立良好的排便习惯。

3. 容积性泻剂和渗透性泻剂主要用于轻、中度便秘患者。

4. 作为补救措施，刺激性泻剂可以短期、间断使用。

5. 鸟苷酸环化酶 –C 激动剂可以改善慢性便秘患者的腹痛、便秘等症状。

6. 高选择性 5– 羟色胺 4 受体激动剂可缩短结肠传输时间，增加患者排便次数。

7. 氯离子通道活化剂可以促进肠上皮分泌，增加患者自发排便次数。

8. 微生态制剂可作为慢性便秘患者的治疗选择之一。

9. 中医中药对改善慢性便秘症状有一定效果。

10. 生物反馈治疗是功能性排便障碍患者的首选治疗方法。

11. 骶神经刺激可用于常规内科治疗无效的难治性便秘。

12. 对合并精神心理症状的便秘患者建议先进行相应社会心理评估，再给予相应的治疗。

13. 对于难治性便秘患者建议转至有条件的医院，重新进行结直肠肛门形态学、功能检查，必要时多学科会诊。

14. 老年人、儿童、孕妇、糖尿病相关便秘和阿片类药物引起的便秘患者，须注意其特殊人群的治疗特点。

15. 非手术治疗疗效差和经便秘特殊检查显示有明显异常的慢传输型便秘患者，可考虑手术治疗。应慎重掌握手术指征，针对病变选择相应的手术。

16. 排便功能障碍型便秘常有多种解剖异常，其手术指征复杂、术式多样且手术疗效不尽相同，尚无统一标准。

第五节　胃食管反流病（2020）

一、定义

胃食管反流病（GERD）是由胃十二指肠内容物反流至食管以及食管以外部位，引起的一系列临床综合征，以烧心、反流为典型症状，常伴随胸痛、上腹烧灼感、上腹痛、上腹胀、嗳气等不典型症状。

二、诊断

1. 胸痛患者须先排除心脏因素后才能进行 GERD 评估。

2. 根据典型的烧心和反流症状可拟诊 GERD，相关反流问卷可作为 GERD 诊断的辅助工具。

3. PPI 试验性治疗可作为具有典型反流症状患者简便易行的初步诊断方法。

4. 建议具有反流症状的初诊患者行内镜检查。内镜检查可排除上消化道恶性肿瘤，诊断 RE、反流性狭窄和巴雷特食管。

5. 食管反流监测可提供反流的客观证据，以明确诊断。单纯食管 pH 监测可检测酸反流，食管阻抗 –pH 监测可同时检测酸反流和非酸反流。

6. 食管高分辨率测压可检测 GERD 患者的食管动力状态，并作为抗反流内镜下治疗和外科手术前的常规评估手段。

三、治疗

1. 调整生活方式是 GERD 患者的基础治疗手段，包括减肥、戒烟、抬高床头等。

2. PPI 或 P-CAB 是治疗 GERD 的首选药物，单剂量治疗无效可改用双倍剂量，一种抑酸剂无效可尝试换用另一种，疗程为 4 ～ 8 周。

3. 维持治疗方法包括按需治疗和长期治疗。抑酸剂初始治疗有效的 NERD 和轻度食管炎（洛杉矶分级为 A 和 B 级）患者可采用按需治疗，PPI 或 P-CAB 为首选药物。

4. PPI 或 P-CAB 停药后症状复发、重度食管炎（洛杉矶分级为 C 和 D 级）患者通常需要长期维持治疗。

5. 注意长期抑酸治疗可能发生的不良反应以及药物间的相互作用。

6. 抗酸剂可快速缓解反流症状。

7. 促动力药联合抑酸药物对缓解 GERD 患者的症状可能有效。

8. 内镜下射频消融术可改善 GERD 患者症状。

9. 胃底折叠术对 GERD 患者疗效明确。

10. GERD 为哮喘、慢性咳嗽和喉炎的可能原因，在确诊反流相关前须先排除非反流因素。不明原因的哮喘、慢性咳嗽和喉炎，若有典型的反流症状，可进行抑酸治疗试验。

11. 对于抑酸治疗无效的食管外症状患者，须进一步评估以寻找相关原因。

12. RE 尤其是重度食管炎（洛杉矶分级为 C 级和 D 级）患者，治疗后应定期随访。

13. 巴雷特食管是 GERD 的并发症，诊断需要依赖内镜和病理检查。

14. 对于存在异型增生的巴雷特食管患者，应积极进行随访、内镜或手术治疗。

15. 合并食管狭窄的患者经扩张治疗后须抑酸维持治疗，以改善吞咽困难的症状和减少再次扩张的需要。

16. 难治性 GERD 指双倍剂量 PPI 治疗 8 周后反流、烧心等症状无明显改善者。

17. 引起难治性 GERD 的原因很多，治疗首先须检查患者的服药依从性，优化 PPI 的使用或更换 P-CAB。

18. 难治性 GERD 患者须行内镜、食管高分辨率测压和食管阻抗 -pH 监测等检查。

19. 药物治疗失败的难治性 GERD，经全面、细致的检查除外其他病因，确实存在反流证据的，可权衡利弊后行内镜或手术治疗。

20. 合并食管裂孔疝的 GERD 患者常规剂量 PPI 效果欠佳时，剂量可以加倍。

第六节　肠易激综合征（2020）

一、定义

肠易激综合征（IBS）以腹痛、腹胀或腹部不适为主要症状，与排便相关或伴随排便习惯如频率和（或）粪便性状改变，通过临床常规检查，尚无法发现能解释这些症状的器质性疾病。

二、病因与发病机制

1. IBS 的病理生理机制尚未被完全阐明，目前认为本病是多种因素共同作用引起的肠—脑互动异常。

2. 内脏高敏感是 IBS 的核心发病机制，在 IBS 发生、发展中起重要作用。

3. 胃肠道动力异常是 IBS 的重要发病机制，但不同 IBS 亚型患者的胃肠道动力改变有所不同。

4. 肠道低度炎症可通过激活肠道免疫—神经系统参与部分 IBS 的发病。

5. IBS 患者常伴发焦虑、抑郁等表现，急性和慢性应激均可诱发或加重 IBS 症状。

6. 肠道微生态失衡在 IBS 发病中发挥重要作用。

三、诊断

1. IBS 的诊断主要基于症状，其并非排除性诊断，必要时应有针对性地选择辅助检查。

2. 警报征象包括年龄 > 40 岁、便血、粪便隐血试验阳性、夜间排便、贫血、腹部包块、腹水、发热、非刻意体重减轻、结直肠癌和炎症性肠病（IBD）家族史。

3. IBS 亚型诊断应基于患者排便异常时的主要粪便性状，分为腹泻型肠易激综合征（IBS-D）、便秘型肠易激综合征（IBS-C）、混合型肠易激综合征（IBS-M）和未定型肠易激综合征（IBS-U）4 种亚型。

4. IBS 与其他功能性肠病、功能性排便障碍存在转换、重叠，应基于主要症候群作出鉴别诊断。

5. IBS 常与功能性消化不良、GERD 等重叠，诊断 IBS 时应全面了解消化道症状。

6. IBS 的严重程度与肠道症状、肠道外症状、精神心理状态和生活质量有关，应从多方面进行评估。

四、治疗

1. IBS 的治疗目标是改善症状，提高生活质量，须采取个体化综合治疗策略。

2. 在 IBS 诊疗实践中，应首先建立良好的医患沟通和信任关系。

3. 避免诱发或加重症状的因素，调整相关的生活方式对改善 IBS 症状有益。

4. 心理认知和行为学指导是 IBS 治疗中的必要环节，心理治疗对部分 IBS 患者有效，但仅限于有资质的医疗机构实施。

5. 解痉剂可改善 IBS 症状，对腹痛的疗效明显。

6. 止泻剂可有效改善 IBS-D 患者的腹泻症状。

7. 肠道不吸收的抗生素可改善非 IBS-C 患者的总体症状以及腹胀、腹泻症状。

8. 渗透性泻剂可提高 IBS-C 患者的排便频率，改善粪便性状。

9. 促分泌剂可改善 IBS-C 便秘症状，其中鸟苷酸环化酶 -C 激动剂同时对腹痛的疗效明显。

10. 益生菌对改善 IBS 症状有一定疗效。

11. 中医药对改善 IBS 症状有效，尚需更多高质量研究。

12. 神经递质调节药物可用于 IBS 患者的治疗。

第七节　溃疡性结肠炎（2023）

一、定义

溃疡性结肠炎（UC）是一种病因不明的以结直肠黏膜呈连续性、弥漫性炎症改变为特点的慢性非特异性大肠炎症性疾病，病变部位主要累及黏膜和黏膜下层，西医上属于炎症性肠病范畴，中医学属"休息痢""久痢"和"泄泻"等病范畴。中医通常将慢性持续性 UC 归为"久痢"范畴；将活动期与缓解期交替出现的 UC 归为"休息痢"范畴；缓解期，仅表现为大便溏薄、次数增多时，归为"泄泻"范畴。

二、诊断

（一）西医诊断

临床表现、相关检查（实验室检查、结肠镜检查、黏膜组织活检）、诊断要点、临床类型、病变范围、病情分期、严重程度分级均参照《炎症性肠病诊断与治疗的共识意见（2018 年·北京）》及美国胃肠病学会临床实践指南（2019）。

（二）中医辨证分型

经专家共识确定证型如下。

1. 湿热蕴肠证

主症：腹痛、腹泻，便下黏液脓血；里急后重，肛门灼热。

次症：身热；小便短赤；口干、口苦；口臭。

舌脉：舌质红，苔黄腻，脉滑数。

2. 热毒炽盛证

主症：便下脓血或血便，量多次频；发热。

次症：里急后重；腹胀；口渴；烦躁不安；腹痛明显。

舌脉：舌质红，苔黄燥，脉滑数。

3. 浊毒内蕴证

主症：大便脓血并重；里急后重，大便黏腻，排便不爽。

次症：口干、口苦、口黏；头身困重；面色秽滞；小便短赤不利；腹痛。

舌脉：舌质红，苔黄腻，脉弦滑。

4. 脾虚湿蕴证

主症：腹泻，夹有不消化食物；黏液脓血便，白多赤少，或为白冻。

次症：肢体倦怠，神疲懒言；腹部隐痛；脘腹胀满；食少纳差。

舌脉：舌质淡红，边有齿痕，苔白腻，脉细弱或细滑。

5. 寒热错杂证

主症：下痢稀薄，夹有黏冻；反复发作。

次症：四肢不温；腹部灼热；腹痛绵绵；口渴不欲饮。

舌脉：舌质红或淡红，苔薄黄，脉弦或细弦。

6. 肝郁脾虚证

主症：常因情志因素诱发大便次数增多；大便稀烂或黏液便；腹痛即泻，泻后痛减。

次症：排便不爽；饮食减少；腹胀；肠鸣。

舌脉：舌质淡红，苔薄白，脉弦或弦细。

7. 瘀阻肠络证

主症：腹痛拒按，痛有定处；下利脓血、血色暗红或夹有血块。

次症：面色晦暗；腹部有痞块；胸胁胀痛；肌肤甲错；泻下不爽。

舌脉：舌质暗红，有瘀点瘀斑，脉涩或弦。

8. 脾肾阳虚证

主症：久泻不止，大便稀薄；夹有白冻，或伴有完谷不化，甚则滑脱不禁。

次症：腹胀；食少纳差；腹痛喜温喜按；形寒肢冷；腰酸膝软。

舌脉：舌质淡胖，或有齿痕，苔薄白润，脉沉细。

注：以上 8 个证候的确定，凡具备主症 2 项，加次症 2 项即可诊断，舌脉仅供参考。

（三）中西医结合治疗

1. 活动期 UC 的治疗

（1）轻、中度 UC：轻度 UC 可单独使用西药或中医药疗法，或二者结合。对于西药不耐受、无效，倾向中药治疗的患者推荐单独使用中药治疗。建议采用中西医结合的形式治疗中度 UC。

以下治疗方案适用于轻度或中度 UC：湿热蕴肠型可单独服用乌梅败酱方（中，弱推荐）；效果不理想时推荐使用芍药汤加减联合氨基水杨酸制剂（中，强推荐），也可服用虎地肠溶胶囊联合氨基水杨酸制剂（高，强推荐）；有条件的单位也可使用针刺疗法诱导疾病缓解（中，弱推荐），针刺取穴为天枢、上巨虚、曲池。

热毒炽盛型推荐白头翁汤联合氨基水杨酸制剂（中，强推荐）。

浊毒内蕴型可单独服用化浊解毒方（中，弱推荐）；效果不理想时，推荐翁连解毒汤联合氨基水杨酸制剂口服（中，强推荐）。

脾虚湿蕴型可单独服用参苓白术散（《太平惠民和剂局方》）或参苓白术散（丸、颗粒）联合氨基水杨酸制剂（低，弱推荐），也可口服补脾益肠丸联合氨基水杨酸制剂（低，弱推荐）。

寒热错杂型可单独口服乌梅丸（《伤寒论》）（中，弱推荐），或联合氨基水杨酸制剂（中，强推荐）。

肝郁脾虚型推荐在氨基水杨酸制剂口服或纳肛的基础上联合痛泻要方（《景岳全书》引刘草窗方）合四逆散《伤寒论》加味口服（中，强推荐）。

脾肾阳虚型推荐口服四神丸（《证治准绳》）联合中药保留灌肠（黄连、三七、白及、黄芩、败酱草）（中，强推荐），也可口服固本益肠片联合氨基水杨酸制剂（低，弱推荐）。

瘀血阻络型推荐氨基水杨酸制剂联合少腹逐瘀汤（《医林改错》）口服，同时康复新液灌肠（极低，弱推荐）。

病变部位在直肠或乙状结肠的轻、中度活动期 UC 患者可口服氨基水杨酸制剂联合锡类散灌肠（低，弱推荐），或联合康复新液灌肠 [《医保目录（2021 年版）》]（低，弱推荐）或联合结肠宁灌肠（《中华人民共和国卫生部药品标准新药转正标准第十册》）（低，弱推荐）。病变部位于右半结肠或病变范围较广者，推荐使用经内镜肠道植管术（transendoscopic enteral tubing，TET）进行中药汤剂或中西医结合保留灌肠（专家共识，弱推荐）。

对于中西药物不耐受、无效或难治的患者可以尝试粪菌移植疗法（fecal microbiota transplantation，FMT）（高，弱推荐），或骶神经刺激疗法（低，弱推荐），或选择性白细胞吸附疗法（高，弱推荐）。

（2）重度 UC：重度 UC 病情重、发展快，应收治入院，积极给予西医治疗，中医药疗法可辅助诱导缓解症状或改善患者营养状态。

一般治疗、静脉用激素、转换治疗时机的判断、转换治疗方案的选择均参见《炎症性肠病诊断与治疗的共识意见（2018 年·北京）》。给予肠内、肠外营养的重度 UC 患者在接受西医疗法诱导缓解阶段可少量频服芍药汤（《素问病机气宜保命集》）（中、强推荐）或加味葛根芩连汤（葛根、白头翁、党参、炒白术、茯苓、薏苡仁、黄连、黄芩、黄柏、山药、当归、木香、延胡索、白及、三七、甘草）（中、强推荐）。可经口进食的患者建议正常口服中药。对于病变部位在左半结肠或直肠部位者，可配合康复新液联合激素灌肠（中、强推荐），或锡类散联合激素、蒙脱石散灌肠（中、强推荐）。

2. 缓解期 UC 的治疗

疾病进入缓解期后须维持治疗，推荐继续使用活动期的治疗方案维持治疗，西医疗法维持治疗时间参见西医专家共识或指南，服用中药维持治疗期间，中医医师可随症加减，建议 6 个月复查 1 次肝肾功（专家共识，弱推荐）。

缓解期出现大便次数多、大便不成形的临床表现时，共识工作组推荐在维持治疗药物的基础上联合口服胃肠安丸、醒脾胶囊以缓解症状（专家共识，弱推荐）；或联合穴位埋线（中，强推荐），穴位埋线取穴为脾俞、足三里、关元。

参考文献

中国中西医结合学会 . 溃疡性结肠炎中西医结合诊疗专家共识 [J]. 中国中西医结合杂志，2023，43（1）：5-11.